Wolfgang Künzel und Michael Kirschbaum (Hrsg.)

# Gießener
# Gynäkologische
# Fortbildung 1997

Springer

*Berlin*
*Heidelberg*
*New York*
*Barcelona*
*Budapest*
*Hongkong*
*London*
*Mailand*
*Paris*
*Santa Clara*
*Singapur*
*Tokio*

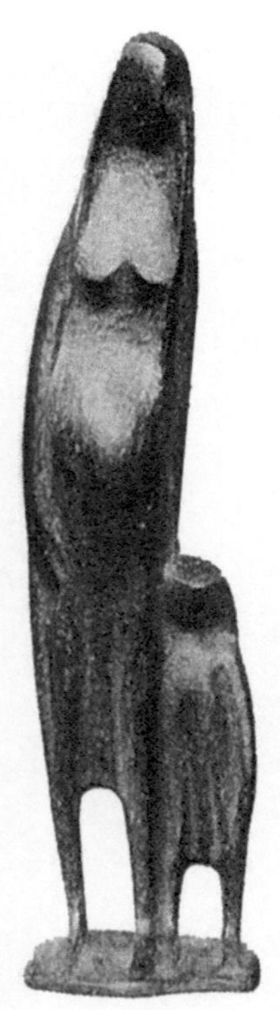

# Gießener Gynäkologische Fortbildung 1997

20. Fortbildungskurs für Ärzte
der Frauenheilkunde und Geburtshilfe

Mit einem kumulierten Inhaltsverzeichnis 1981–1995

Herausgegeben von
Wolfgang Künzel und Michael Kirschbaum

Mit 85 Abbildungen und 52 Tabellen

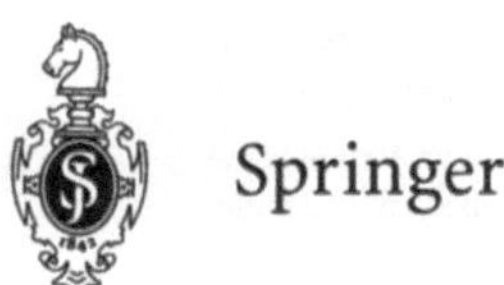 Springer

Professor Dr. med. Wolfgang Künzel
Gf. Direktor der Frauenklinik und Hebammenschule
der Justus-Liebig-Universität
Klinikstraße 32, D-35392 Gießen

Privatdozent Dr. Dr. med. Michael Kirschbaum
Ltd. Oberarzt der Frauenklinik der Justus-Liebig-Universität
Klinikstraße 32, D-35392 Gießen

ISSN 1433-8556

ISBN-13: 978-3-540-63222-1     e-ISBN-13: 978-3-642-60865-0
DOI: 10.1007/978-3-642-60865-0

Die Deutsche Bibliothek – CIP-Einheitsaufnahme
Gießener Gynäkologische Fortbildung <20, 1997, Gießen>: Gießener Gynäkologische Fortbildung 1997 / 20.
Fortbildungskurs für Ärzte der Frauenheilkunde und Geburtshilfe. Hrsg.: Wolfgang Künzel ; Michael Kirschbaum. – Berlin ; Heidelberg ; New York ; Barcelona ; Budapest ; Hongkong ; London ; Mailand ; Paris ; Santa Clara ; Singapur ; Tokio : Springer, 1997
    ISBN-13: 978-3-540-63222-1



Herstellung: PRO EDIT GmbH, D-69126 Heidelberg
Satzherstellung: Zechnersche Buchdruckerei, D-67346 Speyer

SPIN 10544941     13/3135-5  4  3  2  1  0 – Gedruckt auf säurefreiem Papier

# Vorwort

Die Zahl der Fortbildungsveranstaltungen ist in den letzten Jahren sprunghaft gestiegen. Allein seit 1995 haben sich die Angebote in unserem Fach nahezu verdoppelt: 18 Veranstaltungen in den Monaten Januar und Februar 1995 und 34 im gleichen Zeitraum in diesem Jahr. Dieses umfassende Weiterbildungs- und Fortbildungsangebot ist einerseits erfreulich und nützlich, erschwert andererseits aber auch die Orientierung für die fortbildungswilligen Ärzte unter uns. Durch die Zertifizierung der Fortbildungsveranstaltung durch die Frauenärztliche Akademie der Deutschen Gesellschaft für Gynäkologie und Geburtshilfe und den Berufsverband der Frauenärzte wird versucht, Klarheit in die Weiterbildungs- und Fortbildungsstrukturen zu bringen. Sie haben in diesem Jahr wieder Gießen gewählt und bringen damit zum Ausdruck, daß Ihnen die Themenauswahl zusagt. Ich danke Ihnen für Ihre „Abstimmung mit den Füßen", freue mich darüber und heiße Sie in Gießen herzlich willkommen.

Auch unter dem Zeichen Europas werden die regionalen und nationalen Veranstaltungen ihren Stellenwert behalten, denn sie dienen der Vermittlung neuer Erkenntnisse in unserem Fach und dem Gedankenaustausch über neue diagnostische und therapeutische Maßnahmen. Europa verfolgt zur Zeit Ziele, die auf die Harmonisierung der Ausbildung und Weiterbildung, nicht nur Fortbildung, in unserem Fach gerichtet sind. Viele von Ihnen werden mit den europäischen Strukturen nicht vertraut sein. Deshalb möchte ich Sie kurz damit bekannt machen (Abb. 1).

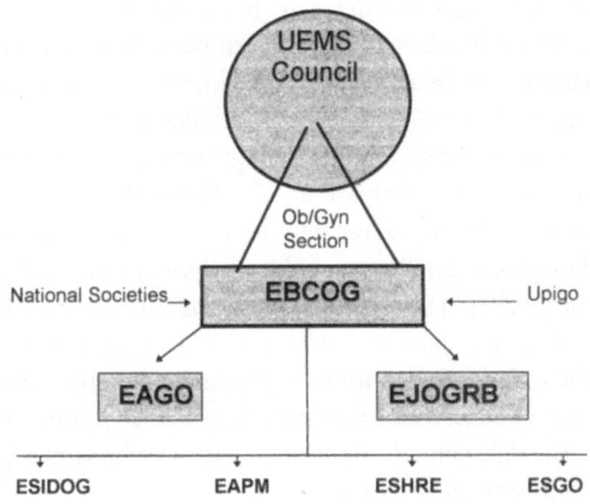


Abb. 1

Die Berufsverbände der Spezialdisziplinen, wie Chirurgie, innere Medizin und auch Gynäkologie und Geburtshilfe, sind in der *UEMS*, der *Union European Monospecialist Section*, die 1959 gegründet wurde, organisiert. Die Interessen der Fachverbände der Länder werden in den Sektionen der UEMS vertreten. Für Deutschland sind es die Vertreter des Berufsverbandes der Frauenärzte. Die Sektion Gynäkologie und Geburtshilfe der UEMS wurde 1990 aufgefordert, Boards zu gründen, in denen die Universitäten und wissenschaftlichen Gesellschaften ihre Kenntnisse zur Ausbildung und Weiterbildung in unserem Fach einbringen sollten. Das führte 1991 zur Bildung eines *European Board of Obstetrics and Gynaecology (EBGO)* und, gesteuert von den akademischen Gesellschaften, zur Bildung des *European College of Obstetrics and Gynaecology (ECOG)*. Diese beiden Gesellschaften verfolgten im Prinzip die gleichen Ziele, waren aber über den Weg zu diesem Ziel unterschiedlicher Auffassung. Während das dem UEMS näherstehende Board die Einführung von europäischen Prüfungen in den Vordergrund stellte, ohne die Leistungsanforderungen zu definieren, vertrat das European College of Obstetrics and Gynaecology die Auffassung, zunächst die Ausbildungsanforderungen für Gynäkologie und Geburtshilfe festzulegen, durch einen Besuch der Ausbildungsstätten die Voraussetzungen für die Ausbildung sicherzustellen und in Europa „Recognized European Training Centers" für Gynäkologie und Geburtshilfe zu schaffen. Erst dann könnte über Prüfungen nachgedacht werden.

Gießen wird sich als erste Einrichtung Deutschlands im April dieses Jahres einer Evaluation als Ausbildungsstätte in Gynäkologie und Geburtshilfe durch ein europäisches Expertengremium unterziehen.

Die in den unterschiedlichen Auffassungen beider Gremien, des EBGO und des ECOG, begründeten anfänglichen Schwierigkeiten sind inzwischen durch die Vereinigung beider am 13. September 1996 zu einem *European Board and College of Obstetrics and Gynaecology (EBCOG)* beigelegt. Wie wichtig dieses von den nationalen Gesellschaften gemeinsam getragene College and Board ist, zeigen die jährlichen „Meetings der Trainees", der Assistenten in Ausbildung, auf denen die unterschiedlichen Ausbildungssysteme offensichtlich werden. Dies betrifft insbesondere die weiterführende Spezialisierung, das „Speciality-Training", in Deutschland als fakultative Weiterbildung seit 1.1.1995 fester Bestandteil unseres Weiterbildungssystems und in Europa in dieser Form unbekannt.

Das EBCOG bietet somit den Schirm für alle europäischen Organisationen, weil es von den nationalen Gesellschaften, den Berufsverbänden und den akademischen Gesellschaften – für Deutschland der Deutschen Gesellschaft für Gynäkologie und Geburtshilfe und dem Berufsverband der Frauenärzte – getragen wird. Es ist der Weg, unsere Vorstellungen in Gynäkologie und Geburtshilfe über das UEMS-Council und die European Commission (EC) Wirklichkeit werden zu lassen.

Die Plattform für die Aktivitäten des EBCOG in Weiterbildung und Fortbildung sind die Kongresse der *European Association of Gynaecologists and Obstetricians (EAGO)*, die jährlich im Juni in einem europäischen Land – im vergangenen Jahr in Budapest, in diesem Jahr in Dublin und 1998 in Jerusalem – stattfinden. Als offizielles Publikationsorgan wird den genannten Gesellschaften zukünftig das *European Journal of Obstetrics and Gynecology and Reproductive Biology* dienen. Entschließen Sie sich einmal, die Einheit Europas in seiner Unterschiedlichkeit auf diesen Kongressen zu erfassen.

Andere europäische Organisationen haben seit vielen Jahren den Weg der Gemeinsamkeit in ihren Spezialdisziplinen gefunden. Ich denke an die *European Association of Perinatal Medicin (EAPM)*, eine der ersten europäischen Zusammenschlüsse, die *European Society of Human Reproduction and Endocrinology*, unter dem Namen *ESHRE* wohl besser bekannt, die *European Society of Gynecological Oncology (ESGO)*, der *European Society of Infectious Diseases in Obstetrics and Gynecology (ESIDOG)*. Diese Liste ist nicht vollständig, genügt aber, um Ihnen die bereits existierenden Aktivitäten der einzelnen Spezialdisziplinen unseres Fachs zu verdeutlichen.

Der Sachverstand dieser Gesellschaften ist gefragt, um unser Fach in Europa unter einem Dach, dem EBCOG, weiter zu entwickeln, zu festigen und zu harmonisieren. Denn wir als Frauenärzte verfolgen alle das gleiche Ziel: die Gesundheit der Frau durch Prävention zu erhalten, im Krankheitsfall durch eine geeignete Therapie wieder herzustellen und, wo dies nicht gelingt, eine vertrauensvolle Basis zu schaffen, um ihr Leiden zu lindern.

Wir sind mit dieser Fortbildungsveranstaltung und dem Ziel, neue Erkenntnisse in unserem Fach zu erwerben, eingebettet in das Europa von heute und der Zukunft. Diese Veranstaltung könnte nicht stattfinden, wenn sich nicht 52 Referenten bereitgefunden hätten, Ihnen ihre Kenntnisse und Forschungsergebnisse zu vermitteln.

Ich danke den Kollegen, den Referenten der Tagung für ihr Engagement und die Bereitschaft, nach Gießen zu kommen. Daß Sie, meine sehr verehrten Damen und Herren, wieder in die mittelhessische Metropole gekommen sind, bestärkt mich in der Auffassung, daß Sie angesichts der Unsicherheiten und Belastungen, die das Gesundheitsstrukturgesetz in den letzten Jahren über uns gelegt hat, nicht resignieren. Sie lassen sich von Ihrem Weg, eine nach den neuesten Erkenntnissen ausgerichtete Medizin zu betreiben, nicht abhalten, sondern Sie leben nach dem Motto, das sich Menschen zueigen machen, die nach vorne blicken: „Wer den Kopf hängen läßt, kann die Sterne nicht sehen". Ich wünsche Ihnen interessante und anregende Tage in Gießen.

Wolfgang Künzel

# Begrüßung

K. KNORPP

Sehr geehrter, lieber Herr Künzel,
verehrte Kolleginnen und Kollegen,
meine sehr verehrten Damen und Herren,
im Namen des Fachbereichs Humanmedizin der Justus-Liebig-Universität Gießen
begrüße ich Sie sehr herzlich und heiße Sie zu dieser schon traditionellen Fortbildungsveranstaltung willkommen.

Zuallererst möchte ich Ihnen, den Teilnehmerinnen und Teilnehmern an dieser Fortbildungsveranstaltung, sehr herzlich für Ihre Teilnahme danken, denn in Zeiten einschneidender Veränderungen der materiellen Grundlagen unseres medizinischen Handelns, Veränderungen, die bis zur Existenzgefährdung von Praxen und Kliniken reichen, bedeutet das Teilnehmen an einer solchen Fortbildungsveranstaltung Wertsetzung und Risikobereitschaft zugleich.

Doch nur dadurch, gerade weil die äußeren Umstände schwierig geworden sind, lassen sich die Qualität unserer Ausbildungsstandards und damit das Versorgungsniveau für unsere Patienten weiter verbessern.

Die Konzepte und Anstrengungen der Gynäkologen und Geburtshelfer in Hessen, zu hessenweit gültigen qualitätssichernden Regeln und Verfahrensweisen zu kommen, sind vorbildlich und ich möchte in diesem Zusammenhang Ihnen, Herr Künzel, besonders danken, mit der von Ihnen ausgehenden Hessischen Perinatalstudie schon früh den richtigen Weg gewiesen zu haben.

Ein gleicher Dank gilt auch Ihnen, den Referentinnen und Referenten dieser Fortbildungsveranstaltung, denn bei aller Souveränität und Übung, Wissen und Erfahrung zu vermitteln, bedeutet Ihre Mitwirkung immer ein zusätzliches Maß an Aufwand und Anstrengung, worin sich auf Ihrer Seite die Bereitschaft wiederspiegelt, den anderen Teil der gemeinsamen Verantwortung für Fortbildung und dadurch Qualitätssicherung zu tragen.

Einen ganz besonderen Dank möchte ich an die Mitarbeiterinnen und Mitarbeiter der Universitätsfrauenklinik richten. Ohne diese sichtbaren und unsichtbaren Helfer: keine Fortbildungsveranstaltung.

Dies war in früheren Jahren auch so, aber die einschneidenden Umstände, von denen ich anfangs sprach, haben auch unser Klinikum mit voller Stärke getroffen.

Der Zuschuß des Landes für Forschung, Lehre, poliklinische Krankenversorgung und die allgemeine Aufwendung zur Erhaltung des Klinikums hat um 15 Mio. DM abgenommen, mit tarifbedingten und sonstigen Nebeneffekten ergibt sich daraus ein minderverfügbares Finanzvolumen von 25 Mio. DM. Hinzu kommt aus der Fehlbelegungsabgabe eine Kürzung der Budgets für die stationäre Krankenversorgung von nochmals 10 Mio. DM bis 1999, dann also ein minderverfügbares Finanzvolumen von 35 Mio. DM bei im Prinzip gedeckelten Budgets.

Vor diesem Hintergrund mußten einschneidende Maßnahmen getroffen werden wie Streichung von Überstundenvergütung, Freizeitausgleich für Bereitschaftsdienste, Streichung oder Verschiebung von Stellenbesetzungen mit den Folgen materiell schlechterer Bedingungen für viele Mitarbeitende.

Es ist zwar ein Privileg, einen Ausbildungs- und Arbeitsplatz an einem Universitätsklinikum zu haben, immer noch, aber der Preis, der dafür von vielen gefordert wird, ist beachtlich, die Anpassung an die neuen Verhältnisse zum Teil schwierig und schmerzlich.

Denn gemeinsam versuchen wir, und bisher sehr erfolgreich, diese Zwänge zur Einsparung und Umschichtung von Finanzmitteln nicht zu Lasten der Sicherheit und Qualität der Patientenversorgung umzusetzen.

Die größeren Lasten, die wir aber damit unvermeidlich den Mitarbeiterinnen und Mitarbeitern – auch uns selbst – auferlegen müssen, heben deren Bereitschaft besonders strahlend hervor, unverändert wie früher die zusätzlichen Arbeiten und Aufgaben für diese Fortbildungsveranstaltung mit zu tragen. Wie bei vielem prägt Ihr Vorbild, Herr Künzel, auch hier.

Ich danke den Vertretern der Presse, die, heute wichtiger denn je, einer sehr aufmerksamen beobachtenden Öffentlichkeit berichten, wie wir Fortschritte der Medizin, Qualitätssicherung und ökonomische Zwänge in der sprichwörtlichen Quadratur des Kreises immer wieder erfolgreich zur Deckung bringen können. Lassen Sie mich hinzufügen: *noch*.

Da wir im Gesundheitswesen der Bundesrepublik Deutschland trotz dieser Einschnitte aber noch immer über ein Versorgungssystem verfügen, das im Weltvergleich mit nur kleinen Unterschieden zwischen diesen Spitzenreitern zu den zehn weltweit am besten finanzierten Systemen gehört und da das bei uns historisch gewachsene System noch immer zu den gerechtesten Versorgungssystemen zu zählen ist, haben wir ein hohes Maß an Verantwortung dafür, daß dies so bleiben kann.

Wer, wenn nicht wir, soll und kann verantwortlich festlegen, wo Aufwand ohne Verlust an Sicherheit, wo Aufwand ohne unzumutbaren Verzicht auf Komfort, wo Aufwand durch klugen Verzicht auf überflüssige Beschleunigung von Verfahren so vermindert werden kann, daß unsere Zielsetzung und die verfügbaren Mittel dafür im Gleichgewicht bleiben?

Zu solchen Veränderungen wird auch gehören, daß wir lernen, die Grenze zwischen innen und außen, Kliniken und Praxis, durchlässiger zu machen, die Versorgungsprozesse intelligenter zu konzipieren und zu steuern. Eines der schwierigsten Aufgabenfelder, gewiß.

Aber in solchen Fortbildungsveranstaltungen wie dieser, deren herausragendes Kennzeichen die Einbindung von klinikgebundenen Ausbildungselementen ist, wird ein wichtiger, zuversichtlich stimmender Ansatz sichtbar, diese kostenträchtige Barriere zwischen innen und außen abzubauen; so entsteht Zukunft.

Ich wünsche Ihnen allen drei ergebnis-, erkenntnis- und ereignisreiche Tage in Gießen mit guten Erfahrungen in kollegialem Gedankenaustausch und einer daraus wachsenden und bestätigten Überzeugung, ja Gewißheit, daß wir, allen Außeneffekten zum Trotz, die an uns – auch von uns selbst gestellten – Erwartungen erfüllen können.

Ich danke Ihnen für Ihre Aufmerksamkeit.

# Inhaltsverzeichnis

## Grenzgebiete der Frauenheilkunde

# Mitarbeiterverzeichnis

ACHNOULA, MARGARITA, cand. med.
   Institut für Humangenetik, Heinrich-Heine-Universität
   Moorenstraße 5, D-40225 Düsseldorf
ANTHUBER, C., Dr. med.
   Frauenklinik des Klinikums Großhadern
   Ludwig-Maximilians-Universität
   Marchioninistraße 15, D-81377 München
BECKMANN, M. W., Priv.-Doz. Dr. med.
   Frauenklinik der Heinrich-Heine-Universität
   Moorenstraße 5, D-40225 Düsseldorf
BENDER, H. G., Prof. Dr. med.
   Frauenklinik der Heinrich-Heine-Universität
   Moorenstraße 5, D-40225 Düsseldorf
BODDEN-HEIDRICH, RUTH, Dr. med.
   Frauenklinik der Heinrich-Heine-Universität
   Moorenstraße 5, D-40225 Düsseldorf
BROCKMANN, INES, cand. med.
   Frauenklinik der Justus-Liebig-Universität Gießen
   Klinikstraße 32, D-35385 Gießen
DIEL, I. J., Priv.-Doz. Dr. med.
   Frauenklinik der Universität Heidelberg
   Voßstraße 9, D-69115 Heidelberg
DORFMÜLLER, MONIKA, Dr. med.
   Städtisches Krankenhaus Bogenhausen
   Englschalkinger Straße 77, D-81925 München
DUDENHAUSEN, J. W., Prof. Dr. med.
   Abt. für Geburtsmedizin, Virchow-Klinikum
   Augustenburger Platz 1, D-13353 Berlin
FISCHER, C., Dr. med.
   Urologische Klinik der Justus-Liebig-Universität
   Klinikstraße 29, D-35385 Gießen
FRANKE, F. E., Dr. med.
   Institut für Pathologie, Justus-Liebig-Universität Gießen
   Klinikstraße 32, D-35385 Gießen

FRANZ, H. B. G., Dr. med.
Frauenklinik des Klinikums der Eberhard-Karls-Universität
Schleichstraße 4, D-72076 Tübingen
GOECKE, T. O., Dr. med.
Institut für Humangenetik, Heinrich-Heine-Universität
Moorenstraße 5, D-40225 Düsseldorf
HALLAUER, J. F., Dr. med.
Institut für Gesundheits-System-Forschung
Weimarer Straße 8, D-24106 Kiel
HASLER, ISABEL, Dr. med.
Frauenklinik Bogenhausen
Röntgenstraße 15, D-81679 München
HERMSTEINER, M., Dr. med.
Frauenklinik der Justus-Liebig-Universität Gießen
Klinikstraße 32, D-35385 Gießen
HICKL, E.-J., Prof. Dr. med.
Frauenklinik Finkenau
Finkenau 35, D-22081 Hamburg
HOPP, H., Priv.-Doz. Dr. med.
Frauenklinik, Universitätsklinikum Benjamin Franklin
Hindenburgdamm 30, D-12203 Berlin
KAUFMANN, M., Prof. Dr. med.
Universitätsfrauenklinik der Johann-Wolfgang-Goethe-Universität
Theodor-Stern-Kai 7, D-60596 Frankfurt a. M.
KIRSCHBAUM, M., Priv.-Doz. Dr. Dr. med.
Frauenklinik der Justus-Liebig-Universität Gießen
Klinikstraße 32, D-35385 Gießen
KNORPP, K., Prof. Dr. med.
Dekan und Ärztlicher Direktor des Fachbereichs Humanmedizin
der Justus-Liebig-Universität Gießen
Rudolf-Buchheim-Str. 8, D-35392 Gießen
KOHL, P. K., Priv.-Doz. Dr. med.
Abt. für Dermatologie und Venerologie, Krankenhaus Neukölln
Rudowerstraße 48, D-12313 Berlin
KÖLBL, H., Prof. Dr. med.
Universitätsfrauenklinik
Spitalgasse 23, A-1090 Wien
KÖNIG, K., Dr. med.
Vorsitzender des Berufsverbandes der Frauenärzte Hessen
Eschborner Straße 1, D-61449 Steinbach
KREIENBERG, R., Prof. Dr. med.
Universitätsfrauenklinik
Prittwitzstraße 43, D-89070 Ulm
KÜHNERT, MARITTA, Dr. med.
Univiversitätsfrauenklinik der Johann-Wolfgang-Goethe-Universität
Theodor-Stern-Kai 7, D-60596 Frankfurt a.M.

KÜNZEL, W., Prof. Dr. med.
Frauenklinik der Justus-Liebig-Universität Gießen
Klinikstraße 32, D-35385 Gießen

KWAST, BARBARA E., Dr. med.
International Consultant, Maternal Health & Safe Motherhood
Albast 15, NL-3831 VX Leusden

MOSNY, D. S., Priv.-Doz. Dr. med.
Institut für Humangenetik, Heinrich-Heine-Universität
Moorenstraße 5, D-40225 Düsseldorf

MÜLLER-SCHIMPFLE, M., Dr. med.
Abteilung für Radiologische Diagnostik,
Klinikum der Eberhard-Karls-Universität
Schleichstraße 4, D-72076 Tübingen

MÜNSTEDT, K., Dr. med.
Frauenklinik der Justus-Liebig-Universität Gießen
Klinikstraße 32, D-35385 Gießen

NAVRATIL, FRANCESCA, Dr. med.
Päd. & Adol. Gyn. Poliklinik der Universitätskinderklinik
Steinwiesstraße 75, D-CH-8033 Zürich

NEIS, K. J., Prof. Dr. med.
Caritasklinik St. Theresia, Akademisches Lehrkrankenhaus
Rheinstraße 2, D-66113 Saarbrücken

NIEDERACHER, D., Dr. med.
Frauenklinik der Heinrich-Heine-Universität
Moorenstraße 5, D-40225 Düsseldorf

NUTZ, MARIA
Nagelhof 1, D-91174 Spalt

SCHÄR, G., Dr. med.
Universitätsfrauenklinik
Frauenklinikstraße 10, CH-8091 Zürich

SCHMIDT-RHODE, P., Prof. Dr. med.
Frauenklinik Finkenau
Finkenau 35, D-22081 Hamburg

SCHNEIDER, H., Prof. Dr. med.
Universitätsfrauenklinik
Schanzeneckstraße 1, CH-3012 Bern

SCHNÜRCH, H.G., Prof. Dr. med.
Frauenklinik der Heinrich-Heine-Universität
Moorenstraße 5, D-40225 Düsseldorf

SCHULTZ-LAMPEL, DANIELA, Dr. med.
Klinik für Urologie und Kinderurologie, Klinikum Wuppertal
Heusnerstraße 40, D-42283 Wuppertal

SCHWENZER, T., Prof. Dr. med.
Frauenklinik der Städtischen Kliniken Dortmund
Beurhausstraße 40, D-44137 Dortmund

STILLGER, ROSI
Frauenklinik der Justus-Liebig-Universität Gießen
Klinikstraße 32, D-35385 Gießen

STÜCK, B., Prof. Dr. med.
Präsident des Deutschen Grünen Kreuzes
Schulenburgring 126, D-12101 Berlin

STUHLDREIER, G., Dr. med.
Klinik für Kinderchirurgie, Klinikum der Eberhard-Karls-Universität
Schleichstraße 4, D-72076 Tübingen

THÜROFF, J. W., Prof. Dr. med.
Klinik für Urologie und Kinderurologie, Klinikum Wuppertal
Heusnerstraße 40, D-42283 Wuppertal

VAHLENSIECK jr., W., Priv.-Doz. Dr. med.
Klinik Wildetal
Mühlenstraße 98, D-34537 Bad Wildungen

VOGELGESANG, DAGMAR, Dr. med.
Universitätsfrauenklinik
Hugstetter Straße 55, D-79106 Freiburg

WIESNER, ANGELA, Dr. med.
Frauenklinik des Klinikums der Eberhard-Karls-Universität
Schleichstraße 4, D-72076 Tübingen

WEITZEL, H., Prof. Dr. med.
Frauenklinik und Poliklinik im Klinikum Steglitz der FU Berlin
Hindenburgdamm 30, D-12200 Berlin

ZAHRADNIK, H. P., Prof. Dr. med.
Universitätsfrauenklinik
Hugstetter Straße 55, D-79106 Freiburg

# Diagnostik der Beckenbodenfunktion

# Harninkontinenz der Frau –
# epidemiologische, soziale und ökonomische Aspekte

J. F. HALLAUER

**MERKE:**

1. Die Prävalenz der Harninkontinenz nimmt mit dem Lebensalter zu.

2. Der Anteil der Personen im Alter von 60 Jahren in der deutschen Bevölkerung wird von zur Zeit 21 % auf 35 % im Jahre 2030 steigen.

3. Für diesen Zeitraum wird die Zahl der Personen mit Harninkontinenz in Deutschland von 3,7 Mio. auf 4,4 Mio. anwachsen.

4. Die Versorgung von harninkontinenten Personen in Pflegeeinrichtungen erfordert jährlich einen Aufwand von über 2,25 Mrd. DM.

5. Nur bei einem geringen Anteil der harninkontinenten Patienten liegt eine differenzierte Diagnose vor, ein noch geringerer Teil erhält eine spezifische medikamentöse Behandlung.

## Demographische Entwicklung

Die Harninkontinenz ist eine altersabhängige Erkrankung. Insbesondere nimmt die Prävalenz der Harninkontinenz mit dem Lebensalter zu. Für die Abschätzung der zukünftigen Bedeutung der Inkontinenz ist es deshalb erforderlich, die demographische Entwicklung zu analysieren. Während sich im Zeitraum von 1993 bis 2030 in Deutschland die Gesamtbevölkerung von rund 81,5 Mio. Einwohnern auf rund 77,4 Mio. Einwohner verringern wird, steigt der Anteil der über 60jährigen kontinuierlich an. Personen im Alter von 60 Jahren und darüber hatten 1993 einen Anteil von 20,4 %. Für das Jahr 2030 ist mit einem Anteil von 33,6 % zu rechnen. Die absoluten Zahlen verdeutlichen besser die Dimension dieser Entwicklung. Im Jahr 2030 werden in Deutschland über 26 Mio. Menschen im Alter über 60 Jahre leben. Die Zahl der über 80jährigen wird von 3,2 Mio. im Jahr 1993 auf über 4,5 Mio. im Jahr 2030 ansteigen (Beske 1994). Tabelle 1 zeigt die Entwicklung einzelner Altersgruppen in Deutschland.

Die wesentlichen Ursachen der Veränderung der Altersstruktur in der Bundesrepublik Deutschland liegen in der geringen Zahl der Geburten und der gleichzeitigen kontinuierlichen Steigerung der Lebenserwartung. Deutschland hat mit die geringste Geburtenrate weltweit. Die Geburtenrate liegt weit unter dem Durchschnitt der USA, seit Jahrzehnten unter dem Durchschnitt der Länder der Europäischen Union und bildet gemeinsam mit Italien das Schlußlicht bei den Geburtenraten aller westlichen Länder. Seit 1990 beobachten wir das Phänomen, daß sich in den neuen Bundesländern die Geburtenrate dramatisch auf weniger als die Hälfte reduziert hat. Während die Geburtenrate zwischen 1970 und 1989 in der DDR höher lag als in den alten

**Tabelle 1.** Entwicklung der Bevölkerung in Deutschland, 1993–2030. (Statistisches Bundesamt 1994)

| Alter | Jahr | | | | | | | | | |
|---|---|---|---|---|---|---|---|---|---|---|
| | 1993 | | 2000 | | 2010 | | 2020 | | 2030 | |
| | i. Tsd. | % | i. Tsd. | % | i. Tsd. | % | i. Tsd. | % | i. Tsd. | % |
| 0–20 | 17 540,4 | 21,53 | 17 756,9 | 21,20 | 15 504,9 | 18,58 | 13 911,6 | 17,14 | 13 019,8 | 16,82 |
| 20–60 | 47 348,1 | 58,12 | 46 662,1 | 55,72 | 47 129,1 | 56,49 | 44 356,4 | 54,64 | 38 370,2 | 49,57 |
| 60 u. mehr | 16 582,7 | 20,35 | 19 321,5 | 23,07 | 20 799,0 | 24,93 | 22 915,3 | 28,33 | 26 023,4 | 33,62 |
| 65 u. mehr | 12 342,5 | 15,15 | 13 593,4 | 16,23 | 16 075,8 | 19,27 | 16 923,3 | 20,85 | 19 605,2 | 25,33 |
| 80 u. mehr | 3 249,5 | 3,99 | 2 973,0 | 3,55 | 3 809,4 | 4,57 | 4 788,4 | 5,90 | 4 574,6 | 5,91 |
| 90 u. mehr | 333,0 | 0,41 | 476,5 | 0,57 | 457,6 | 0,55 | 616,5 | 0,76 | 820,1 | 1,06 |
| Bevölkerung insg. | 81 471,1 | 100 | 83 740,5 | 100 | 83 433,0 | 100 | 81 183,4 | 100 | 77 413,5 | 100 |

Bundesländern, ist seit 1990 in den neuen Bundesländern und Berlin-Ost die Geburtenrate auf unter die Hälfte des vorherigen Niveaus abgesunken. Abbildung 1 stellt diese Entwicklung dar.

Während die Geburtenrate weiter zurückgeht, ist die durchschnittliche Lebenserwartung deutlich angestiegen. In den letzten 40 bis 45 Jahren konnte in den alten Bundesländern die Lebenserwartung für Männer um 8,5 Jahre, für Frauen sogar um 11 Jahre gesteigert werden. Die durchschnittliche Lebenserwartung stieg für Männer von 64,6 Jahren im Jahr 1949/51 auf 73,1 Jahre im Jahr 1991/93. Die durchschnittliche Lebenserwartung der Frauen stieg von 68,5 Jahren auf 79,5 Jahre.

Für die ehemalige DDR bzw. die neuen Länder fällt der Anstieg der Lebenserwartung geringer aus. Im Zeitraum von 1952/53 bis 1991/93 stieg die Lebenserwartung der Männer um 4,8 Jahre, die der Frauen um 8,1 Jahre. Für Männer verbesserte sich die Lebenserwartung von 65,0 auf 69,9 Jahre, für Frauen von 69,0 auf 77,2 Jahre. Derzeit bestehen somit noch deutliche Unterschiede in der Lebenserwartung zwischen den alten und neuen Bundesländern. Männer in

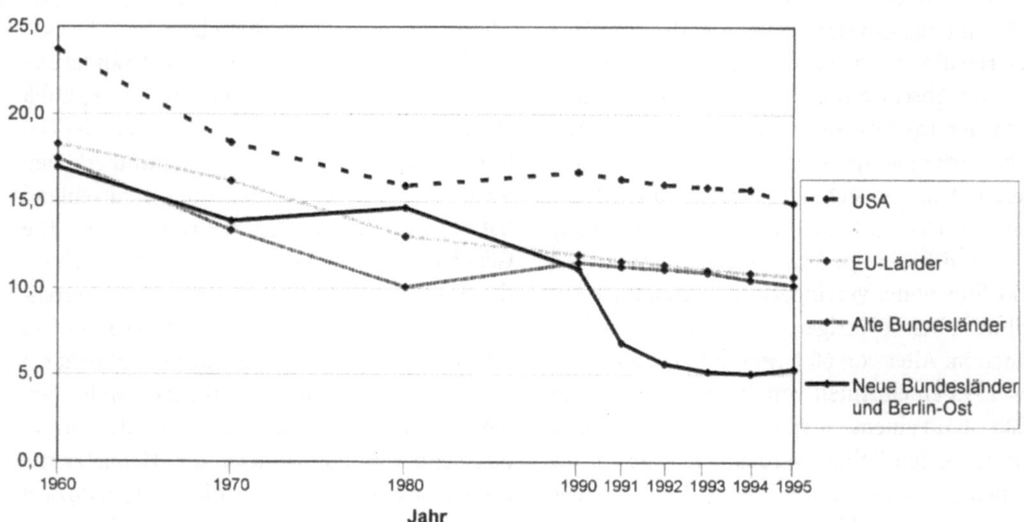


**Abb. 1.** Lebendgeborene je 1000 Einwohner 1960–1995

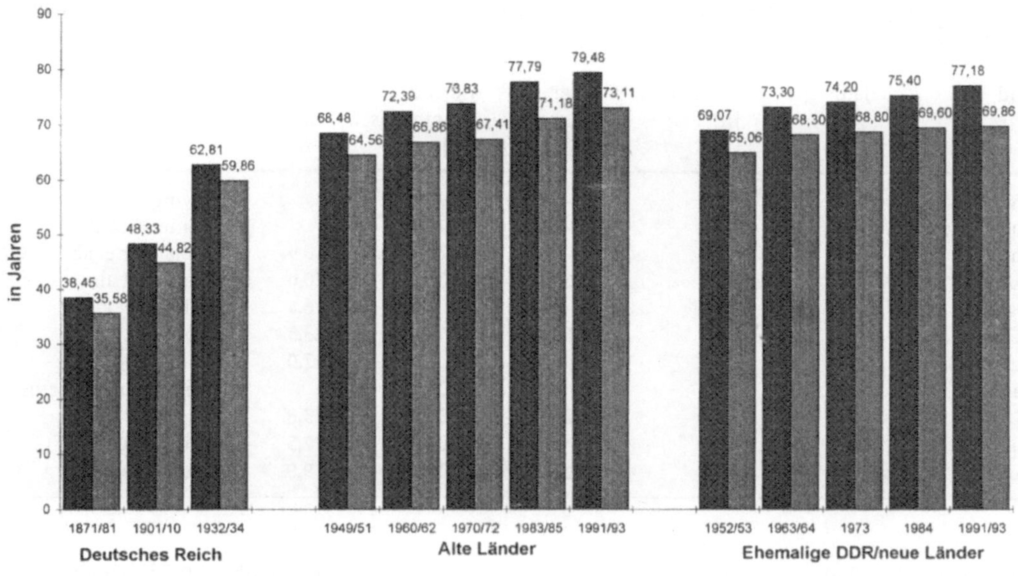


**Abb. 2.** Durchschnittliche Lebenserwartung in Deutschland. (Statistisches Jahrbuch 1995)

den alten Bundesländern haben eine um 3,3 Jahre höhere Lebenserwartung als Männer in den neuen Bundesländern. Für Frauen beträgt dieser Unterschied 2,3 Jahre. Es ist zu erwarten, daß mit Angleichen der Lebensverhältnisse diese Unterschiede in den nächsten Jahren geringer werden. Abbildung 2 zeigt die Entwicklung der durchschnittlichen Lebenserwartung in Deutschland.

Der Anstieg der Lebenserwartung bei gleichzeitigem Rückgang der Geburtenrate führt zu einer erheblichen Veränderung der relativen Altersanteile der Bevölkerung. Immer weniger Menschen im erwerbstätigen Alter haben für die finanzielle und pflegerische Versorgung einer immer größer werdenden Zahl von älteren Personen aufzukommen.

## Epidemiologie

Aufgrund der Tabuisierung der Inkontinenz fehlen bislang für Deutschland exakte Untersuchungen zur Prävalenz. Es ist deshalb mit einer hohen Dunkelziffer zu rechnen. Auch wird die Harninkontinenz häufig nicht als eine behandelbare Erkrankung angesehen. Mit der Vorstellung, diese Funktionsstörung als schicksalhaft hinnehmen zu müssen, verschweigen viele Patienten selbst bei einer Begegnung mit dem Arzt in der Sprechstunde ihre diesbezüglichen Leiden. Zur Abschätzung der Häufigkeit der Harninkontinenz sind daher Studien aus anderen europäischen Ländern und Nordamerika heranzuziehen. Tabelle 2 gibt einer Übersicht über die Ergebnisse epidemiologischer Studien zur Harninkontinenz der Frau.

In einer umfangreichen Studie in Schweden wurde von Elving et al. (1989) für 30 bis 59 Jahre alte Frauen eine Gesamterfahrung mit Harninkontinenz von 26 % berichtet. In einer dänischen Untersuchung ergab sich für Frauen zwischen 20 und 79 Jahren eine Gesamtharninkontinenzrate von 40 %, wobei starke Beeinträchtigungen in nur 6 % berichtet wurden (Sommer et al. 1990). In einer umfangreichen Studie in Göteborg, Schweden, bei Frauen der Geburts-

**Tabelle 2.** Ergebnisse von Untersuchungen zur Epidemiologie der Harninkontinenz in der weiblichen Wohnbevölkerung

| Land | Jahr | Population [n] | Alter [Jahre] | Harninkontinent anamnestisch [%] | aktuell [%] | Autor |
|---|---|---|---|---|---|---|
| Schweden | 1989 | 3114 | 30–59 | 26,0 | | Elving et al. |
| Dänemark | 1990 | 414 | 20–79 | 40,0 | | Sommer et al. |
| Schweden | 1990 | 4206 | 70–90 | 22,7 | 16,9 | Molander et al. |
| USA | 1990 | 1956 | >60 | 37,7 | 20,0 | Herzog et al. |
| England | 1991 | 5700 | 35–64 | | 16,4 | O'Brien et al. |
| Niederlande | 1991 | 719 | >60 | | 23,5 | Kok et al. |
| Dänemark | 1992 | 2631 | 30–59 | | 17,0 | Foldspang et al. |
| Frankreich | 1992 | 2911 | k. A. | 37,0 | | Minaire u. Jacquetin |
| USA | 1993 | 2830 | >20 | 43,0 | 23,0 | Lagace et al. |
| England | 1993 | 2124 | >30 | 14,0 | 7,5 | Brocklehurst |
| USA | 1995 | 3809 | >65 | 44,0 | 9,0 | Wetle et al. |

jahrgänge 1900–1920 wurde von Molander et al. 1990 die aktuelle Harninkontinenzrate mit 16,9% festgestellt. Die Prävalenz der Harninkontinenz steigt mit wachsendem Alter an. Für den Geburtenjahrgang 1920 wurden 13,9%, für Frauen aus dem Jahrgang 1900 24,6% Prävalenz beobachtet.

In einer Untersuchung von Herzog et al. (1990) in Michigan, USA, an ca. 2000 nicht in Heimen wohnenden Personen über 60 Jahre ergab sich für Frauen eine Harninkontinenzanamnese bei 37,5%. Die Einjahresinzidenz wird mit 20% angegeben. In einer Interventionsstudie in England wurde für die Altersgruppe der 35- bis 64jährigen Frauen eine aktuelle Prävalenz von 16,4% erhoben (O'Brien et al. 1991). Eine niederländische Studie von Kok et al. 1991 bei nicht in Heimen oder Krankenhäusern wohnenden Frauen über 60 Jahre ergab eine Prävalenz der Harninkontinenz von 23,5%. Über einen täglichen Urinverlust berichteten 14% der Frauen. Eine dänische Studie bei Frauen im Alter von 30 bis 59 Jahren ergab eine Einjahresprävalenz von 17% (Foldspang et al. 1992). In einer Untersuchung bei 3000 Frauen, die Allgemeinärzte in Frankreich aufsuchten hatten, berichteten Minaire u. Jacquetin (1992) von 37% Harninkontinenzepisoden. Dennoch hatten nur 1,6% den Arzt wegen der Harninkontinenz aufgesucht. In einer Studie in den USA, bei der sich Frauen über 20 Jahre beim Allgemeinarzt vorstellten, berichten Lagace et al. (1993) unabhängig vom Grund des Arztbesuches bei 43% der Patientinnen über Harninkontinenz in der Anamnese. Als problembereitend wurde die Harninkontinenz von 23% der Frauen empfunden. Auch diese Studie ergab, daß ein hoher Anteil, in diesem Falle 72%, der an Harninkontinenz Leidenden nicht mit ihrem Arzt darüber gesprochen hatte. Eine Studie in der Wohnbevölkerung in Großbritannien ergab für Frauen im Alter von über 30, daß 14% zu einem Zeitpunkt Harninkontinenz beobachtet hatten. Bei 7,5% war in den letzten 2 Monaten vor der Untersuchung Harninkontinenz zu verzeichnen gewesen (Brocklehurst 1993). Eine Bevölkerungsstudie bei Einwohnern über 65 Jahre in Massachusetts, USA, ergab bei 44% der Frauen „Probleme, den Urin zu halten", 9% der Frauen berichteten, daß diese Schwierigkeit ständig vorliege (Wetle 1995).

Die aufgeführten umfangreichen Bevölkerungsstudien zum Vorliegen der Harninkontinenz bei Frauen zeigen, daß die Harninkontinenz ein außerordentlich häufiges Phänomen der weiblichen Bevölkerung darstellt. Zwischen 20 und 40% der in der Regel gesunden Befragten in europäischen Ländern und den USA berichteten über Probleme mit Harninkontinenz in der Anamnese. Diese Anteile sind dann

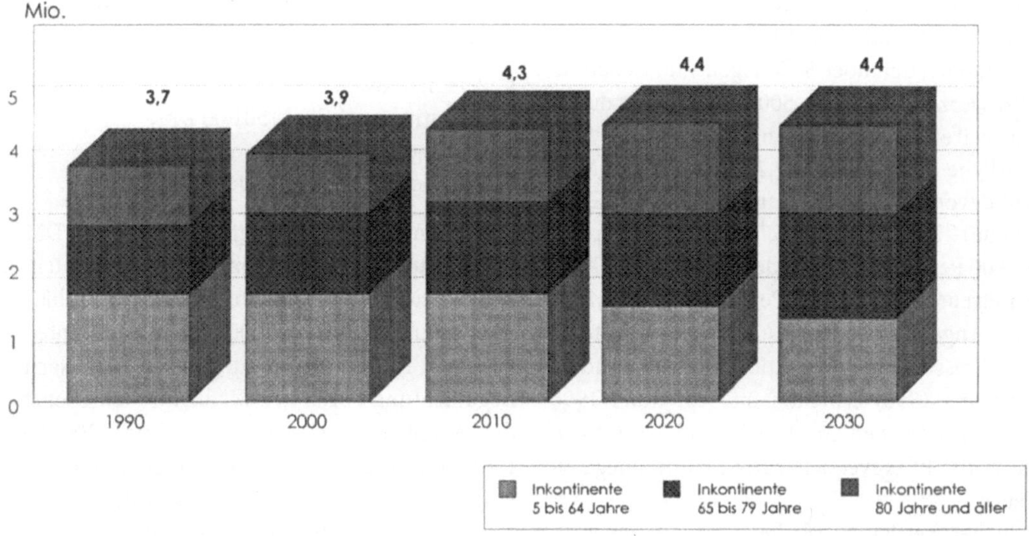


**Abb. 3.** Voraussichtliche Entwicklung der Zahl inkontinenter Personen in der Bundesrepublik Deutschland nach Altersgruppen bis zum Jahr 2030. (Statistisches Bundesamt, Deutsche Inkontinenzliga)

höher, wenn Untersuchungen bei der Population der zum Arzt gehenden Frauen zugrunde gelegt werden. Eine aktuelle vorhandene Harninkontinenz wird in diesen umfangreichen Studien mit Werten zwischen 7,5 und 23,5 % angegeben. Dabei ist eine höhere Prävalenz der Harninkontinenz mit steigendem Lebensalter zu ersehen.

Für die Bundesrepublik Deutschland wurde für 1990 die Zahl der Inkontinenten im Lebensalter von 5 bis 64 Jahren von Beske (1994) auf 1,7 Mio. Menschen geschätzt. Für das Jahr 1990 wird die Gesamtzahl für die Bundesrepublik Deutschland mit rund 3,7 Mio. Personen angegeben. Davon waren rund 2,8 Mio. weiblich und rund 880 000 männlich. Aufgrund der Bevölkerungsentwicklung wird sich der Anteil der Inkontinenten in den Altersgruppen von 5 bis 64 Jahren bis zum Jahr 2030 auf 1,3 Mio. verringern. Gleichzeitig wird sich jedoch die Zahl der Inkontinenten in der Altersgruppe 65 bis 79 Jahre auf 1,8 Mio. und in der Altersgruppe von über 80jährigen auf 1,3 Mio. erhöhen. Insgesamt ist daher für das Jahr 2030 mit ca. 4,4 Mio. inkontinenten Personen für Deutschland zu rechnen.

Diese Berechnungen gehen von einer eher konservativen Schätzung aus, die für die Gesamtbevölkerung von über 60 Jahren eine Häufigkeit der Harninkontinenz von 12,3 % annimmt. Abbildung 3 zeigt die voraussichtliche Entwicklung der Zahl inkontinenter Personen in der Bundesrepublik Deutschland nach Altersgruppen bis zum Jahr 2030.

## Versorgung von harninkontinenten Patienten

Die Versorgung von inkontinenten Personen geschieht überwiegend im häuslichen Milieu. Etwa 25 % werden in Heimen versorgt. Dabei ist die Inkontinenz der zweithäufigste Grund für eine Heimeinweisung. Nach Angaben des Bundesministeriums für Arbeit und Soziales wird der Anteil der pflegebedürftigen Menschen an der Gesamtbevölkerung von derzeit 2,1 auf 3,5 % im Jahr 2039 ansteigen. Dabei ist das Risiko der Pflegebedürftigkeit im Alter bis 60 Jahre gleichmäßig niedrig und wird ab dem 60. Lebensjahr größer. In den Altersgruppen unter 60 sind jeweils 0,5–0,7 % der Bevölkerung pflegebedürftig, im Alter von 60 bis 80 Jahren bereits 5 %, und bei den über 80jährigen sind es bereits 20 %. Derzeit werden ca. 500 000 Personen durch stationäre Pflegeeinrichtungen versorgt. Durch häusliche Pflege werden 1,2 Mio. versorgt. Man geht davon aus, daß die Zahl der stationär Pflegebedürftigen in den nächsten 40 Jahren auf 600 000 Personen und die der in häuslicher Pflege Betreuten auf 1,6 Mio. Personen steigen wird. Nach Angaben des Bundesministeriums für Arbeit (Presse- und Informationsamt der Bundesregierung 1996) erhielten im September 1996 1,1 Mio. Personen in Deutschland Leistungen durch die Pflegeversicherung für die Pflege zu Hause.

Bisher werden häusliche Pflegeleistungen in der Regel durch nahe Angehörige erbracht. In jeweils 20 % der Fälle werden diese Leistungen durch die Ehefrau oder die Tochter des Pflegebedürftigen erbracht. Weitere 40 % der häuslichen Pflege werden durch nahe Anverwandte sichergestellt (Beske 1994). Die soziologische Entwicklung zu immer kleineren Haushalten steht dem größeren Bedarf an häuslicher Pflege entgegen. Bereits 1995 lebten 35 % aller Deutschen in Einpersonenhaushalten (Presse- und Informationsamt der Bundesregierung 1996). Die zunehmende Vereinzelung der Bevölkerung erschwert die Bereitstellung von Pflegekapazität in Familien oder im Wohnumfeld. Daher werden die Anforderungen an institutionalisierte Pflege steigen. Gegenwärtig gibt es in Deutschland 682 000 Plätze in Alteneinrichtungen (Stand 30.06.1994). Davon sind 80 000 Altenwohnheimplätze, 190 000 Altenheimplätze und 310 000 Altenpflegeheimplätze. Etwa die Hälfte der Menschen in Pflegeeinrichtungen leidet an Harninkontinenz.

## Kosten der Harninkontinenz

Die Pflege der Harninkontinenz in Heimen ist mit nicht unerheblichem Aufwand verbunden. Nach einer Untersuchung von Lenzen (1995) muß pro Jahr und Patient mit folgendem Aufwand für die Pflege der Harninkontinenz gerechnet werden:

- Personalkosten 6333,00 DM,
- Inkontinzenzartikel 1501,00 DM,
- Entsorgung 333,00 DM,
- Wäschemehraufwand 343,00 DM.

Die Gesamtausgaben belaufen sich auf 8510 DM pro Jahr und pro harninkontinentem Patienten. Ausgehend von einer konservativen Abschätzung kann man mit 265 000 harninkontinenten Personen in Alteneinrichtungen rechnen. Nach Begutachtung durch den Medizinischen Dienst der Krankenversicherung sind über 300 000 Heimbewohner in den Pflegestufen II und III eingruppiert. Unter Zugrundelegen dieser vorsichtigen Annahme ergibt sich ein jährlicher Aufwand für die Pflege von harninkontinenten Personen in Heimen von 2,25 Mrd. DM. Der Aufwand für die häusliche Pflege von harninkontinenten Personen ist hierbei nicht berücksichtigt. Der Gesamtaufwand für das Gesundheitssystem wird daher über diesem Betrag liegen.

Kostenschätzungen aus dem Ausland zeigen dieselbe Dimension. Hu (1986) gibt für die USA einen Gesamtbedarf von 8 Mrd. US-Dollar pro Jahr an. Damit liegen die Aufwendungen in den USA für Harninkontinenz beispielsweise über den Ausgaben für Dialyse und Koronarerkrankungen. In Kanada werden von Borrie u. Davidson (1992) Jahreskosten pro harninkontinentem Patienten von 9771 Canadian Dollar angegeben. Auch aus diesen Untersuchungen wird deutlich, daß die ökonomische Bedeutung der Harninkontinenz in krassem Gegensatz zu der allgemeinen Wahrnehmung dieses Krankheitsbildes besteht. Ouslander u. Kane (1984) geben den Anteil der Harninkontinenz an den Gesamtkosten der Gesundheitsversorgung mit 3–8 % an. Immerhin dürfte unzweifelhaft sein, daß auch in Deutschland die gesetzliche Krankenversicherung deutlich mehr als 1 % ihrer Gesamtkosten für Aufwendungen in Zusammenhang mit Harninkontinenz verwendet.

Vor diesem Hintergrund gewinnt die Diskussion über die Behandelbarkeit der Harninkontinenz zentrale Bedeutung. Nur bei den wenig-

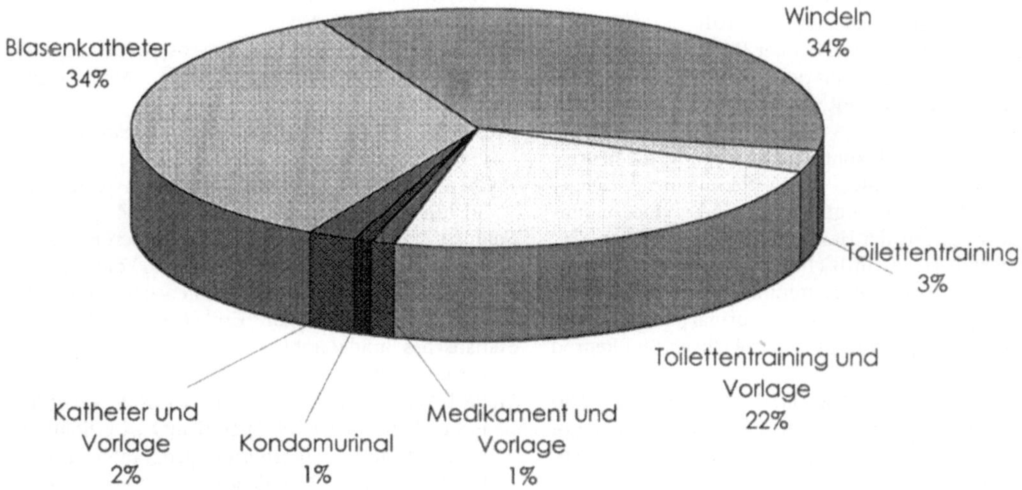



**Abb. 4.** Versorgung von Harninkontinenz im Altenheim. [(R. Kirschner-Hermanns et al. (1995)]

sten Patienten im Altenheim liegt eine differenzierte Diagnose der Harninkontinenz vor. Noch seltener kommen spezifische Medikamente zum Einsatz. Einen Überblick über die Versorgung von Harninkontinenz im Altenheim geben Kirschner-Hermanns et al. (1995) (Abb. 4).

Ein erheblicher Teil der harninkontineten Patienten kann jedoch durch verhaltenstherapeutische Maßnahmen, pflegerische und medizinische Behandlung vor Inkontinenz bewahrt werden bzw. in der Symptomatik gebessert werden. Harninkontinenz, die vermieden werden kann, verbessert die Situation des betroffenen Patienten und entlastet die Gesellschaft. Durch frühzeitige aktive Intervention lassen sich auch die Folgeerkrankungen und Folgekosten verringern. Nicht zuletzt ist auch für die Lebensqualität und soziale Integration der Patienten eine aktive Herangehensweise an die Harninkontinenz notwendig. Es stellt sich damit nicht nur die Aufgabe, Patienten eine adäquate und die Lebensqualität verbessernde Versorgung zu gewährleisten, sondern auch die verfügbaren Mittel effektiv und effizient einzusetzen. Die mögliche Entlastung von pflegenden Angehörigen, ambulanten Pflegediensten oder Pflegeheimen ist dabei ein wichtiger Begleiteffekt.

## Literatur


Beske F (1994) Epidemiologie und soziale Bedeutung der Harninkontinenz. In: Weißbuch Harninkontinenz. Eine sozialpolitische Herausforderung. MMV-Medizinverlag, S 12–25

Borrie MJ, Davidson HA (1992) Incontinence in institutions: Costs and contributing factors. Can Med Assoc J 147(3): 322–328

Brocklehurst JC (1993) Urinary incontinence in the community – analysis of a MORI poll. BMJ 306(6881):832–834

Elving LB, Foldspang A, Lam GW, Mommsen S (1989) Descriptive epidemiology of urinary incontinence in 3.100 women age 30–59. Scand J Urol Nephrol Suppl 125:37–43

Foldspang A, Mommsen S, Lam GW, Elving L (1992) Parity as a correlate of adult female urinay incontinence prevalence. J Epidemiol Community Health 46(6):595–600

Herzog AR, Diokno AC, Brown MB, Normolle DP, Brock BM (1990) Two-year incidence, remission, and change patterns of urinary incontinence in noninstitutionalized older adults. J Gerontol 45(2):M67–74

Hu TW (1986) The economic impact of urninary incontinence. Clin Geriatr Med 2(4):673–687

Kirschner-Hermanns R et al. (1995) (unveröffentlichte Ergebnisse)

Kok AL, Voorhorst FJ, Halff-Butter CM, Janssens J, Kenemans P (1991) De prevalentie van urine-incontinentie bij oudere vrouwen (the prevalence of urinary incontinence in elderly women). Ned Tijdschr Geneeskd 135(3):98–101

Lagace EA, Hansen W, Hickner JM (1993) Prevalence and severity of urinary incontinence in ambulatory adults: an UPRNet Study. J Fam Pract 36(6):610–614

Lenzen E (1995) Inkontinenzversorgung: die heutige Situation in Alten- und Pflegeheimen, Fachgespräch soziodemographische und sozioökonomische Aspekte der Harninkontinenz, München

Minaire P, Jacquetin B (1992) La prévalence de l'incontinence urinaire feminine en medecine generale (the prevalence of female urinary incontinence in general practice). J Gynecol Obstet Biol Reprod Paris 21(7):731–738

Molander U, Milsom I, Ekelund P, Mellstrom D (1990) An epidemiological study of urinary incontinence and related urogenital symptoms in elderly women. Maturitas 12(1):51–60

O'Brien J, Austin M, Sethi P, O'Boyle P (1991) Urinary incontinence: prevalence, need for treatment, and effectiveness of intervention by nurse. BMJ 303(6813):1308–1312

Ouslander JG, Kane RL (1984) The costs of urinary incontinence in nursing homes. Med Care 22(1):69–79

Presse- und Informationsamt der Bundesregierung (1996) Sozialpolitische Umschau Nr. 381

Presse- und Informationsamt der Bundesregierung (1996) Sozialpolitische Umschau Nr. 484

Sommer P, Bauer T, Nielsen KK, Kristensen ES, Hermann GG, Steven K, Nordling J (1990) Voiding patterns and prevalence of incontinence in women. A questionnaire survey. Br J Urol 66(1):12–15

Statistisches Bundesamt (1994) 8. koordinierte Bevölkerungsstudie

Wetle T, Scherr P, Branch LG, Resnick NM, Harris T, Evans D, Taylor JO (1995) Difficulty with holding urine among older persons in a geographically defined community: Prevalence and correlates. J Am Geriatr Soc 43(4):349–355

# Sonographische Diagnostik der Harninkontinenz in der Praxis

H. Kölbl

**MERKE:**

1. Die Ultraschalluntersuchungen des oberen (Nephrosonographie) und des unteren (Restharnbestimmung, Perineal-, Introitussonographie) Harntraktes stellen auf Grund der fehlenden Nebenwirkungen gegenüber der Radiologie und der Verfügbarkeit von Geräten beim Frauenarzt in der Praxis mittlerweile etablierte Verfahren der urogynäkologischen Abklärung dar.

2. Standardisierungen der sonographischen Urethrozystographie sind mit dem Ziel der Reproduzierbarkeit sowie des Befundverständnisses für Wissenschaft und klinischen Betrieb erstellt worden.

3. Die Sonographie des oberen und unteren Harntraktes muß einen wesentlichen Anteil in der Basisdiagnostik des in der Praxis tätigen Frauenarztes darstellen.

4. Weitere Entwicklungen der Sonographie richten sich auch auf die Erkennung anatomischer Strukturen im mittleren und hinteren Beckenbodenanteil sowie auf die Diagnostik physiologischer und pathologischer Abläufe bei isolierter oder genereller Beckenbodeninsuffizienz.

Entsprechend den Daten einer Umfrage in Deutschland, der Schweiz und Österreich findet die sonographische Darstellung des oberen wie auch des unteren Harntraktes heute genauso häufig statt wie herkömmliche radiologische Verfahren (Abb. 1). Mit all ihren Vorteilen ist die sonographische Harninkontinenzdiagnostik in der Lage, dynamische Bilder der urethrovesikalen Anatomie zu liefern. Essentiell erscheint der Umstand, daß diese Techniken vom kompetenten Urogynäkologen durchgeführt werden und damit die Befunderhebung gemeinsam mit anderen diagnostischen Maßnahmen wie der klinischen Untersuchung und der Urodynamik in einer Hand liegen. Unumstritten ist die sonographische Restharnbestimmung heute Standard in der Gynäkologie, genauso wie auch die Nephrosonographie, die als Methode per se den Umfrageergebnissen zu Folge am häufigsten eingesetzt wird (Abb. 1).

Die sonographische Urethrozystographie war in den letzten Jahren Thema vieler Studien in verschiedener Ausführung und erfolgte unter unterschiedlichen Untersuchungsbedingungen. Mittels verschiedener Funktionstests können die Position des Blasenhalses sowie die Form und Lage der Urethra und des Blasenbodens nicht nur in Einzelbildern, sondern auch dynamisch beurteilt werden. Unter Pressen, Husten und Beckenbodenkontraktion gewinnen wir In-

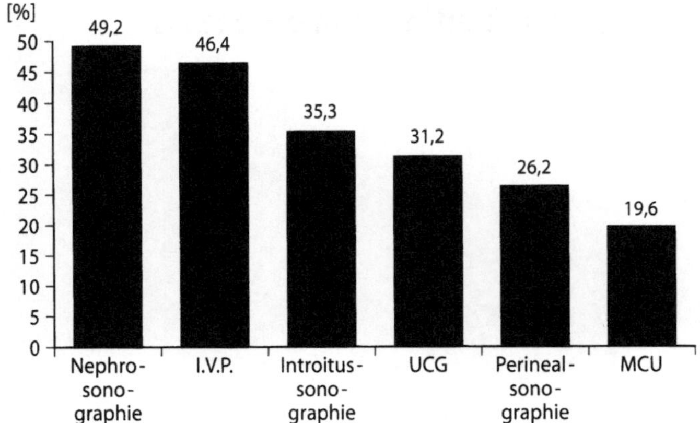



**Abb. 1.** Bildgebende urogynäkologische Diagnostik – Ergebnisse einer Umfrage in Deutschland, der Schweiz und Österreich

formationen zum urethralen Widerlager, zur Urethraverschlußfunktion und zur Funktion der Beckenbodenmuskulatur.

Auf Grund der doch stark differierenden Methoden hat die Arbeitsgemeinschaft Urogynäkologie (AUG, Sektion der Deutschen Gesellschaft für Gynäkologie und Geburtshilfe) ihre Empfehlungen zur Sonographie des unteren Harntraktes im Rahmen der urogynäkologischen Funktionsdiagnostik kürzlich in verschiedenen Zeitschriften mit dem Ziel der Standardisierung der verschiedenen und akzeptierten Techniken publiziert [1]. Sie folgt damit einem klaren Trend in der bildgebenden Diagnostik der weiblichen Harninkontinenz, weg von der radiologischen und hin zur sonographischen Diagnostik. Infolge der technischen Verbesserungen in der Sonographie kommen deren Vorzüge gegenüber dem ehemaligen Standard (laterales Urethrozystogramm) immer deutlicher zum Tragen. Hier seien nur die wichtigsten genannt: keine Strahlenexposition, kein potentiell allergenes Kontrastmittel, hohe Verfügbarkeit der Ultraschallgeräte und geringer zusätzlicher apparativer Aufwand sowie dynamische Bildsequenzen.

Inzwischen wurden beinahe so viele sonographische Methoden eingeführt, wie verschiedene Ultraschallsonden angeboten werden. Endosonographische Methoden sind Vaginal- und Rektalsonographie und die sich noch im experimentellen Stadium befindende intraurethrale

Sonographie [3, 4, 6, 7, 9, 10]. Externe Applikationen sind die Introitus- und die Perinealsonographie [2, 5, 8, 11, 12].

Die wichtigsten Standards umfassen:

- die Bildrichtung: kraniale Strukturen werden im Bild oben, ventrale Strukturen rechts dargestellt;
- die Bilddarstellung: Urethra, Blase, Symphyse und Vagina, evtl. Uterus, Rektum (Abb. 2);
- die Auswertung: Position des Meatus urethrae internus zur Symphyse (Koordinatensystem) und retrovesikaler Winkel $\beta$ (Abb. 3);
- die Untersuchungsposition: Patientin in liegender Position; Nachweis des Blasenhalstrichters erfordert oft die Untersuchung an der stehenden Frau; Blasenfüllung 300 ml;
- verschiedene Funktionstests: Untersuchung in Ruhe, beim Pressen, Husten und bei Beckenbodenkontraktion;
- den Hinweis auf mögliche untersuchungsbedingte Veränderungen, die durch möglichst geringen Auflagedruck der Sonde gering zu halten sind [1]. Die sonographische Harninkontinenzdiagnostik ist nur ein einzelner, wenn auch wichtiger Teil der urogynäkologischen Funktionsdiagnostik. Die Ausbildung soll im Gesamtrahmen dieser urogynäkologischen Abklärung durchgeführt werden.

Die Perineal- und die Introitussonographie konnten vor allem deshalb so viele Anhänger gewinnen, weil ihre Durchführung nicht von

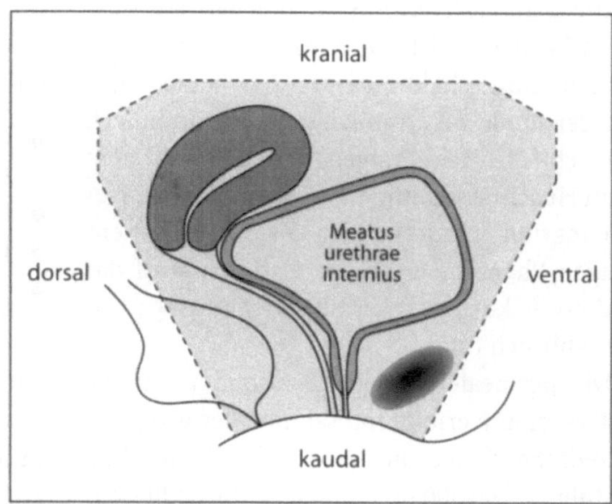



**Abb. 2.** Bilddarstellung im Rahmen der sonographischen Urethrozystographie – Standardempfehlung der AG Urogynäkologie

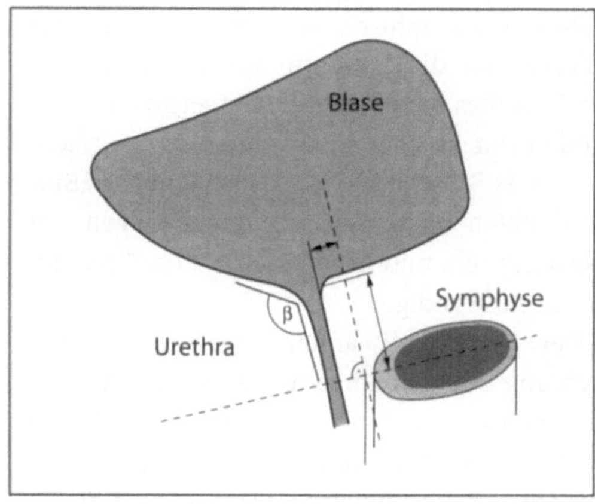



**Abb. 3.** Darstellung der Meßparameter der sonographischen Urethrozystographie

der Anschaffung neuer Geräte abhängt. Ultraschallgeräte, die für die routinemäßige geburtshilfliche und/oder gynäkologische Diagnostik ausgerüstet sind, ermöglichen auch eine sonographische Diagnostik des unteren Harntraktes. Die Introitussonographie wird mit Vaginalsonden mit einer Frequenz von 5–7,5 MHz, die Perinealsonographie mit Linearsonden mit einer Frequenz von 3,5–5 MHz durchgeführt [12, 17, 18]. Bei der Perinealsonographie sind die gebogenen Linearsonden von Vorteil, da sie einen besseren Kontakt zum Introitus er-

möglichen als gerade Sonden [7]. Für die Vaginal- und Rektalsonographie werden lineare oder Sektorscanner mit Frequenzen von 3,5–7 MHz verwendet [4]. Da letztere nicht zur Standardausrüstung der gynäkologisch-geburtshilflich ausgerichteten Praxis gehören, werden die endosonographischen Methoden nur selten angewendet.

Bezüglich Softwareausrüstung sind folgende Optionen von Vorteil: Die freie Bildrotation sollte möglich sein, damit das Bild entsprechend den Empfehlungen der AUG ausgerichtet werden kann [1]. Zur Auswertung des retrovesikalen Winkels β ist die Winkelmessung erforderlich. Ultraschallbilder werden heute meist mit der Funktion „Autokorrelation" optimiert. Für schnelle Bewegungen, wie sie vor allem beim Husten vorkommen, wird empfohlen, diese Funktion auszuschalten, da sie zu schlierenartigen Phänomenen führt. Dadurch wird das Bild etwas körniger, was aber der Aussage keinen Abbruch tut.

Die perineal- bzw. introitussonographische Untersuchung erfolgt im Rahmen der urogynäkologischen Funktionsdiagnostik bei einer Blasenfüllung von 300 ml. Unterschiedliche Blasenfüllungen beeinflussen die Position des Meatus urethrae internus und den Winkel β nur gering. Größere Volumina verbessern jedoch die Diagnostik des Blasenhalstrichters [1, 15]. Wird die Blase nicht retrograd gefüllt, so kann deren Volumen sonographisch bestimmt werden. Wir untersuchen die Patientin zuerst immer liegend, da dies sowohl für die Patientin wie auch für den Untersucher angenehmer ist. Der Nachweis eines Blasenhalstrichters bei einer streßinkontinenten Patientin kann im Liegen oft schwierig sein und macht die Untersuchung im Stehen notwendig.

Der Ultraschallscanner wird in sagittaler Richtung auf den Introitus aufgesetzt, so daß ein sagittales Schnittbild durch das kleine Becken in der Mittellinie entsteht. Der knorpelige Anteil der Symphyse (Discus interpubicus) stellt einerseits ein Ultraschallfenster dar, das die Abbildung retrosymphysärer Strukturen ermöglicht und andererseits die Referenzebene für die Mittellinie bildet. Die ventrale Begrenzung des Ultraschallbildes entsteht durch die Symphyse und den retrosymphysären Blasenanteil, die dorsale Begrenzung durch das Rektum, das meist luftbedingt einen dorsalen Schallschatten wirft. Je nach Vergrößerung bilden der Uterus oder der kraniale Blasenanteil die kraniale Begrenzung des Bildes. Die urethrovesikale Anatomie wird in Ruhe, beim Pressen, Husten und bei der Beckenbodenkontraktion beurteilt. Um die Patientin optimal in die Untersuchung einzubeziehen, wird ihr die Ultraschallanatomie erklärt. Folgende Parameter werden in allen vier Funktionszuständen beurteilt:

- Position des Meatus urethrae internus in Bezug zur Symphyse,
- retrovesikaler Winkel β,
- Trichterbildung des Blasenhalses,
- Form und Lage von Urethra und Blasenboden (Abb. 3).

Die Auswertung der Position des Meatus internus und des Winkels β wurde in verschiedenen Publikationen ausführlich dargestellt [1, 2, 14, 16].

Die Nähe der zu untersuchenden Strukturen zur Ultraschallsonde, ob mittels Perineal-, Introitus-, Vaginal- oder Rektalsonden, ist nicht ausschließlich von Vorteil. Sie führt einerseits zur meist problemlosen Darstellung der Anatomie, andererseits können direkte Veränderungen der Anatomie durch den Druck der Ultraschallsonde auftreten. Bei der Perinealsonographie wie auch der Vaginalsonographie wurden solche druckbedingten Veränderungen nachgewiesen [16, 17]. Sie sind ein nicht ganz zu verhindernder Bestandteil der Methode, und es gilt darum, diese Effekte zu kennen und durch entsprechende Verhaltensweisen möglichst zu vermeiden. Wird die Sonde bei der Perinealsonographie mit zu starkem Druck aufgelegt, so wird der Blasenhals nach kranial angehoben, und der Winkel β wird kleiner. Diese Veränderungen treten vor allem bei Frauen mit Deszensus auf, da Blase und Urethra näher zur Sonde liegen. Wir reduzieren den druckbedingten Einfluß, indem wir den Auflagedruck der Sonde so lange verringern, bis das Bild gerade noch optimal dargestellt wird. Bei Totalprolapszuständen ist die sonographische Diagnostik – ungeachtet, welche Methode Anwendung findet – besonders artefaktanfällig bis unmöglich. Real-time-Betrachtungen und vor allem Zeitlupenbilder von Videoaufnahmen lassen die Dynamik solcher Bilder noch stärker zutage treten.

Die sonographische Diagnostik des unteren Harntraktes hat die Phase überwunden, in der sie sich ausschließlich mit sich und der Methodik beschäftigt. Viele urodynamische Zentren haben sich auch für klinische Aussagen der sonographischen Diagnostik zugewandt und verzichten, wie auch wir, auf radiologische Verfahren. Wissenschaftliche Studien werden in zunehmendem Maße mittels sonographischer Methoden durchgeführt. Neue Impulse sind von der intraurethralen Diagnostik zu erwarten [9]. Sie wird uns über den Aufbau des urethralen Sphinkters Aufschluß geben und fähig sein, in einen der mikroskopischen Histologie nahekommenden Bereich vorzustoßen, womit Hinweise für Strukturdefekte des Sphinkters gewonnen werden können.

Da die dreidimensionale Bildgebung in der Ultraschalldiagnostik in den letzten Jahren große Fortschritte gemacht hat, hat sie auch in der urogynäkologischen Sonographie ihre erste Anwendung gefunden [9]. Es scheint, daß vor allem die dreidimensionale Aufarbeitung der urethralen Strukturen ein interessanter Weg sein könnte. Mit zunehmender sonographischer Erfahrung werden wir bald dazu übergehen, nicht mehr allein von Meßwerten der Blasenhalsposition, von Winkeln und von Zystozelen zu sprechen, sondern fähig sein, unsere sonographischen Befunde direkt der anatomischen Pathologie zuzuordnen.

## Literatur


1. Arbeitsgemeinschaft Urogynäkologie Schär G, Kölbl H et al. (1996) Empfehlungen zur Sonographie des unteren Harntraktes im Rahmen der urogynäkologischen Funktionsdiagnostik. Frauenarzt 2:220
2. Bader W, Degenhardt F, Kauffels W, Nehls K, Schneider J (1995) Sonomorphologische Parameter der weiblichen Streßharninkontinenz. Ultraschall Med 16:180
3. Beco J, Sulu M, Schaaps JP, Lambotte R (1987) Une nouvelle approche des troubles de continence chez la femme: l'echographie urodynamique par voie vaginale. J Gynecol Obstet Biol Reprod Paris 16:987
4. Bergman A, McKenzie CJ, Richmond J, Ballard CA, Platt LD (1988) Transrectal ultrasound versus cystography in the evaluation of anatomical stress urinary incontinence. Br J Urol 62:228
5. Creighton SM, Pearce JM, Stanton SL (1992) Perineal video-ultrasonography in the assessment of vaginal prolapse: early observations. Br J Obstet Gynaecol 99:310
6. Debus-Thiede G, Wagner U, Schürmann R, Christ F (1985) Erste Erfahrungen mit der transvaginalen Sonographie von Blase und Urethra im Rahmen der Inkontinenzdiagnostik. Geburtshilfe Frauenheilkd 45:891
7. Fink D, Schär G, Köchli OR, Perucchini D, Haller U (1995) Auswertung der perinealsonographischen Untersuchung. Sind die Resultate reproduzierbar? Geburtshilfe Frauenheilkd 12:699
8. Grischke E, Anton HW, Dietz P, Schmidt W (1989) Perinealsonographie und röntgenologische Verfahren im Rahmen der weiblichen Harninkontinenzdiagnostik. Geburtshilfe Frauenheilkd 49:733
9. Khullar V, Salvatore S, Cardozo LD, Hill S, Kelleher CJ (1994) Three dimensional ultrasound of the urethra and urethral sphincter – a new diagnostique technique. Neurourol Urodyn 13:352
10. Kirschner HR, Klein H, Muller U, Schaefer W, Jakse G (1994) Intra-urethral ultrasound in women with stress incontinence. Br J Urol 74:315
11. Kölbl H, Bernascheck G (1989) A new method for sonographic urethrocystography and simultaneous pressure-flow measruements. Obstet Gynecol:417
12. Kölbl H, Bernaschek G, Wolf G (1988) A comparative study of perineal ultrasound scanning and urethrocystography in patients with genuine stress incontinence. Arch Gynecol Obstet 244:39
13. Schaer GN, Koechli OR, Bajka M, Schuessler B, Haller U (1996) The usefulness of ultrasound contrast medium in perineal sonography for visualization of bladder neck funnelling – first observations. Urology 47:452
14. Schaer GN, Koechli OR, Haller U (1996) Perineal ultrasound – determination of reliable examination procedures. Ultrasound Obstet Gynecol 7:347
15. Schaer GN, Koechli OR, Schuessler B, Haller U (1995) Improvement of perineal sonographic bladder neck imaging with ultrasound contrast medium. Obstet Gynecol 86:950
16. Schaer GN, Koechli OR, Schuessler B, Haller U (1995) Perineal ultrasound for evaluating the bladder neck in urinary stress incontinence. Obstet Gynecol 85:220
17. Schwenke A, Fischer W (1994) Urogenitalsonographie bei weiblicher Harninkontinenz. Gynäkol Prax 18:683
18. Voigt R, Halaska M, Michels W, Voigt P, Martan A, Starker K (1994) Examination of the urethrovesical junction using perineal sonography compared to urethrocystography using a bead chain. Int Urogynecol J 5:212

# Urodynamische Abklärung der weiblichen Harninkontinenz

G. Schär

> **MERKE:**
>
> 1. Die Aufgaben der urodynamischen Diagnostik sind: Diagnosestellung bei klinisch-anamnestisch unklaren Inkontinenzfällen, Erhebung funktionell-morphologischer Befunde als Basis für die richtige therapeutische Entscheidung, präoperative Erfassung von potentiellen Risiken (larvierte Streßinkontinenz, Rezidivgefahr, Miktionsbeschwerden, Urge-Inkontinenz, Rektoenterozelen).
>
> 2. Streß- und Urge-Inkontinenz können primär anamnestisch-klinisch diagnostiziert werden (Basisdiagnostik).
>
> 3. Die morphologische Diagnostik soll pathologisch-anatomische Defekte erfassen wie den paravaginalen Defekt mit hypermobiler Urethra und Zystozele, Defekte des posterioren Kompartementes wie Rekto- und Enterozelen oder einen Defekt des kardinosakrouterinen Komplexes wie den Vaginalstumpfprolaps.
>
> 4. Die Zystometrie ermöglicht die Unterscheidung in sensorische und motorische Urge-Inkontinenzformen, welche therapeutisch unterschiedlich angegangen werden.
>
> 5. Die hypotone Urethra verschlechtert die Operationsprognose.
>
> 6. Die Diagnose „larvierte Streßinkontinenz bei operationsbedürftiger Zystozele" kann mittels Blasenrepositionstest, Streßprofil und Ultraschallkontrastmittelperinealsonographie oder lateralem UCG gestellt werden.
>
> 7. Die Prognose postoperativer Miktionsbeschwerden bleibt weiterhin schwierig. Abdominale Druckerhöhung, fehlende urethrale Relaxation und schwacher Detrusordruck während der Miktion sind leider nicht absolut zuverlässige Prognosemittel.

## Einleitung

Die weibliche Harninkontinenz ist eine häufige und die Lebensqualität einschränkende Erkrankung. Eine sorgfältige Diagnostik ist für das Fällen des richtigen Therapieentscheides entscheidend. Nach internationalem Standard gilt zudem, daß vor jeder Inkontinenzoperation eine urodynamische Untersuchung durchgeführt werden muß. Diese Untersuchung soll keine Alibiübung sein, sondern klare Fragen beantworten. Die Arbeitsgemeinschaft Urogynäkologie hat 1993 Empfehlungen zu Diagnostik und Therapie abgegeben, welche im wesentlichen auch heute noch Gültigkeit haben (Arbeitsgemeinschaft Urogynäkologie 1993).

## Basisdiagnostik

Die Inkontinenzdiagnostik ist vorwiegend eine klinisch-anamnestische Diagnostik. Die primäre Untersuchung kann deshalb ohne weiteres in der Praxis durchgeführt werden. Sie gehört aber auch zur urodynamischen Diagnostik, da erst durch eine umfassende Kenntnis von Anamnese, klinischem Befund, Morphologie und Funktion ein der Situation angepaßter therapeutischer Entscheid getroffen werden kann.

## Urodynamische Diagnostik

Mit der urodynamischen Inkontinenzdiagnostik wollen wir die Diagnose stellen, die morphologisch-funktionelle Situation erfassen und, basierend auf den gewonnenen Informationen, den richtigen Therapieentscheid fällen. Anamnese, Miktionskalender und Hustentest führen zur ersten Verdachtsdiagnose und zum zu behandelnden Leitsymptom. Die gynäkologische Untersuchung und die Perinealsonographie informieren uns über die Morphologie. Die Fragen nach der Lebensqualität und den vorausgegangenen Therapien helfen uns, den stufengerechten und den dem Leidensdruck angepaßten Therapieentscheid zu fällen. Mit der Diagnostik wollen wir aber auch Störfaktoren wie z. B. Harnwegsinfektionen, Kolpitis, Postmenopausensymptome, Restharnbildung und Miktionsbeschwerden erfassen.

Indikationen für eine urodynamische Untersuchung sind:

- jede erfolglos konservativ behandelte, störende Inkontinenzform,
- jede Patientin vor einer geplanten Inkontinenzoperation,
- Inkontinenzformen, welche mit einfacher Diagnostik nicht klar eingeordnet oder einer konservativen Therapie zugeführt werden können.

Präoperative Fragestellungen an den Diagnostiker sind:

- Stimmt die klinisch gestellte Diagnose?
- Welche Operationsvariante ist die optimale?
- Liegen Risiken für intraoperative (eingeschränkte Blasenhalsmobilität durch Voroperationen) oder postoperative Probleme (Miktionsbeschwerden, Rezidivgefahr, Urge-Inkontinenz, Rektoenterozelen) vor?

## Anamnese

Die Anamnese gibt gute Hinweise auf die bestehende Inkontinenzform. Pollakisurie, Nykturie, imperativer Harndrang mit oder ohne Urinverlust, rezidivierende Harnwegsinfektionen und Dysurie sprechen für eine Dranginkontinenz. Urinverlust bei körperlicher Aktivität (Husten, Niesen, Lachen, Turnen, Springen, Lastenheben etc.) deutet auf eine Streßinkontinenz hin. Die gemischte Inkontinenzform weist sowohl Streßinkontinenz- wie Urge-Inkontinenzsymptome auf. Meistens liegt dabei primär eine Streßinkontinenz vor, auf deren Basis die Patientin eine Pollakisurie mit imperativem Harndrang entwickelt (konditionierte Reizblase).

Von großer Bedeutung ist die Erfragung des Krankheitswertes, da sich Diagnostik und Therapie danach ausrichten. Gleiche Schweregrade der Streßinkontinenz können von verschiedenen Patientinnen unterschiedlich empfunden werden. Empfindet eine Patientin ihre schwere Streßinkontinenz als wenig störend und deshalb nicht behandlungsbedürftig, kann auf eine aufwendige Diagnostik und Therapie verzichtet werden. Im Gegensatz dazu bedarf vielleicht die leichte Streßinkontinenz Grad I bei einer Patientin mit großem Leidensdruck einer urodynamischen Abklärung und einer operativen Therapie.

## Miktionskalender

Bestehen Unklarheiten über das Miktions- und Trinkverhalten oder handelt es sich anamnestisch um eine Dranginkontinenz, so wird die Patientin aufgefordert, 2–3 Tage lang ihr Mik-

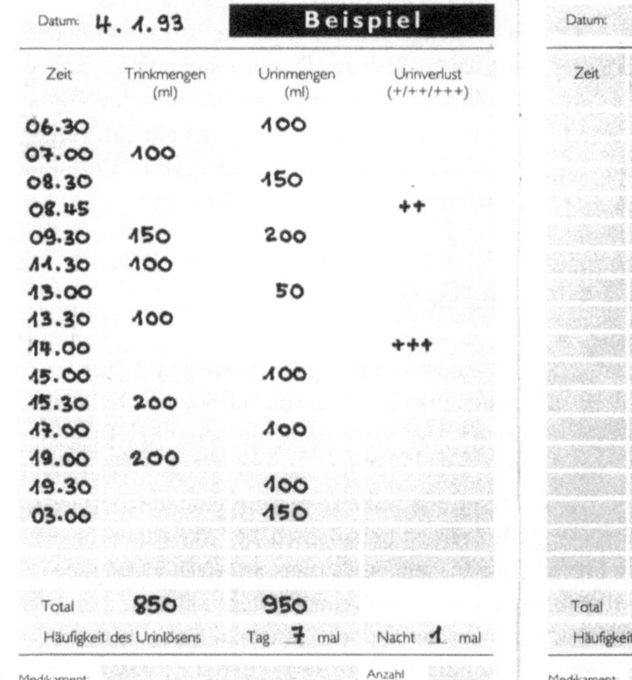

| Datum: 4. 1. 93 | Beispiel | | |
|---|---|---|---|
| Zeit | Trinkmengen (ml) | Urinmengen (ml) | Urinverlust (+/++/+++) |
| 06.30 | | 100 | |
| 07.00 | 100 | | |
| 08.30 | | 150 | |
| 08.45 | | | ++ |
| 09.30 | 150 | 200 | |
| 11.30 | 100 | | |
| 13.00 | | 50 | |
| 13.30 | 100 | | |
| 14.00 | | | +++ |
| 15.00 | | 100 | |
| 15.30 | 200 | | |
| 17.00 | | 100 | |
| 19.00 | 200 | | |
| 19.30 | | 100 | |
| 03.00 | | 150 | |
| Total | 850 | 950 | |
| Häufigkeit des Urinlösens | Tag 7 mal | Nacht 1 mal | |
| Medikament: | | Anzahl Tabletten: | |

| Datum: | | | |
|---|---|---|---|
| Zeit | Trinkmengen (ml) | Urinmengen (ml) | Urinverlust (+/++/+++) |
| | | | |
| Total | | | |
| Häufigkeit des Urinlösens | Tag ___ mal | Nacht ___ mal | |
| Medikament: | | Anzahl Tabletten: | |

**Abb. 1.** Miktionskalender zur Aufzeichnung der Trink- und Miktionsgewohnheiten

tions- und Trinkverhalten aufzuschreiben. Sie erhält Miktionskalender und wird in deren Handhabung instruiert. Auf den Miktionskalendern können über 24 h die einzelnen Miktionsvolumina, Trinkmengen und Inkontinenzereignisse notiert werden (Abb. 1). Damit erhält der betreuende Arzt eine zuverlässige Information über das Trink- und Miktionsverhalten der Patientin.

## Klinische Untersuchung

Zur gynäkologischen Untersuchung der harninkontinenten Patientin gehören die Diagnostik des Genitaldeszensus, der Hustentest und das Testing des Beckenbodens bei der Kontraktion und beim Husten. Die gynäkologische Untersuchung führen wir sowohl bei leerer wie bei voller Harnblase durch und beurteilen die Morphologie bezüglich Urethro-, Zysto- oder Rekto-

zele oder eines Descensus uteri. Eine Rötung der Vulva mit Atrophie der Vaginalschleimhaut und ein entsprechendes Nativpräparat mit zahlreichen Parabasalzellen sprechen für einen Östrogenmangel.

Der *Hustentest* wird immer bei voller Harnblase durchgeführt. Die Patientin wird aufgefordert, zuerst liegend, dann stehend kräftig zu husten. Verliert sie dabei unmittelbar Urin, spricht dies für eine Streßinkontinenz. Seltener zu beobachten ist ein verzögerter Urinabgang mit einer Latenz von einigen Sekunden und in größeren Mengen. Dies spricht für das Vorliegen einer Dranginkontinenz.

Mit dem *Padtest* ist eine Quantifizierung des Urinverlustes durch Wägen der vorgelegten Binde möglich. Da der von der ICS (International Continence Society) empfohlene „Einstundenpadtest" (Abrams et al. 1990) nicht ermöglicht, Urinverlust im Rahmen einer Urge- oder Streßinkontinenz zu unterscheiden, führen wir

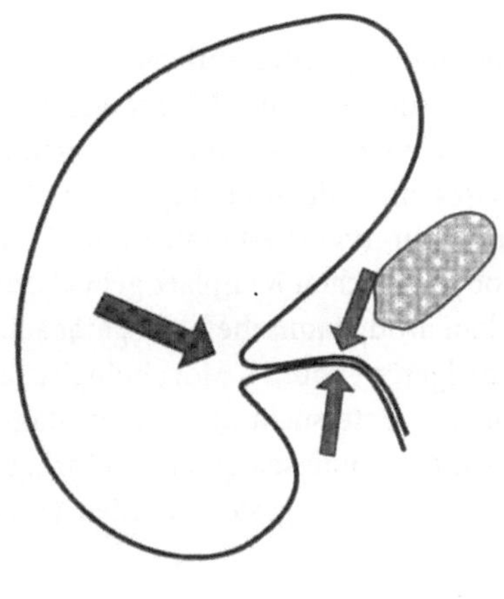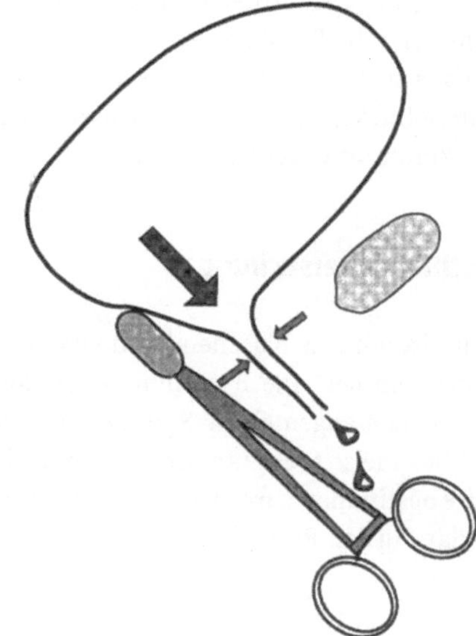

**Abb. 2.** Blasenrepositionstest zum Nachweis einer larvierten Streßinkontinenz bei Urethrozystozele. Durch Strecken der Scheide mit einer Tupferzange werden die Zystozele und die Urethraknickung aufgehoben. Tritt dadurch beim Husten Urinverlust auf, so liegt eine larvierte Streßinkontinenz vor

einen modifizierten Padtest durch. Bei 300 ml Blasenfüllung wird die Patientin aufgefordert, 10mal stehend kräftig zu husten, dann 10mal von einer 20 cm hohen Stufe herunterzuhüpfen oder bei eingeschränkter Mobilität langsam herunterzusteigen und danach 10mal in kauernder Stellung zu husten. Die Binde wird gewogen und eine neue Binde vorgelegt. Jetzt wird die Patientin gebeten, ihre Hände während einer Minute unter fließendem kaltem Wasser zu waschen und dann wiederum die Binde gewogen. Urinverlust von mehr als 2 g wird als signifikant erachtet.

Bei einer Frau mit Zystozele, Urethrozystozele, Uterus- oder Scheidenstumpfprolaps und negativem Hustentest wird der Repositionstest durchgeführt. Wir strecken mit einem Tupfer am Fornix vaginae die Vagina, heben somit die Zystozele und die Urethraknickung auf und fordern die Patientin wiederum zum Husten auf (Abb. 2). Verliert die Patientin jetzt Urin, spricht dies für das Vorliegen einer larvierten Streßinkontinenz, die unter Umständen durch eine operative Korrektur mittels Diaphragmaplastik symptomatisch werden würde, wenn diese nicht mit einer Kolposuspensionsoperation kombiniert wird.

Mit dem Testing wird die Kontraktionsfähigkeit und -kraft der Levatormuskulatur überprüft. Der Untersucher beurteilt digital den Beckenboden während der willkürlichen Muskelaktivität; dabei wird festgestellt ob, wie lange und wie kräftig die Patientin den Beckenboden anspannen kann. Wir beurteilen die ventralen (M. pubovisceralis) und dorsalen (M. iliococcygeus) Anteile des M. levator einzeln und unterscheiden deren Aktivität seitengetrennt links und rechts.

## Infektabklärung

Bei Symptomen einer Dranginkontinenz suchen wir mittels Nativpräparat nach einer Kolpitis. Zudem fertigen wir Abstriche auf Chlamydien, Gonokokken und allgemeine Bakteriologie aus Zervikalkanal und Urethra an. Zur Abklärung einer Harnwegsinfektion genügt in erster Stufe der Streifentest des Mittelstrahlurins. Sind die Resultate jedoch untypisch oder ergeben sie kein schlüssiges Resultat, sollte eine weitere Infektdiagnostik mit Urinsediment und Urinkultur durchgeführt werden.

## Restharnuntersuchung

Hinweise auf eine Blasenentleerungsstörung erfordern immer eine Bestimmung des Resturines. In der allgemeinen Sprechstunde führen wir dies meist sonographisch durch. Üblicherweise bestimmen wir bei jeder urodynamischen Abklärung den Resturin.

## Urodynamik

Hauptbestandteile der eigentlichen urodynamischen Untersuchung sind die intravesikale und intraurethrale Druckmessung, die Messung des Harnflusses und die sonographische Diagnostik der Blasen- und Urethraanatomie. Zu unserem urodynamischen Meßplatz gehört deshalb neben dem urodynamischen Meßgerät auch ein Ultraschallgerät (Abb. 3). Morphologische und funktionelle Untersuchungen sind damit in einem Untersuchungsgang durchführbar und können simultan dargestellt werden (Schär et al. 1995).

### Urethrozystometrie

Bei der Urethrozystometrie wird der Druck in der Harnblase und der Urethra gemessen. Dazu

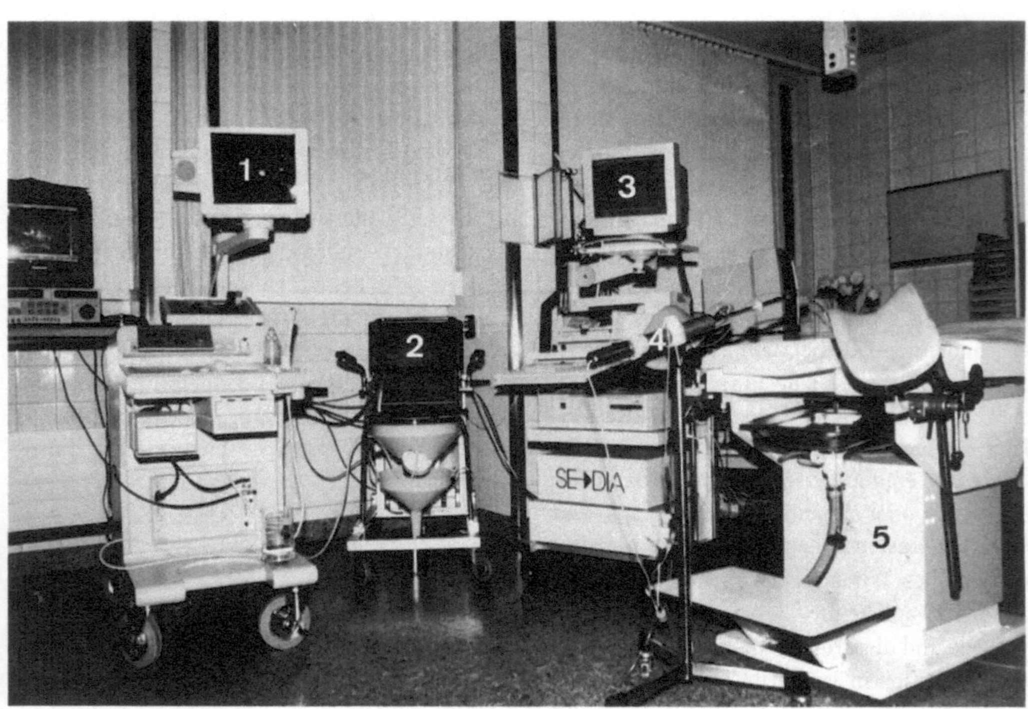


**Abb. 3.** Urodynamischer Meßplatz der Universitätsfrauenklinik Zürich. Ultraschallgerät (*1*), Miktionsstuhl mit eingebautem Steuerarm zur ferngesteuerten Manipulation der Ultraschallsonde (*2*), Urodynamikgerät (*3*), Stativ mit Rückzugsmotor und eingespanntem Mikrotiptransducer (*4*), Untersuchungsstuhl (*5*)

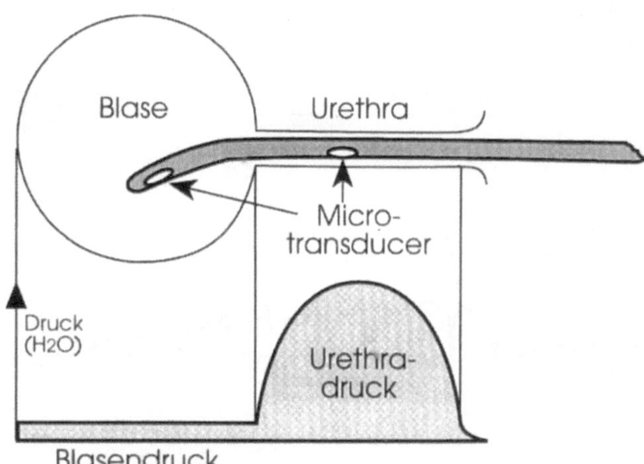



**Abb. 4.** Urethrozystometrie. Während der Zystometrie wird die Blase mit isotonischer Kochsalzlösung gefüllt und der intraurethrale und intravesikale Druck gemessen. Zur Messung des Ruhedruckes wird der Mikrotipkatheter durch die Urethra zurückgezogen

dient ein mit Drucksensoren ausgestatteter Katheter (Abb. 4).

In einem ersten Untersuchungsgang wird die Blase kontinuierlich mit isotonischer Kochsalzlösung gefüllt und dabei der Druck in Urethra und Blase gemessen (Zystometrie). Die *Zystometrie* dient der Untersuchung der Blasenspeicherfunktion und damit vor allem der Diagnostik der Dranginkontinenz. Ein verfrühter erster Harndrang (vor 200 ml Füllung), eine erniedrigte Blasenkapazität (unter 350 ml), ein Blasendruckanstieg von $> 2{,}6$ cm $H_2O/100$ ml Füllung und Detrusorkontraktionen sind vereinbar mit einer Dranginkontinenz (Abrams et al. 1990).

Der zweite Teil der Untersuchung, die *Urethrometrie*, dient der Beurteilung der Urethraverschlußfunktion. Beim Ruheprofil wird der Katheter durch die Urethra durchgezogen und dabei der intraurethrale Druck in Ruhe gemessen. Zur Ableitung des Streßprofiles wird der Katheter wiederum kontinuierlich durch die Urethra gezogen, dabei wird aber die Patientin aufgefordert, in regelmäßigen Abständen zu husten. Anhand des Streßprofils lassen sich Hinweise auf eine schlechte abdominale Drucktransmission auf die urethrovesikale Einheit erfassen (Abb. 5). Zudem können wir anhand der Urethrometrie Risikofaktoren erkennen, die das therapeutische Konzept der Harninkontinenz beeinflussen. Dies sind vor allem der tiefe Ruhedruck ($< 20$ cm $H_2O$) und der Quetschhahnmechanismus.

## Uroflow

Die Messung des Urinflusses ermöglicht die Abklärung von Miktionsstörungen. Normwerte sind: Harnflußrate über 15 ml/s, totale Flußzeit $< 20$ s und totales Volumen $> 150$ ml. Die Flowmessung vermittelt Hinweise auf Miktionsstörungen wie sie z. B. bei einer Obstruktion der Urethra oder bei Detrusorschwäche vorkommen können.

Simultane Perinealultraschall-, Flow- und Abdominaldruckuntersuchungen haben zum Ziel, präoperativ Frauen mit einem Risikomiktionsverhalten herauszufiltern und damit etwas über die Gefahr von postoperativen Miktionsstörungen aussagen zu können (Schär et al. 1995). Schlechte Flowmeßwerte in Kombination mit fehlender urethraler Relaxation und abdominaler Druckerhöhung sind Hinweise für postoperative Miktionsprobleme. Allerdings gelingt es bis heute nicht, solche Miktionsprobleme mit Sicherheit vorauszusagen. Die unterschiedliche prä- und postoperative Anatomie und die oft unphysiologische Untersuchungssituation, gerade bei der Miktionsuntersuchung, lassen eine aussagekräftige Miktionsuntersuchung in Frage stellen.

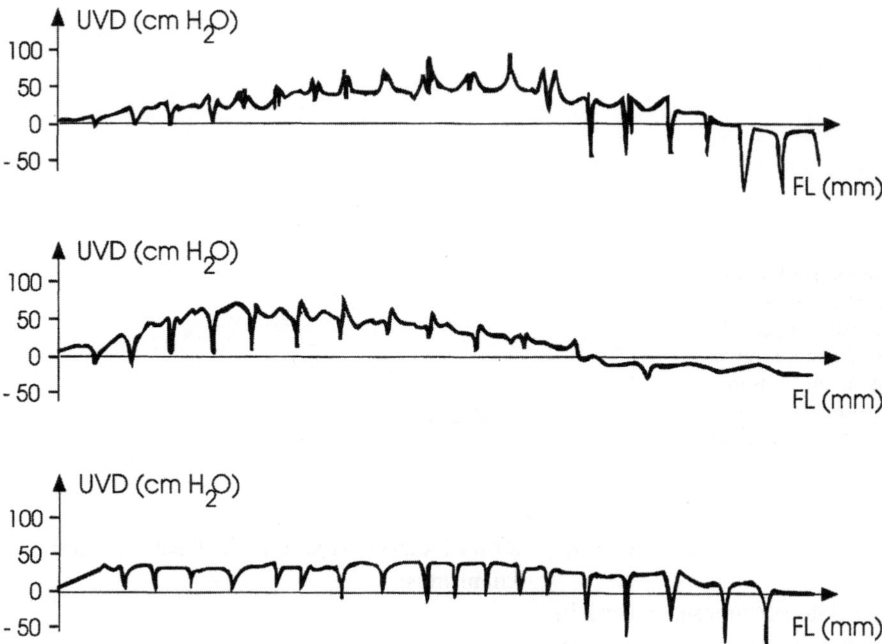



**Abb. 5.** Streßprofil: Der Katheter wird bei der hustenden Patientin durch die Urethra zurückgezogen. Das Verhalten des Urethraverschlußdruckes informiert über die urethrovesikale Drucktransmission. Die 3 Beispiele zeigen das Streßprofil einer kontinenten Frau mit guter Drucktransmission (*oben*), einer streßinkontinenten Frau mit schlechter Drucktransmission, aber gutem Ruhedruck (*Mitte*) und einer Frau mit schwerer Streßinkontinenz, tiefem Ruhedruck und schlechter Drucktransmission (*unten*)

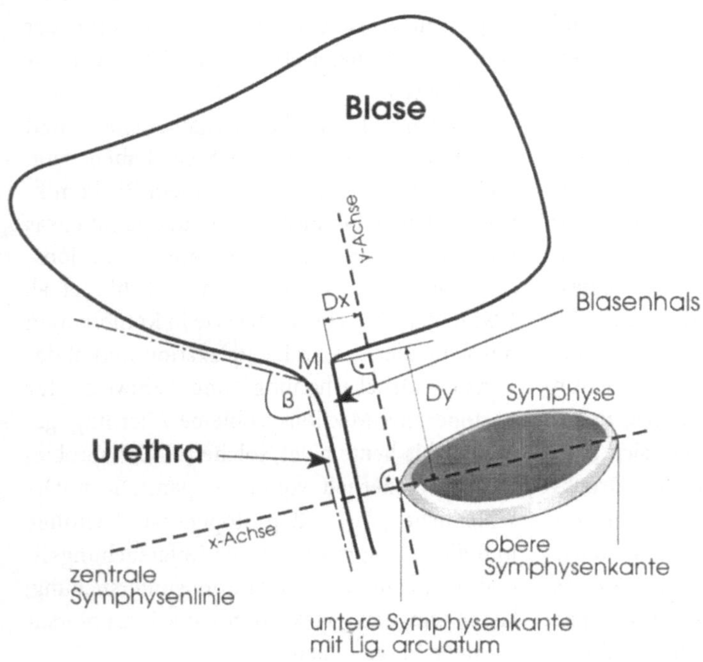



**Abb. 6.** Auswertung des Perinealultraschallbildes entsprechend den Empfehlungen der Arbeitsgemeinschaft Urogynäkologie

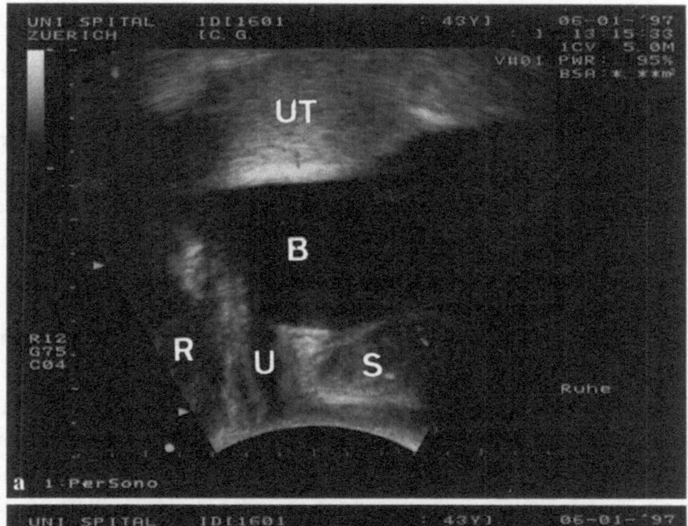

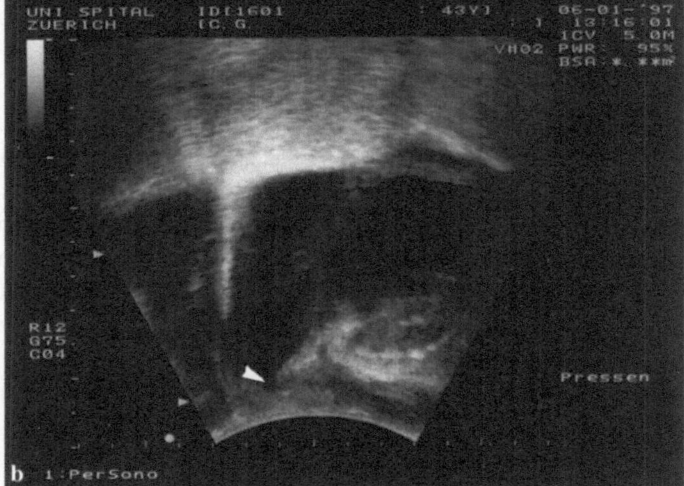

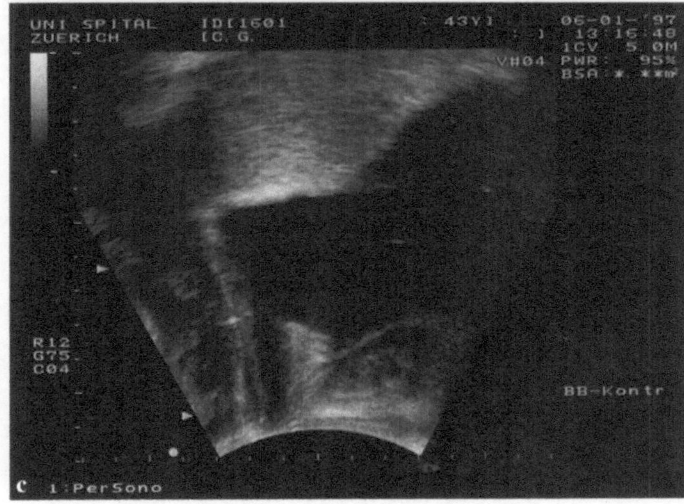

**Abb. 7a–c.** Perinealultraschallbilder einer streßinkontinenten Patientin in 3 Funktionszuständen. **a** Ruhebild; *B* Blase, *U* Urethra, *S* Symphyse, *UT* Uterus, *R* Rektum. **b** Preßbild; Urethra und Blasenboden deszendieren deutlich, und die proximale Urethra weist einen feinen Trichter auf (*Pfeil*). **c** Bei der Beckenbodenkontraktion werden Blase und Blasenhals wieder eleviert

## Morphologische Diagnostik

Zur morphologischen Diagnostik gehören die Perinealsonographie und die Urethrozystoskopie. Die Perinealsonographie hat an vielen Orten das laterale Urethrozystogramm abgelöst. Das Ziel der morphologischen Diagnostik ist es, die Anatomie von Harnblase, Urethra, Vagina und Rektum darzustellen. In Ruhe, beim Pressen und bei der Beckenbodenkontraktion beurteilen wir die Lage der Harnröhre und der Blase und suchen nach einer Trichterbildung des Blasenhalses. Zur Quantifizierung der Lage des Meatus internus verwenden wir die auch von der Arbeitsgemeinschaft Urogynäkologie empfohlene Auswertungsmethode (Arbeitsgemeinschaft Urogynäkologie 1995; Schär et al. 1995). Dabei messen wir die Lage des Meatus internus anhand eines Koordinatensystemes aus, dessen Abszisse durch die zentrale Symphysenlinie und dessen Ordinate durch eine Senkrechte darauf, auf Höhe der unteren Symphysenkante, begrenzt durch das Lig. arcuatum, gebildet wird (Abb. 6). Gemessen wird auch der retrovesikale Winkel β. Charakteristische Befunde bei der Streßinkontinenz sind Trichterbildung und Verkürzung der Urethra und ein übermäßig mobiler Meatus internus (Abb. 7).

Der Einsatz von Ultraschallkontrastmittel ermöglicht bei erschwerter oder unmöglicher Darstellung des Blasenhalstrichters dessen zuverlässigen Nachweis (Abb. 8) (Schär et al. 1995).

Indikation zur Urethrozystoskopie im Rahmen der Harninkontinenz ist vor allem die Drangsymptomatik. Dabei gilt es, die symptomatischen blasenbedingten Formen zu erfassen, d. h. Entzündungen, Fremdkörper, Tumoren oder Urethraobstruktionen zu finden.

## Gesamtbeurteilung

Die Zusammenfassung der Befunde und Beurteilung der Gesamtsituation mit Abgabe der Therapieempfehlungen ist die Hauptaufgabe der Abklärung. Entsprechend den vor der Abklärung gestellten Fragen soll darauf eingegangen werden, ob die Diagnose stimmt und in welche Richtung die Therapie gehen sollte. Vor geplanten Operationen zur Korrektur von Streßinkontinenz und Deszensus werden Aussagen zum zu wählenden Operationstyp gemacht und zu möglichen Risiken wie eingeschränkte Blasenhalsmobilität nach Voroperationen, Wahrscheinlichkeit von postoperativen Miktionsbeschwerden, larvierte Streßinkontinenz, Rezidivgefahr, postoperative Urge-Inkontinenz und Rektoenterozelen Stellung bezogen.

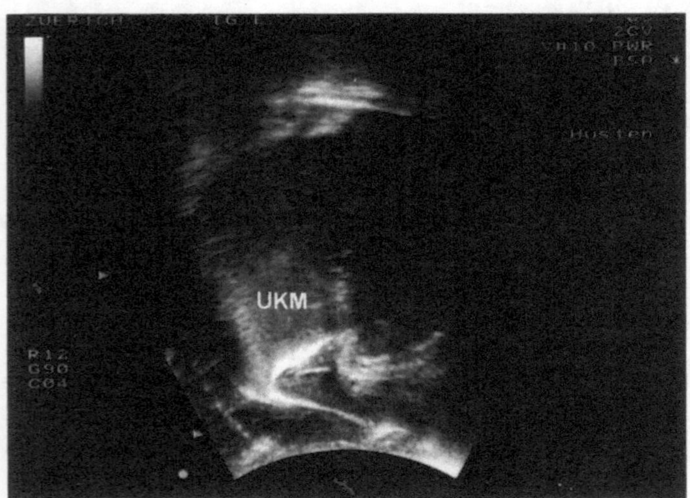


**Abb. 8.** Anwendung von Ultraschallkontrastmittel (UKM) zur besseren Darstellung des Blasenhalstrichters. Die Galaktoselösung (Echovist) liegt bei der stehenden Frau im Bereiche des Blasenbodens und des Meatus internus urethrae und wird bei Husten oder Pressen durch die Urethra gedrückt, womit sich letztere einwandfrei darstellen läßt. Damit ist sich der funktionell-morphologische Vorgang bei einer Streßinkontinenzsituation nachvollziehbar

## Literatur


Abrams P, Blaivas JG, Stanton SL, Andersen JT (1990) The standardization of terminology of lower urinary tract function recommended by the International Continence Society. Int Urogynecol J 1:45–58

Arbeitsgemeinschaft Urogynäkologie, Schüssler B, Eberhard J, Kölbl H et al. (1993) Empfehlungen der Arbeitsgemeinschaft Urogynäkologie zu urogynäkologischer Diagnostik und Therapie. Gynäkol Geburtshilfl Rundschau 33:193–196

Arbeitsgemeinschaft Urogynäkologie, Schär G, Kölbl H, Voigt R et al. (1996) Empfehlungen zur Sonographie des unteren Harntraktes im Rahmen der Urogynäkologischen Funktionsdiagnostik. Frauenarzt 2:220–225

Schär GN, Koechli OR, Schuessler B, Haller U (1995) Simultaneous perineal ultrasound and urodynamic assessment of female urinary incontinence: initial observations. Int Urogynecol J 6:168–174

Schär GN, Koechli OR, Schuessler B, Haller U (1995) Perineal ultrasound for evaluating the bladder neck in urinary streß incontinence. Obstet Gynecol 85:220–224

Schär GN, Koechli OR, Schuessler B, Haller U (1995) Improvement of perineal sonographic bladder neck imaging with ultrasound contrast medium. Obstet Gynecol 86:950–954

# Aktuelle diagnostische Möglichkeiten bei geburtsbedingter analer Inkontinenz

H. B. G. Franz, G. Stuhldreier, M. Müller-Schimpfle und A. Wiesner

> **MERKE:**
>
> 1. Einschränkungen der analen Kontinenzfunktion nach vaginaler Entbindung lassen sich bei gezielter Nachfrage häufiger als bisher vermutet feststellen.
>
> 2. Auch ohne offensichtliche Läsion der analen Sphinktermuskulatur unter der Geburt (d.h. Dammriß Grad III/IV) können okkulte Rupturen des M. sphincter ani externus und/oder internus auftreten.
>
> 3. Als bildgebende Verfahren sind die endoanale und endovaginale Ultraschalldarstellung der analen Sphinktermuskulatur einfach und kostengünstig durchführbar.
>
> 4. Die hochauflösende NMR-Darstellung des analen Sphinkterapparates mit einer intravaginalen Oberflächenspule wird derzeitig wissenschaftlich eingesetzt.

Einschränkungen der analen Kontinenzfunktion nach vaginalen Entbindungen, insbesondere nach vaginal-operativen Entbindungen, lassen sich bei gezielter Nachfrage häufiger als bisher vermutet feststellen. Zahlreiche Frauen verknüpfen den Beginn ihrer Kontinenzprobleme mit einer Schwangerschaft und Geburt und berichten, daß sie eine verminderte Kontraktionsfähigkeit des Beckenbodens nach der Geburt bemerkt haben. Sultan et al. (1993) konnten zeigen, daß vor allem bei Erstgebärenden während der Entbindung in bis zu 30% der Fälle eine Verletzung des analen Sphinkterapparates auftritt. Dabei blieben die Läsionen des M. sphincter ani externus und internus meist unbemerkt und konnten erst durch anale Endosonographie sichtbar gemacht werden.

Zur Abklärung analer Kontinenzprobleme ist die anale Endosonographie in den letzten Jahren zum bildgebenden Verfahren der Wahl geworden. Narbenbildungen, Dehiszenzen und Fistelbildungen im Bereich des analen Kontinenzorganes lassen sich ohne großen Zeitaufwand und ohne wesentliche Belastung für die Patientin darstellen.

Eine Weiterentwicklung der normalen endoanalen Ultraschalluntersuchung ist die dreidimensionale Rekonstruktion der axialen endosonographischen Befunde der muskulären Verhältnisse im Bereich des analen Sphinkterapparates und des Beckenbodens (Stuhldreier et al. 1995).

Nach vorausgehender digitaler Untersuchung wird die Ultraschallsonde vorsichtig in das Anorektum eingebracht (Abb. 1). Zur besseren akustischen Ankoppelung wird das Rektum über die Untersuchungssonde mit angewärmter Kochsalzlösung teilweise gefüllt. Mit Hilfe einer Rückzugsmaschine erfolgt dann ein gerader Rückzug des konstant rotierenden Schallkopfes. Die Rückzugszeit beträgt 20–40 s, dabei werden die Ultraschallbilder kontinuierlich auf-

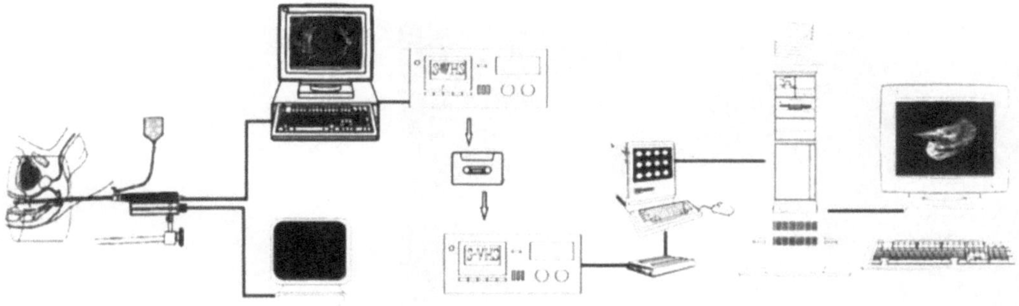

**Abb. 1.** Schematische Darstellung von Untersuchung und Aufzeichnung (*linker Bildabschnitt*) sowie Rekonstruktion und Bildverarbeitung (*rechter Bildab-* *schnitt*) bei der dreidimensionalen sonographischen Rekonstruktion des Anorektums

gezeichnet. Später werden mit einer Digitalisierungskarte und einem PC aus den Aufzeichnungen digitale Bilder erzeugt und dann in einen Graphikcomputer eingelesen. Mit Hilfe einer Rekonstruktionsplattform („Tübinger MED-Station") können dann dreidimensionale Informationen durch die Rekonstruktion frei definierbarer Ebenen gewonnen werden.

**Fallbeipiel** (Abb. 2): Bei der Patientin HB (40 Jahre) war in einem auswärtigen Krankenhaus bei einer Forzepsentbindung zusätzlich zu einer mediolateralen Episiotomie unbemerkt eine Verletzung der analen Sphinktermuskulatur

aufgetreten. Auf Grund analer Kontinenzprobleme erfolgte die sekundäre Rekonstruktion des analen Sphinkters durch einen Chirurgen. Wegen fortbestehender Beschwerden (Flatusinkontinenz, fäkale Urge-Symptomatik) wurde eine erweiterte Diagnostik des Beckenbodens und insbesondere der Mm. sphincter ani externus und internus durchgeführt. Das konventionelle Ultraschallbild und die dreidimensionale Rekonstrukion des M. sphincter ani internus sind in den Abb. 3 und 4 dargestellt. Deutlich wird der langstreckige muskuläre Defekt des M. sphincter ani externus und die gleichzeitig vorhandenen Kontinuitätsunterbrechungen des M. sphincter ani internus.

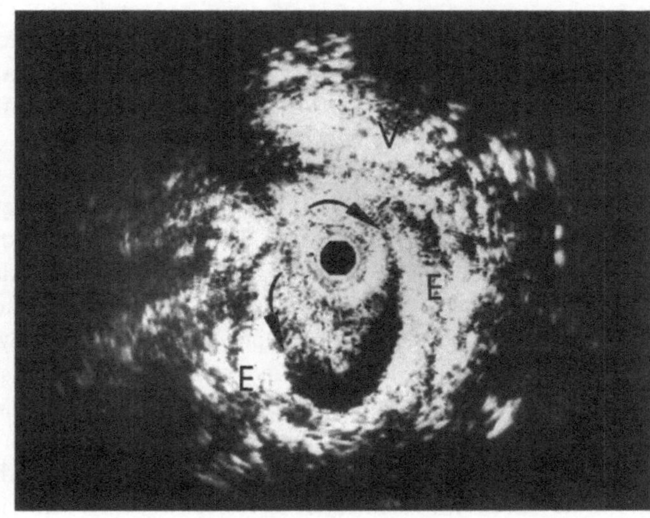


**Abb. 2.** Pat. HB, anale Endosonographie (7,5 MHz) mit Defekt des M. sphincter internus im mittleren Abschnitt des Analkanales nach sekundärer Rekonstruktion eines Sphinkterrisses. Der hyperechogene Defekt im M. sphincter ani internus befindet sich zwischen den *Pfeilen*, der Muskel ist halbmondförmig retrahiert.
Vagina (*V*), M. sphincter ani externus am Übergang zur Puborektalisschlinge (*E*)

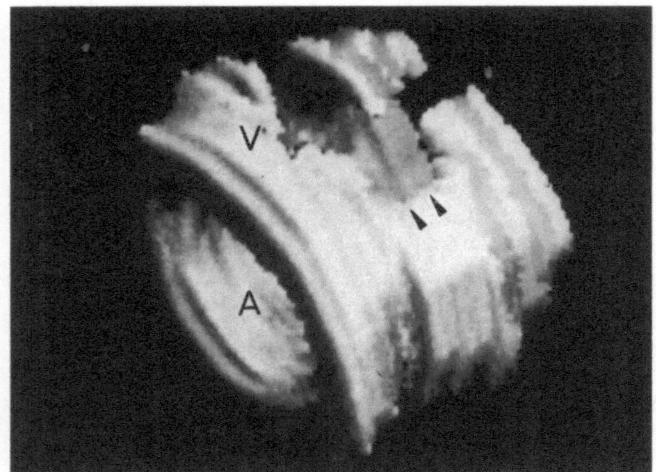

**Abb. 3.** Pat. HB: dreidimensionale sonographische Rekonstruktion des M. sphincter internus. Deutlich sichtbar wird die Ausdehnung des Kontinuitätsdefektes im mittleren Abschnitt des Analkanales (*Pfeilspitzen*). Anus (*A*), ventral (*v*)

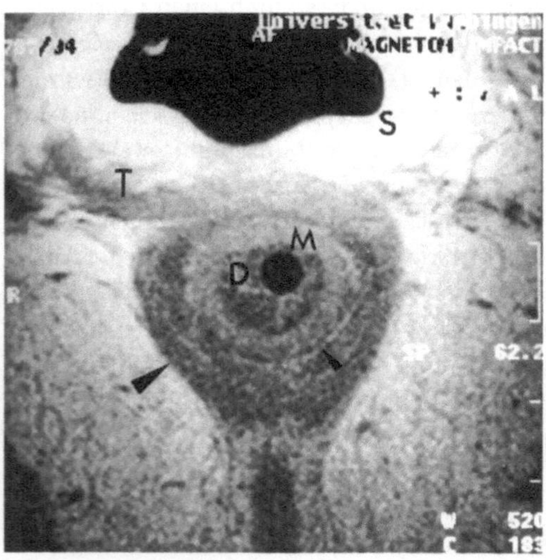

**Abb. 4.** Normalbefund einer 29 Jahre alten Nullipara: protonendichtegewichtetes, parallel zur rektokokzygealen Ebene anguliertes Bild (TSE 2600/17ms). *D* Darmmukosa, *M* Markierungsschlauch, *S* Endovaginalspule, *T* M. transversus perinei, *große Pfeilspitze* M. sphincter ani externus, *kleine Pfeilspitze* zirkulärer M. sphincter ani internus

Bisher war die anale Endosonographie der konventionellen Magnetresonanztomographie (MRT) mit einer Ganzkörperspule deutlich überlegen (Schäfer et al. 1994). Durch die Verwendung von endoluminalen Oberflächenspulen konnte jedoch eine deutlich verbesserte Auf-

lösung der analen Sphinkterstrukturen erreicht werden (DeSouza et al. 1995; Müller-Schimpfle et al. 1995). An der Universität Tübingen wird zur hochauflösenden Darstellung des analen Sphinkterapparates eine Prostataspule der Firma Medrad (Pittsburgh, USA) intravaginal plaziert (Müller-Schimpfle et al. 1995). Durch die exzellente Differenzierung der einzelnen Weichteilgewebe und die Möglichkeit der primär multiplanaren Abbildung der verschiedenen Muskelabschnitte lassen sich die anatomischen Strukturen der Mm. ani externus und internus, des M. levator ani und die Darmmukosa voneinander unterscheiden (Abb. 4 und 5). Außerdem lassen sich ohne weiteres anatomische Veränderungen im Sinne einer Hypertrophie oder Atrophie der Sphinktermuskulatur darstellen (Abb. 6).

**Fallbeispiel** (Abb. 5): Bei der Patientin S (26 Jahre) erfolgte die erste Entbindung durch Vakuumextraktion mit kompletter Perineotomie. Postpartal klagte die Patientin über eine störende Flatusinkontinenz und eine ausgeprägte fäkale Urge-Symptomatik. Im Rahmen der Abklärung des muskulären Sphinkterapparates wurde eine MRI-Untersuchung mit einer intravaginalen Oberflächenspule durchgeführt. Deutlich sichtbar wurden Gewebeirregularitäten im anterioren Bereich des Sphinkterappara-

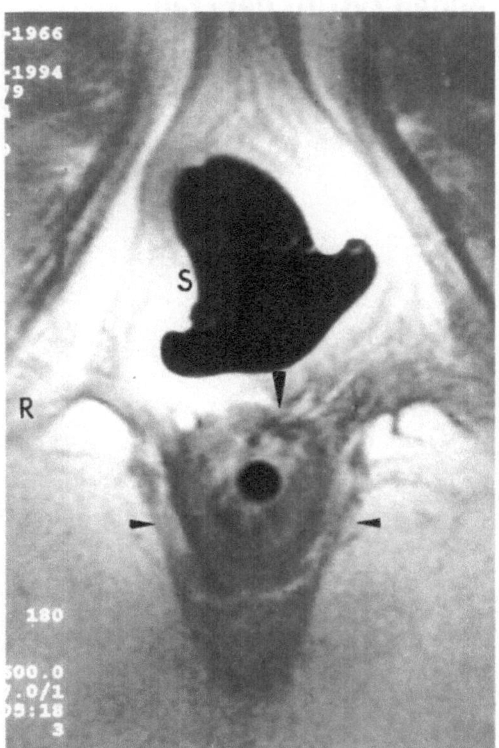

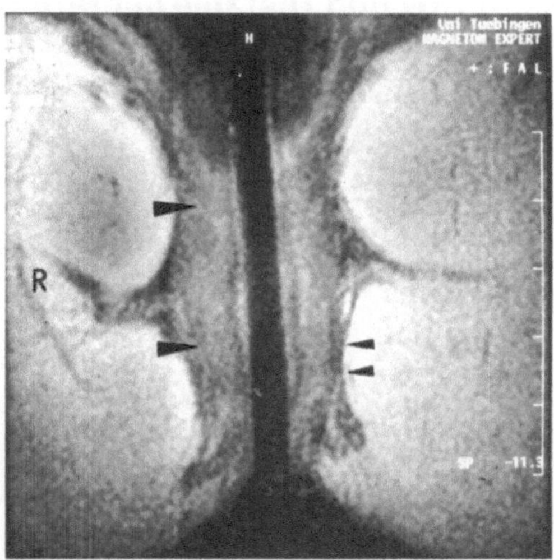

**Abb. 6.** Pat. R: Flatusinkontinenz und fäkale Urge-Symptomatik nach Dammriß Grad 3, Atrophie des M. sphincter ani externus (*kleine Pfeispitzen*) und unauffälliger M. sphincter ani internus (*große Pfeilspitzen*). Protonengewichtetes, koronares MRT-Bild (TSE 2200/17 ms)

**Abb. 5.** Pat. S: Zustand nach Vakuumextraktion mit kompletter Perineotomie; deutliche Gewebeirregularitäten im anterioren Sphinkteranteil (*große Pfeilspitze*) und Atrophie des umgebenden M. spincter ani externus (*kleine Pfeilspitzen*). Protonendichtegewichtetes, parallel zur rektokokzygealen Ebene anguliertes MRT-Bild (TSE 2600/17 ms). (S Endovaginalspule)

tes, d. h. die glatte Muskulatur des M. sphincter internus zeigte einen Kontinuitätsverlust und die quergestreifte Muskulatur des M. sphincter externus wies eine ausgeprägte Narbenbildung auf und war atrophisch verändert.

Gerade in der heutigen Zeit mit der Notwendigkeit der Kosteneinsparung ist es die Frage, ob mit der MRT eine zeit- und kostenintensive Untersuchung eingesetzt werden sollte. Dies gilt sicherlich auch – mit Einschränkungen – für die dreidimensionale Rekonstruktion endosonographischer Befunde. Beide Methoden bieten jedoch zukünftig die Möglichkeit, bei ausgewählten Patientinnen – hier insbesondere bei

Patientinnen mit wiederholten anorektalen operativen Eingriffen – die Art vorhandener Defekte besser zu verstehen und die richtige Wahl zwischen verschiedenen Behandlungsmöglichkeiten zu treffen.

## *Literatur*

DeSouza NM, Kmiot WA, Puni R, Hall AS, Burl M, Bartram CI, Bydder GM (1995) High resolution magnetic resonance imaging of the anal sphincter using an internal coil. GUT 37:284–287

Müller-Schimpfle M, Franz H, Lobinger B, Claussen CD (1995) Hochauflösende Magnetresonanztomographie des Analsphinkters mit einer intravaginalen Oberflächenspule. Fortschr Röntgenstr 162:478–481

Schäfer A, Enck P, Fürst G, Kahn T, Frieling T, Lübke HJ (1994) Anatomy of the anal sphincters. Comparison of anal endosonography to magnetic resonance imaging. Dis Colon Rectum 37:777–781

Stuhldreier G, Schweizer P, Kirschner H-J, Fleiter T, Grunert T (1995) Dreidimensionale Endosonographie des Rektums. Coloproctology 17:1–5

Sultan AH, Kamm MA, Hudson CN, Thomas JM, Batram CI (1993) Anal-Sphinkter disruption during vaginal delivery. N Engl J Med 329:1905–11

# Diagnostik und Therapie der rezidivierenden Zystitis der Frau

W. Vahlensieck

**MERKE:**

1. Zur Erkennung ursächlicher, sanierbarer Risikofaktoren und aus ökonomischen Gründen sollte eine Stufendiagnostik erfolgen.

2. An erster Stelle stehen hier neben der Mikrobiologie Sonographie, Uroflowmetrie und Miktionszysturethrographie (MCU).

3. Die Akuttherapie der unkomplizierten Zystitis besteht aus einer Einmaldosis (Gyrasehemmer, Fosfomycin-Trometamol) oder einer Medikation über 3 Tage (Cotrimoxazol, Trimethoprim).

4. Bei komplizierter Zystitis (Postmenopause, andere Risikofaktoren) sollten die Substanzen unter 3. = 5–7 Tage verabreicht werden.

5. Bei der Rezidivprophylaxe steht eine Beratung der Patientin über subjektives Fehlverhalten an erster Stelle.

6. Niedrig dosierte Antibiotika, das Scheidenmilieu verändernde Substanzen oder Immunmodulatoren reduzieren während der Rezidivprophylaxe die Infekthäufigkeit deutlich.

7. Verlaufsdaten nach Beendigung der jeweiligen Langzeitprophylaxe fehlen weitestgehend.

## Einleitung (Tabelle 1)

Mehr als 80% aller Patienten mit Zystitis sind Frauen. Nach einem ersten Gipfel im Säuglingsalter erfolgt ab der Pubertät ein kontinuierlicher Anstieg, bis im Senium Prävalenzraten bis zu 50% erreicht werden. Die Inzidenz kann bis zu 6,5% betragen (Übersicht bei Vahlensieck u. Schander 1986; Vahlensieck u. Hofstetter 1993).

Entscheidend für die Wahl eines geeigneten Antibiotikums und die Therapiedauer ist das Erfassen von Risikofaktoren (vorangegangene Infektionen, Streßinkontinenz, Niereninsuffizienz, Schwangerschaft, Allergien). Wichtig ist es abzuklären, ob es sich um eine symptomatische oder asymptomatische Infektion handelt und ob eine Erstinfektion, ein Rezidiv oder eine persistierende Infektion vorliegt. Ist die Entstehung spontan oder iatrogen? Von Bedeutung für Diagnostik und Therapie ist auch, ob es sich um ambulante oder stationäre Patienten handelt. Entscheidend für die Therapie ist die klinische Eingruppierung der Infektion in die Kategorien komplizierte, unkomplizierte oder spezifische HWI, die sich anhand der Ergebnisse der Anamneseerhebung und Diagnostik vornehmen läßt (s. Tabelle 1).

**Tabelle 1.** Einteilung von Harnwegsinfektionen

| Unkompliziert (keine die Spontanheilung behindernde Faktoren) | Kompliziert (mindestens ein die Spontanheilung behindernder Faktor) | Spezifisch (erregertypische Histologie der Entzündung) |
|---|---|---|
| Asymptomatisch (asymptomatisch, $\geq 10^5$ Keime/ml, Pyurie) | Signifikante Kolonisation (asymptomatisch, $\geq 10^5$ Keime/ml, keine Pyurie) | Symptomatische Abakteriurie (typische Symptome ohne Erregernachweis) |

Unkomplizierte Harnwegsinfektionen unterteilen sich in unkomplizierte Zystitiden und unkomplizierte Pyelonephritiden. Voraussetzung für die Diagnose *unkomplizierte Zystitis* ist der Ausschluß einer morphologischen oder funktionellen Harntraktobstruktion, z. B. bei Schwangerschaft oder gynäkologischem Malignom, oder eines für das Bakterienüberleben geeigneten Habitates, wie z. B. eines Harnsteines oder eines Tumors. Immundefekte und Stoffwechselstörungen wie z. B. Diabetes sind bei unkomplizierten Zystitiden ebenfalls auszuschließen.

Die Erreger bei *komplizierten Zystitiden* sind häufig ungewöhnlich (z. B. Pseudomonas) und multiresistent. Bei therapieresistenten Infektionen ist auch an spezifische Erreger wie Mykobakterien, Parasiten oder Pilze als Ursache zu denken.

Auszuschließen sind auch die Patienten mit einer „symptomatischen Abakteriurie", d. h. Patienten, die typische Symptome einer Harnwegsinfektion aus anderen Gründen aufweisen (s. Tabelle 2) (Nygaard u. Kreder 1995). Die Patientinnen mit erhöhtem Risiko (Rezidive, Komplikationen) sollten dabei vom Urologen mit abgeklärt werden.

**Tabelle 2.** Ursachen der symptomatischen Abakteriurie. [Nach Nygaard u. Kreder (1995)]

- Hormone: Danazol, Leuprolid-Azetat, Stanazol
- Endometriose, interstitielle Zystitis, Radiatio, Tumoren, Fremdkörper, Steine
- Chemikalien: 2-Acetylaminofluoren, 4-Aminodiphenyl, Cantharidin, Dichlorbenzidin, Diphenylamin, Kokereiabgase, Naphtylamin, Zinn
- NSAR: Acetylsalicylsäure, Diclofenac, Ibuprofen, Indomethacin, Ketoprofen, Naproxen, Piroxicam, Tiaprotensäure, Ketorolac, Mefanaminsäure
- Chemotherapeutika: Cyclophosphamid, Doxorubicin, Ifosfamid, Mitomycin C, Thiotepa
- Mykoplasmen, Chlamydien
- Tuberkulose
- Viren: Herpes, HTLV-1, CMV, Adeno
- Toxoplasma gondii
- Anaerobier
- Enterobacteriaceae in geringer Keimzahl

## Diagnostik (Tabelle 3)

Bei jeder Zystitis sollte eine Sicherung der Diagnose durch einen *Urinstatus* (Teststreifen und Sediment) und – bei Rezidiven, Erregerpersistenz, V. a. Nierenbeteiligung oder komplizierenden Faktoren – eine Urinkultur erfolgen. Dazu eignet sich bei der Frau der Mittelstrahlurin bzw. bei Verdacht auf Kontamination der Katheterurin. Bei mehrfach unklaren Befunden sollte eine Untersuchung des Harnblasenpunktionsurins erfolgen. Außerdem muß durch *Sonographie* eine erste Orientierung über den

**Tabelle 3.** Diagnostik bei Harnwegsinfektionen

| Obligat | Fakultativ |
|---|---|
| • *Erste Infektion*<br>  – Urinkultur<br>  – Sonographie von Harnblase, Restharn und Nieren | Urographie<br>Zystoskopie<br>Urodynamik<br>CT<br>Kernspin |
| • *Rezidive*<br>  – Abstriche (Urethra, Vagina, Zervix, Rektum)<br>  – Labor (Uroflowmetrie, Miktionszystographie) | Angiographie<br>Clearance |

Charakter der Infektion (kompliziert – unkompliziert) erfolgen.

Bei mehr als 3 Rezidiven pro Jahr müssen komplizierende Faktoren durch obligate diagnostische Verfahren ausgeschlossen werden. Dabei müssen mittels Urethral- und Vaginalabstrichen Pilzinfektionen und eine Urethritis, die begünstigend für Zystitiden wirken können, ausgeschlossen werden.

Ein *laborchemisches Grundprogramm* mit BSG, Blutbild, Nierenwerten, Elektrolyten, Leberwerten, Gerinnungswerten und Blutzucker weist manifeste Störungen der renalen Entgiftungsfunktion, chronisch-entzündliche Veränderungen und begleitende Stoffwechselstörungen nach.

Die *Zystographie* bei Füllung und bei Miktion (Miktionszysturethrographie, MCU) wird in posteroanteriorem und schrägem oder lateralem Strahlengang durchgeführt. Sie ermöglicht eine morphologische und funktionelle Beurteilung des unteren ableitenden Harntrakts und kann einen aetiologisch bedeutsamen vesikorenalen Reflux nachweisen bzw. ausschließen.

Komplettiert wird das obligatorische Untersuchungsprogramm durch die *Uroflowmetrie* (FLOW), die ebenfalls wichtige Hinweise auf eine Miktionsstörung als Ursache der Zystitisrezidive geben kann.

Ansonsten fakultative Untersuchungen werden gelegentlich obligat. So müssen beim Erwachsenen *Ausscheidungsurographie* und *Urethrozystoskopie* nur bei pathologischen Befunden im obligatorischen Programm wie z. B. persistierende Mikrohämaturie nach antibiotischer Therapie mit Tumorverdacht, Reflux beim MCU oder Narben bei der Nierensonographie durchgeführt werden. Die Urodynamik klärt bei MCU und FLOW festgestellte Harnblasenentleerungsstörungen weiter ab. *CT*, *MRT* und *Angiographie* werden bei gezielten Fragestellungen wie der Differentialdiagnose Nierentumor/herdförmige Nierenentzündung oder zur Abszeßsicherung eingesetzt. Eine Isotopenclearance, ggf. mit Furosemidbegleitmedikation, ermöglicht eine Aussage, ob eine von rezidivierenden Infektionen betroffene Niere noch erhalten oder operativ entfernt werden sollte (Vahlensieck 1993; Vahlensieck u. Hofstetter 1993b).

## Antibiotika (Tabelle 4)

Falls die enterale Resorption gewährleistet ist, sollten bei unkomplizierter Zystitis und komplizierter Zystitis ohne Sepsiszeichen primär peroral *bakterizide Antibiotika* eingesetzt werden. Hierzu kommen in erster Linie Cotrimoxazol, Trimethoprim, die modernen Gyrasehemmer, Nitroxolin und Fosfomycin-Trometamol in Frage. Weitere geeignete Substanzen sind Amoxicillin mit und ohne Clavulansäure und orale Cephalosporine. Bei *gravierenden komplizierten Zystitiden* sollte primär intravenös behandelt werden.

Findet sich bei der lokalen *Keimstatistik* der gängigen HWI-Erreger eine Resistenzquote von über 20 %, sollte die betroffene Substanz nicht zur „blinden", „kalkulierten" Therapie von Zystitiden vor dem Vorliegen des definitiven bakteriologischen Befundes eingesetzt werden. Jeder Arzt sollte von Zeit zu Zeit von seinem Mi-

**Tabelle 4.** Antibiotika zur Behandlung von HWI

| Bakterizid | Bakteriostatisch |
|---|---|
| Oral und intravenös: | Oral: |
| Sulfonamide/Trimethoprim | (Nitrofurantoin) |
| Trimethoprim | |
| Penicilline | Oral und intravenös: |
| Gyrasehemmer | Tetrazykline |
| Cephalosporine | (Chloramphenicol) |
| (Makrolide) | |
| (Metronidazol) | |
| | |
| Intravenös: | |
| Aminoglykoside | |
| Imipenem/Cilastin – Meropenem | |
| (Aztreonam) | |
| | |
| Oral: | |
| Fosfomycin/Trometamol | |
| Nitroxolin | |

In Klammern: Reservepräparate.

krobiologen eine solche Keimstatistik erbitten. Wichtig ist die Urinkulturentnahme vor Beginn der Antibiotikatherapie, um ggf. bei resistenten Erregern eine Änderung der Medikation vorzunehmen.

Bei *fehlendem Therapieerfolg* trotz Gabe eines testentsprechenden Antibiotikums ist unter den Aspekten mangelnde Compliance, Resistenzentwicklung oder Resorptionsstörung kurzfristig auf eine intravenöse Applikation umzustellen.

Zu beachten ist, daß während der *Schwangerschaft* Erythromycin, Betalaktamantibiotika, d. h. Amoxicillin oder Cephalosporine bzw. Fosfomycin-Trometamol eingesetzt werden können, ohne daß eine fruchtschädigende Wirkung zu befürchten ist.

Transplantierte sollten keine nephrotoxischen Substanzen erhalten. Außerdem ist auf die jeweiligen Interaktionen mit Cyclosporin A zu achten. Potentiell nephrotoxische Präparate wie z. B. Cotrimoxazol sollten bei Patienten mit bereits vorliegender *Niereninsuffizienz* vermieden werden.

*Reservepräparate*, die oft toxisch sind oder ein nur schmales Spektrum abdecken, sollten nur unter strenger Überwachung bei kulturellem Nachweis ihrer Empfindlichkeit eingesetzt werden, wenn Standardantibiotika nicht zum Einsatz kommen können oder in ihrer Wirkung nicht ausreichend sind (Vahlensieck u. Hofstetter 1993a, 1993b).

## Akute unkomplizierte Zystitis

Bei der unkomplizierten Zystitis der Frau empfiehlt sich eine *Einmaldosistherapie.* Zur Einmaltherapie sollten 1,92 g Cotrimoxazol (2 Tbl. der forte-Form), 100 mg Trimethoprim, 500 mg Ciprofloxacin, 400 mg Fleroxacin, 200 mg Ofloxacin, 800 mg Pefloxacin oder 3 g Fosfomycin-Trometamol eingesetzt werden. Die Erfolgsquoten bei der Einmaltherapie liegen je nach eingesetzter Substanz zwischen 80 und 100 %, wobei Trimethoprim und Cotrimoxazol etwas geringere Erfolgsraten als die Gyrasehemmer und

Fosfomycin aufweisen. Amoxicillin, Cephalosporine und Nitrofurantoin sind bei einer Einmaldosisbehandlung weniger erfolgreich und sollten, wenn überhaupt, bei der unkomplizierten Zystitis 3 Tage eingesetzt werden. Bei bekannten Risikofaktoren (s. unten) sollte eine Therapie über 5 Tage durchgeführt werden.

Tritt nach Behandlung mit nur einer Dosis trotz empfindlicher Erreger ein therapeutischer Mißerfolg auf, muß neben *mangelnder Compliance* nach *komplizierenden Faktoren* und einer *Nierenbeteiligung* der HWI gesucht werden. Das heißt, die Einmaldosistherapie ermöglicht neben dem Therapieerfolg auch eine diagnostische Aussage, ob die Zystitis tatsächlich unkompliziert oder auf die Harnblase beschränkt ist oder nicht. Ein Mißerfolg ist außerdem bei *vorausgegangenen HWI, Verhütung mit Vaginalpessaren und spermiziden Substanzen* sowie einer *hohen Keimzahl* ($>10^6$/ml) zu erwarten. In der *Postmenopause* sind die Ergebnisse der Einmaldosistherapie schlechter als bei menstruierenden Frauen. Sie entsprechen aber den Erfolgen von Antibiotikastudien mit längerer Einnahmedauer bei dieser Patientinnengruppe.

Der *Selektionsdruck* auf die periurethrale, vaginale und intestinale Bakterienflora ist bei Einmaldosistherapie geringer als bei längeren Therapieschemata. Die Einmaldosistherapie ist *sehr preiswert*, wenn die Medikamente in entsprechend kleinen Packungen verkauft werden. Es treten weniger *Neben*wirkungen auf (Norby 1990; Sachse 1984; Vahlensieck u. Hofstetter 1993a, 1993b).

## Akute komplizierte Zystitis

Falls bei der akuten komplizierten Zystitis, z.B. bei Harnblasenentleerungsstörungen oder Dauerkatheterträgerinnen, keine Sepsiszeichen und kein ausgeprägtes Krankheitsgefühl vorliegen, können über 5–10 Tage dieselben Substanzen wie bei der unkomplizierten Zystitis eingesetzt werden.

Komplizierte Zystitiden sollten bei den selten auftretenden gravierenden Fällen stationär i.v.

mit Cotrimoxazol, einem modernen Gyrasehemmer, Cephalosporinen, Penicillinen zusammen mit Laktamaseinhibitoren oder – bei sehr schweren Verläufen – mit der Kombination aus einem Cephalosporin (2. oder 3. Generation) und einem Aminoglykosid oder einem Carbapenem (Imipenem/Cilastin, Meropenem) behandelt werden (Vahlensieck u. Hofstetter 1993a, 1993b).

## Prophylaxe von Zystitiden

Vor Einleitung einer medikamentösen Prophylaxe rezidivierender HWI ( ≥ 3/Jahr) sollte nach erfolgreicher Behandlung des letzten Rezidivs und sorgfältiger urologischer Durchuntersuchung die Beratung der Patientin über *allgemeine Maßnahmen zur Vorbeugung erfolgen* (Vahlensieck et al. 1994) (s. Abb. 1).

Seit ca. vierzig Jahren ist die *niedrig dosierte Antibiotikaprophylaxe* bei Harnwegsinfektionen eingeführt. Dabei wird die lange nächtliche Urinspeicherphase durch wirksame Antibiotikaspiegel im Urin überbrückt. In den Harntrakt eingedrungene Erreger haben so keine Möglichkeit, die lange Harnverweilzeit in der Blase zur Vermehrung auszunutzen. Außerdem treten bei einigen Antibiotika wie z.B. Trimethoprim als weitere Wirkprinzipien eine Verringerung der vaginalen bakteriellen Besiedlung und der fakultativ pathogenen Darmflora auf. In kontrollierten Studien haben sich vor allem Nitrofurantoin und die Kombinationen aus Trimethoprim und Sulfonamid oder Trimethoprim als Monosubstanz bewährt. Als Dosis wird ein halbes Jahr lang täglich abends nach der letzten Miktion ein Viertel bis ein Achtel der therapeutischen Dosis bei manifester HWI eingesetzt (50 mg Nitrofurantoin, 50 mg Trimethoprim, 0,48 mg Cotrimoxazol). Gyrasehemmer (200 mg Norfloxacin, 100 mg Ciprofloxacin oder Ofloxacin), Nitroxolin (3 × 250 mg) und in der Blase Formalin freisetzende Desinfektionsmittel (Methenaminhippurat, Methenaminmandelat) sind als Reservepräparate anzusehen. Tetrazykline, Penicilline und Oralcephalo-

sporine sind aufgrund geringer Urinausscheidung, hoher primärer Resistenzquote oder verstärkter Resistenzinduktion für diese Indikation nicht geeignet.

Kontrollierte Studien mit der *Selbstbehandlung bei Symptomen* oder der *postkoitalen Einmalantibiotikagabe* haben einen ähnlich hohen Antibiotikaverbrauch und Nebenwirkungen wie beim Standardschema ergeben und sind mögliche Alternativen, insbesondere bei kooperativen und ausreichend intelligenten Patientinnen. Eine *Antibiotikagabe nur alle 2 Tage oder 2mal pro Woche, eine 3wöchige Prophylaxe mit der vollen Therapiedosis oder eine Selbstbehandlung der Patienten bei von diesen selbst ausgewerteten pathologischem Urinteststreifenbefund* sind in ihrer Wirksamkeit noch nicht hinreichend belegt (Breithaupt 1987; Sachse 1984; Vahlensieck u. Hofstetter 1993a, 1993b).

In eigenen, prospektiv randomisierten Studien an insgesamt 206 Patienten über jeweils ein halbes Jahr konnte die Infektionshäufigkeit bei Gabe von Trimethoprim, Cotetroxazin, Norfloxacin oder Nitrofurantoin von ≥ 13,00 auf 0,12–1,08 pro Patientenjahr, d.h. um den Faktor 3–25 gesenkt werden. Dabei sind resistente Erreger und eine mangelnde Compliance Ursachen der Durchbruchsinfektionen (Abb. 2) (Vahlensieck u. Westenfelder 1992, Westenfelder et al. 1987a, 1987b).

Eine tatsächliche Antibiotikaeinnahme durch den Patienten kann dabei objektiv nur mittels eines kommerziell erhältlichen Bakteriensporen-Teststreifens (Urotest AB, Fa. Merck Darmstadt) überprüft werden. Nach Befeuchten des Teststreifens mit antibiotikahaltigem Urin ändert sich die Teststreifenfarbe nach Bebrütung nicht, da die Bacillus-subtilis-Sporen nicht auskeimen. Falls kein Antibiotikum im Harn vorliegt, keimen die Sporen aus und verändern den vormals weißen Farbstoff zu einem blauen Formazanfarbstoff. Da die Teststreifen nach dem Befeuchten mehrere Tage bei Zimmertemperatur lagerbar sind, ist auch ein Postversand zur wöchentlichen Complianceüberprüfung möglich. Bei Substanzen mit kurzer Halbwertszeit wie z.B. Nitrofurantoin ist die Teststreifenbe-

Liebe Patientin!

Sie leiden an gehäuften Harnblasenentzündungen. Deshalb empfehlen wir Ihnen, die folgenden Anweisungen genau einzuhalten, damit die Behandlung mit Medikamenten erfolgreich sein kann und keine oder seltener neue Entzündungen auftreten:

1. Wenn Sie keine bekannte Herzerkrankung haben, trinken Sie mindestens 2,5 Liter Flüssigkeit am Tag. Es sollten etwa 1,5 Liter Urin pro Tag ausgeschieden werden.
2. Schützen Sie sich vor Unterkühlung. Nasse Kleidung so schnell wie möglich oder Badeanzüge sofort nach dem Bad wechseln.
3. Keine Intravaginalpessare zur Empfängnisverhütung verwenden.
4. Nach Analverkehr sollte nicht direkt ein vaginaler Geschlechtsverkehr erfolgen.
5. Gehen Sie nach jedem Geschlechtsverkehr innerhalb von 15 Minuten zum Wasserlassen.
6. Bei Harndrang sofort zur Toilette gehen, nicht lange einhalten. Normal ist 4- bis 6maliges Wasserlassen am Tag.
7. Beim Wasserlassen nicht so sehr mit der Bauchmuskulatur pressen, nicht in angespannter Hockstellung Wasser lassen.
8. Wenn Sie einen Reflux (Rückfluß von Urin von der Blase zur Niere) haben, sollten Sie immer 5 Minuten nach dem Wasserlassen ein zweites Mal Wasser lassen.
9. Vermeiden Sie Stuhlverstopfungen, am besten durch reichliches Essen von Obst und Gemüse. Nach dem Stuhlgang von vorne (Scheide) nach hinten (After) abwischen, nie dasselbe Stück Toilettenpapier zweimal benutzen.
10. Täglich frische, weite Baumwollunterwäsche tragen. Keine Kunststoffunterwäsche.
11. Nicht übertrieben häufig den Intimbereich mit Seife waschen und keine Desinfektionsmittel, Intimsprays oder Bidets verwenden, damit der Säureschutzmantel der Haut nicht angegriffen wird. Am besten hautschonende Flüssigseife verwenden. Bei Gebrauch von Waschlappen täglicher Wechsel. Keine Gemeinschaftshandtücher. Spezielles Handtuch für den Intimbereich.
12. Vermeiden Sie beim Wannenbad Schaumbäder oder Badeölzusätze, da diese Zusätze die Harnröhre reizen können.
13. Alle Männer sollten täglich den Penis bis zur Kranzfurche der Eichel reinigen. Partner von Patientinnen mit häufig wiederkehrenden Harnblasenentzündungen und Vorhautverengung oder häufigen Eichelentzündungen sollten sich umgehend beim Urologen zur Behandlung vorstellen.

**Abb. 1.** Allgemeine Prophylaxemaßnahmen bei rezidivierenden Zystitiden. Patienteninformation des Arbeitskreises Infektiologie der Urologen bei Harnwegsinfektionen (Vahlensieck et al. 1994)

feuchtung am Morgen nach der Einnahme wichtig, da ansonsten kein Antibiotikawirkspiegel im Urin vorliegt. Diese Complianceüberprüfung ist im Rahmen von Studien und bei Risikopatienten mit dem Verdacht auf eine mangelhafte Compliance angezeigt.

Unter einer Langzeitprophylaxe ist durchschnittlich während 70% der Zeit mit einer tatsächlichen Einnahme des Medikaments zu rechnen. Bei der Analyse der einzelnen Patienten nahmen 5–21% ihre Antibiotika nie, trotz regelmäßigen Besuchs der Sprechstunde, und nur 26–42% während des ganzen Beobachtungszeitraums ein.

Die Möglichkeit der Complianceüberprüfung erlaubt eine Differenzierung der Miß-

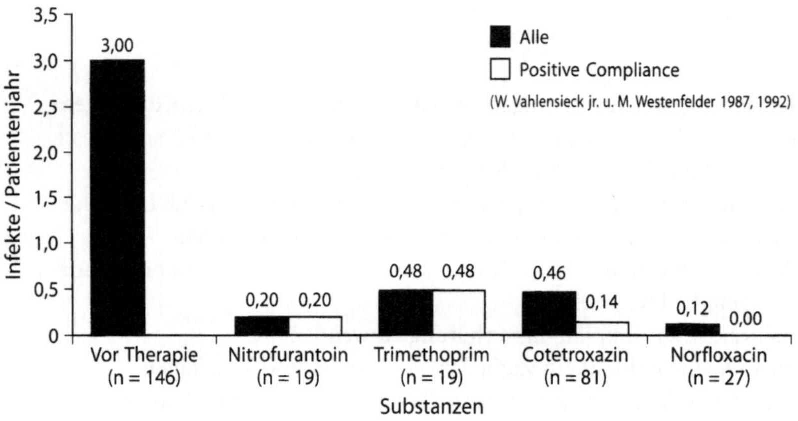



**Abb. 2.** Effektivität der antibiotischen Langzeitprophylaxe

erfolge einer niedrig dosierten antibiotischen Langzeitprophylaxe. Nach den eigenen Untersuchungen sind Complianceprobleme und resistente Erreger für jeweils ca. die Hälfte der beobachteten Mißerfolge verantwortlich. Berücksichtigt man nur die Patienten mit nachgewiesener Medikamenteneinnahme beim Auftreten eines Rezidivs, so kann sich die Quote an Durchbruchsinfektionen bis auf 0 Infektionen/Patientenjahr – wie in der Untersuchung mit Norfloxacin – reduzieren.

Daneben limitieren Kontraindikationen den Einsatz der Antibiotika bei der Langzeitprophylaxe. Pilzinfektionen und Nebenwirkungen führen zum Abbruch. Eine antibiotische Langzeitprophylaxe hat eine Nebenwirkungsquote von ca. 5 % (Vahlensieck u. Westenfelder 1992; Westenfelder et al. 1987a, 1987b).

Unklar ist bisher der Verlauf nach Abschluß der Prophylaxe. Einige wenige Studien berichten über das erneute Auftreten von Rezidiven bei 50–70 % der Patienten nach Abschluß der Prophylaxe. Deshalb wird auch nach Alternativen zur antibiotischen Langzeittherapie gesucht.

Insbesondere auf dem Feld der nach vielen Aktivitäten in den 40er und 50er Jahren zunächst verlassenen Immuntherapie (Frey 1951, Grischke u. Rüttgers 1987, Hachen 1990, Tammen et al. 1990, Uehling et al. 1994) wird zur Zeit wieder intensiv geforscht.

Während und bis 1 Jahr nach einem urologischen Rehabilitationsaufenthalt wurde die HWI-Rate statistisch signifikant gesenkt, wobei die T-Helferzellrate im Serum durch eine Kombination immunstimulierender physiotherapeutischer Anwendungen signifikant anstieg. Diese Ergebnisse unterstreichen die Bedeutung einer systemischen Stärkung der körpereigenen Abwehr (Kramer et al. 1990).

Die beiden zur HWI-Prophylaxe zugelassenen Immunmodulatoren UroVaxom (Kapseln) und SolcoUrovac (i.m.-Spritzen) haben ihre Wirksamkeit in plazebokontrollierten Studien bewiesen (Grischke u. Rüttgers 1987; Hachen 1990; Magasi et al. 1994; Schneider 1987; Tammen et al. 1990; Vahlensieck 1991). In einer ersten Pilotuntersuchung führte auch die intravaginale Immunisation mit bakteriellen Antigenen zu erhöhten IgA-Spiegeln im Urin (Uehling et al. 1994).

Interessant sind die Ergebnisse bei erstmals im Vergleich zu Nitrofurantoin eingesetzten Immunmodulatoren zur Rezidivprophylaxe. Im Rahmen einer eigenen prospektiven randomisierten Pilotstudie an 60 Patientinnen mit rezidivierenden unkomplizierten Zystitiden ($\geq 3$ HWI/Patientenjahr) wurden jeweils 15 über ein halbes Jahr mit Nitrofurantoin, Esberitox, UroVaxom oder Acimethin behandelt, nachdem die letzte Infektionsepisode erfolgreich antibiotisch

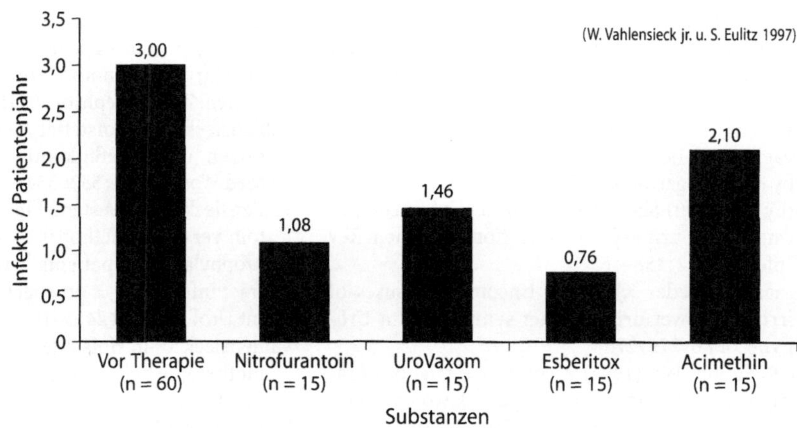


**Abb. 3.** Effektivität der Langzeitprophylaxe mit Immunmodulatoren

behandelt worden war. Esberitox, ein unspezifisches Immunstimulans aus Indigowurzel, Lebensbaum und Sonnenhut (0,38 HWI/Patientenjahr) sowie Uro-Vaxom, ein lyophilisiertes Antigenpräparat aus E. coli-Zellwänden (0,73 HWI/Patientenjahr) waren bei der Langzeitprophylaxe ebenbürtig mit Nitrofurantoin (0,54 HWI/Patientenjahr). Acimethin, ein harnansäuerndes L-Methioninpräparat fiel dagegen etwas ab (1,05 HWI/Patientenjahr) (Vahlensieck u. Eulitz 1997) (Abb. 3).

Neben der Immunstimulation wurde auch die Blockade der bakteriellen Adhäsine als Vermittler der Keimadhäsion an die Zelle sowie eine Verringerung der Vorfeldbesiedelung mit harntraktpathogenen Bakterien in Darm, Perineum und Vestibulum vaginae durch lokale Desinfektion, topische Hormongabe oder Substitution von Milchsäurebakterien vereinzelt erfolgreich angewendet, ohne daß sich diese Verfahren bereits in der Routine durchgesetzt hätten (Cass u. Ireland 1985; Coppa et al. 1990; Landes et al. 1972; Moorman u. Fowler 1992; Raz u. Stamm 1993).

## Literatur

Breithaupt H (1987) Grundlagen der Chemoprophylaxe unter besonderer Berücksichtigung von Trimethoprim und Nitrofurantoin aus klinisch-pharmakologischer Sicht. Akt Urol 18 [Suppl 1]: 2–5

Cass AS, Ireland GW (1985) Antibacterial perineal washing for prevention of recurrent urinary tract infections. Urology 25:492–494

Coppa GV, Gabrielli O, Giorgi P, Catassi C, Montanari MP, Varaldo PE, Nichols BL (1990) Preliminary study of breastfeeding and bacterial adhesion to uroepithelial cells. Lancet 335:569–571

Frey W, Suter F (Hrsg) (1951) Handbuch der Inneren Medizin, Bd. 8: Nieren und ableitende Harnwege. Springer, Berlin Göttingen Heidelberg, S 915

Grischke EM, Rüttgers H (1987) Treatment of bacterial infections of the female urinary tract by immunization of the patients. Urol Int 42:338–341

Hachen HJ (1990) Oral immunotherapy in paraplegic patients with chronic urinary tract infections: a double blind, placebo-controlled trial. J Urol 143: 759–762

Kramer A, Gutenbrunner C, Schultheis HM (1990) Untersuchungen über die Häufigkeit von Harnwegsinfektrezidiven vor und nach urologischen Kuren. Z Phys Med Baln Med Klim 19:314–319

Landes RR, Melnick I, Hoffman AA (1972) Betadine ointment topically applied to urethral meatus for prevention of recurring urinary tract infections in females. In: Polk HC, Ehrenkranz NJ (eds) Therapeutic advances and new clinical implications: medical and surgical antisepsis with Betadine microbicides. Purdue Frederick Company, Purdue: 149–151

Magasi P, Panovics J, Illes A, Nagy M (1994) UroVaxom and the management of recurrent urinary tract infection in adults: a randomized multicenter double-blind trial. Eur Urol 26:137–140

Moorman CN, Fowler JE (1992) Impact of site release vaginal pH-buffer cream on introital colonization by gram-negative bacilli. J Urol 147:1576–1578

Norby SR (1990) Short-term treatment of uncomplicated lower urinary tract infection in women. Rev Infect Dis 12:458–467

Nygaard I, Kreder KJ (1995) Uncommon causes of irritative lower urinary tract symptoms. Int Urogynecol J 6:271–276

Raz R, Stamm WE (1993) A controlled trial of intravaginal estriol in postmenopausal women with recurrent urinary tract infections. N Engl Med J 329:753–736

Sachse D (1984) Therapie chronisch-rezidivierender Harnwegsinfekte mit Nitroxolin. Therapiewoche 34:228–230

Schneider HJ (1990) Immunstimulation, neuer Therapieansatz bei rezidivierenden Harnwegsinfekten. Allgemeinarzt 12:626–633

Tammen H and the German Urinary Tract Infection Group (1990) Immunbiotherapy with UroVaxom in recurrent urinary tract infection. Br J Urol 65:6–9

Uehling DT, Hopkins WJ, Dahmer LA, Balish E (1994) Phase I clinical trial of vaginal mucosal immunization for recurrent urinary tract infection. J Urol 152:2308–2311

Vahlensieck W jr (1991) Immunologische Aspekte rezidivierender Harnwegsinfektionen. Bericht vom Symposium in Lübeck/Travemünde 13.4.1991. Akt Urol 22 [Suppl]:1–4

Vahlensieck W jr (1993) Diagnostisches Stufenprogramm bei Harnwegsinfektionen. Niere Blase Prostata 18:121

Vahlensieck W jr, Schander K (1986) Vergleich der Häufigkeit und Ursachen von Miktionsstörungen bei chirurgischen und streßinkontinenten Patientinnen. Z Urol Nephrol 79:189–195

Vahlensieck W jr, Hofstetter A (1991) Harnwegsinfektionen und Streßinkontinenz der Frau. Münch Med Woschr 133:532–534

Vahlensieck W jr, Westenfelder M (1992) Nitrofurantoin versus Trimethoprim for low-dose long term prophylaxis in patients with recurrent urinary tract infections – a prospective randomized study. Int Urol Nephrol 24:3–10

Vahlensieck W jr, Hofstetter A (1993a) Aktuelle Chemotherapie bei Harnwegsinfektionen. Urologe [A] 32:30–34

Vahlensieck W jr, Hofstetter AG (1993b) Diagnostik und Therapie akuter und rezidivierender Harnwegsinfektionen. Kassenarzt 39:37–40

Vahlensieck W, Eulitz S (1997) Prospective randomized study comparing Nitrofurantoin with immunomodulators for prophylaxis in recurrent urinary tract infection. (In Vorb.)

Vahlensieck W jr, Bichler KH, Münch L, Naber KG, Hubmann R, Hofstetter AG, Weidner W (1994) Allgemeine Prophylaxemaßnahmen bei geschlechtsaktiven Patientinnen mit rezidivierenden Zystitiden. Urologe [B] 34:219–221

Westenfelder M, Pelz K, Frankenschmidt A, Vahlensieck W (1987a) Klinische Prüfung der Effektivität und Verträglichkeit von Norfloxacin in der Therapie komplizierter Harnwegsinfektionen und in der Langzeitprophylaxe rezidivierender Harnwegsinfektionen. Infection 15:20–24

Westenfelder M, Vahlensieck W, Reinarz U (1987b) Patientencompliance und Effektivität der antimikrobiellen Langzeitprophylaxe mit Niedrigdosen bei Patienten mit rezidivierenden Harnwegsinfektionen (rHWI). Akt Urol 18 [Supp] 1:6–9

# Konservative Therapie der Beckenbodenfunktion

# Mikrohämaturie –
# ein Platz für die Zusammenarbeit mit dem Urologen

C. FISCHER

> **MERKE:**
>
> 1. Die Mikrohämaturie, ob symptomatisch oder ohne klinische Beschwerden, impliziert immer den Verdacht auf einen urologischen Tumor.
>
> 2. Die interdisziplinäre Zusammenarbeit zwischen Urologen, Gynäkologen und ggfs. Nephrologen muß in erster Linie darauf ausgerichtet sein, diesen Verdacht auszuräumen.
>
> 3. Als häufigste Ursache der Mikrohämaturie der Frau gilt der einfache Harnwegsinfekt, bei dem keine weiteren anatomischen oder pathologischen Besonderheiten vorliegen. Eine kurzzeitige antibiotische Therapie muß in diesem Fall neben der Erregerelimination auch zum nachweislichen Sistieren der Mikrohämaturie führen. Differentialdiagnostisch ist allerdings auch an ein hormonell bedingtes Urethralsyndrom zu denken, das entsprechend behandelt werden kann.
>
> 4. Bei Fortbestehen der Mikrohämaturie nach Infekttherapie sollte das gesamte diagnostische Instrumentarium zur Anwendung kommen, um eine Nephrolithiasis oder eine tumoröse Neubildung nicht zu übersehen. Dazu gehören die Sonographie der Nieren, das Ausscheidungsurogramm und die Zytoskopie als basisdiagnostische Maßnahmen. Weiterführend kann bei unsicherer Befundkonstellation eine Computertomographie durchgeführt werden.
>
> 5. Bei jüngeren Frauen findet sich dann am ehesten ein Steinleiden als komplizierender Faktor oder auch mit geringerer Wahrscheinlichkeit eine nephrologische Ursache für die fortbestehende Mikrohämaturie. Bei älteren Frauen nimmt die Wahrscheinlichkeit für ein Transitionalzellkarzinom der Blase, des Ureters oder des Nierenhohlsystems zu; etwa gleich häufig ist jedoch ein Nierenzellkarzinom mit Einbruch in das Nierenbeckenkelchsystem festzustellen.
>
> 6. In den meisten Fällen ist die tumorbedingte Mikrohämaturie noch als Frühsymptom anzusehen; bei rechtzeitiger Diagnose kann unter Nutzung neuer urologischer Operationstechniken in einem hohen Prozentsatz ein kurativer Ansatz verwirklicht werden.

## Einleitung

Die Hämaturie ist das urologische Leitsymptom schlechthin; dem Unterschied zwischen Mikrohämaturie und Makrohämaturie kommt jedoch in der Regel keine differentialdiagnostische Bedeutung zu. Die makroskopisch sichtbare Rotverfärbung des Urins beginnt bei etwa 5000 Erythrozyten/µl bzw. bei mehr als 8 Erythtrozyten pro Gesichtsfeld (400 ×) (Stelzer et al. 1995). Wenn auch die plötzlich auftretende schmerzhafte Makrohämaturie für die Patientin ein bedrohliches Ereignis markiert, so muß doch der diskreten Mikrohämaturie der gleiche Stellenwert zugeordnet werden: Die Hämaturie gilt so lange als Leitsymptom eines urologischen Malignoms, bis das Gegenteil bewiesen ist. Hier beginnt die Kooperation zwischen Gynäkologen und Urologen, wenn schon im Vorfeld harmlose Ursachen für die Blutung erkannt und behandelt werden, andererseits ernsthafte Erkrankungen rechtzeitig diagnostiziert und zur stadiengerechten Therapie überwiesen werden.

## Systematik der urologischen Blutungsquellen

Urologische Ursachen einer Mikrohämaturie können Infektionen, das Bestehen einer Urolithiasis oder das Vorliegen eines Malignoms sein. Tabelle 1 gibt eine Übersicht über die wichtigsten Erkrankungen dieser 3 Gruppen. In ihr nimmt die Häufigkeit der Erkrankungen im urologischen Patientengut von oben nach unten ab, die Schwere des Krankheitsbildes jedoch zu.

### Infektionen

Diagnostik und Therapie der blanden Zystitis der Frau sind in diesem Band bereits an anderer

**Tabelle 1.** Systematik der Blutungsursachen in der Urologie

| Ursachen | Diagnosen |
| --- | --- |
| 1. Infektionen | • Zystitis<br>• Pyelonephritis<br>• Urethralsyndrom |
| 2. Urolithiasis | • Nierenkelch-/beckensteine<br>• Harnleitersteine<br>• Blasensteine |
| 3. Malignome | • Oberflächliches Blasenkarzinom<br>• Infiltrierendes Blasenkarzinom<br>• Urothelkarzinom der Niere/des Ureters<br>• Nierenzellkarzinom |

Stelle ausgiebig dargestellt. Zusammenfassend ist die oft hämorrhagisch verlaufende akute Zystitis der Frau meistens durch E. coli, Staph. saprophyticus, Corynebacterium, S. faecalis oder sonstige gramnegative Bakterien verursacht. Die Beschwerden setzen rasch ein, neben Dysurie und Algurie ist es in der Regel die quälende Urge-Symptomatik, die zur Abklärung führt. Die antibiotische Therapie sollte immer erst nach Gewinnung des Urins (über sterilen Katheterismus) zur mikrobiologischen Untersuchung beginnen. Mittel der Wahl ist immer noch Cotrimoxazol; der Einsatz der Gyrasehemmer erscheint hier nicht angebracht. Die Dauer der Therapie kann von der Einmalbehandlung bis zur 7tägigen Medikation variieren; als bester Kompromiß hat sich jedoch die Dreitagestherapie herauskristallisiert (Harding u. Ronald 1994).

Im Gegensatz zur blanden Zystitis bestehen bei der chronisch-rezidivierenden Form der Blasenentzündung komplizierende Faktoren wie Steine, Restharn (Deszensus) oder ein Reflux. Hier muß die Beseitigung dieser Faktoren im Vordergrund stehen; die simultan durchzuführende antibiotische Therapie wird sich entsprechend über einen längeren Zeitraum erstrecken müssen (Gleckman 1994).

Als eine seltene Sonderform der Blasenentzündung muß im Einzelfall an die interstitielle Zystitis gedacht werden. Diese (Autoimmun-?) Erkrankung befällt praktisch nur jüngere Frauen und zeichnet sich durch einen schleichenden Beginn mit diskreten Symptomen aus; im Verlauf nehmen diese an Schwere zu und führen nicht selten zur Berufsaufgabe bzw. zu ausgedehnten operativen Maßnahmen bis hin zur Zystektomie mit der Notwendigkeit des Totalersatzes des unteren Harntrakts. Leitsymptom ist die ausgeprägte suprapubische Schmerzhaftigkeit der Miktion; eine antibiotische Therapie bleibt (bei fehlendem Keimnachweis) erfolglos. Die endgültige Diagnose wird zystoskopisch („Hunnersches Ulkus") bzw. histologisch gestellt (Pang et al. 1995). Eine kausale Therapie existiert nicht; urologischerseits steht jedoch eine Reihe von Maßnahmen zur

Verfügung, die an Zentren mit entsprechender Erfahrung in einem Stufenkonzept angewendet werden sollten, um eine drohende Schrumpfblasenbildung und Nierenfunktionsstörung möglicherweise verhindern zu können (Koziol et al. 1993).

Kommt es im Rahmen einer bakteriell verursachten Zystitis zur Keimaszension und zum Fieber, liegt immer eine Pyelonephritis vor. Analog zur Unterteilung in die blande bzw. komplizierte Zystitis heilt auch die einfache Pyelonephritis bei adäquater Antibiose über mindestens 10 Tage in der Regel folgenlos aus. Nicht oder nicht rechtzeitig behandelte Entzündungen können allerdings zur Narbenbildung an der Nierenoberfläche führen.

Bei der komplizierten Pyelonephritis handelt es sich jedoch um ein schweres Krankheitsbild mit Kontinua, heftigen Flankenschmerzen trotz Antibiose und zunehmender Allgemeinsymptomatik, bedingt durch die drohende Urosepsis. Dieses vital bedrohliche Krankheitsbild ist durch eine gleichzeitig bestehende Obstruktion der ableitenden Harnwege bedingt; je nach Keimbesiedlung kann es zur Abszedierung oder auch zu einer xantho-granulomatösen Entzündung kommen. Hier muß rasch interveniert werden; die Abszeßdrainage oder im Einzelfall auch die unverzügliche Nephrektomie bei Befall mit gasbildenden Bakterien kann lebensrettend sein.

Eine harmlose Ursache für eine persistierende Mikrohämaturie ist bei der Patientin mit Östrogenmangel zu finden, bei der die atrophische Mukosa der Urethra einreißt und Mikroläsionen zu dauernden Blutbeimengungen im Urin führen. Nach Anfertigung einer Urethralzytologie zur Sicherung der Diagnose kommt es unter lokaler Östrogentherapie in der Regel rasch zu einem Verschwinden der Erscheinungen.

## Urolithiasis

Steine im Hohlsystem der Niere (Kelchsteine, Nierenbecken- oder Ausgußsteine) oder des Ureters führen immer zu einer Mikrohämaturie. Bei der Abklärung des Steinverdachts steht die Sonographie zumindest für die Nierensteine an erster Stelle; die Diagnose gelingt meist auf Anhieb aus der Kombination des harten Reflexes und des dazugehörigen dorsalen Auslöschphänomens. Die instrumentelle, radiologische Diagnostik durch retrograde oder antegrade Kontrastmitteldarstellung liegt dann in der Hand des Urologen. Die Therapie der Wahl besteht heute praktisch bei allen Steinlokalisationen in der extrakorporalen Stoßwellenlithotrypsie (ESWL), die nahezu beliebig oft angewendet werden kann (Dawson u. Whitfield 1996). Als auxiliäre Maßnahmen werden minimal-invasive Methoden wie die perkutane Nephrostomie zur temporären Harnableitung bei Obstruktion oder die ureterorenoskopische Steinentfernung unter Sicht (ggf. mit mechanischer oder laserinduzierter Lithotrypsie) zur Anwendung kommen. Sehr große Steine des Nierenhohlsystems können aber sinnvollerweise auch über einen perkutanen Arbeitskanal (perkutane Nephrolitholapaxie, PCNL) oder konventionell offenchirurgisch (Pyelonephrolithotomie) entfernt werden. Moderne Konzepte der Steinsanierung (Streem 1994) bedienen sich der individuell angepaßten Kombination dieser Methoden, sind aber den entsprechend ausgerüsteten Zentren vorbehalten.

## Tumoren des Urogenitaltrakts

Die Mikrohämaturie gilt als Frühsymptom für praktisch alle urologischen Malignome der Frau. Lokalisationen dieser Tumoren sind die Blasenschleimhaut (Transitionalzellkarzinom), das Hohlsystem der Niere und des Ureters (ebenfalls Transitionalzellkarzinom) und das Nierenparenchym (Nierenzellkarzinom).

Am häufigsten finden sich oberflächliche Urothelkarzinome der Harnblase, d. h. die Lamina propria wird vom Tumor nicht erreicht oder durchbrochen. Neben der Mikrohämaturie führen solche Tumoren nicht selten zu diskreten Blasenentleerungsstörungen (z. B. Urge-

Symptomatik), vor allem bei Wachstum im Trigonumbereich. Jede unklare Mikrohämaturie muß zystoskopisch abgeklärt werden, um auf keinen Fall einen Blasentumor im Anfangsstadium zu übersehen. Die Therapie dieser nur extrem selten metastasierenden Tumoren ist minimal-invasiv und wird durch eine standardisierte transurethrale Elektroresektion des Tumors vorgenommen. Zu einem hohem Prozentsatz kommt es trotzdem zum Rezidiv, so daß bei den entdifferenzierten Tumoren eine adjuvante Instillationsprohylaxe mittels topischer Chemotherapie angezeigt ist (Lundholm et al. 1996). Engmaschige Verlaufskontrollen mit regelmäßiger Erhebung des Urinstatus müssen den Erfolg dieser Maßnahmen nachweisen.

Eine ganz andere Tumorentität stellt das infiltrierende Urothelkarzinom der Blase dar, das unbehandelt immer metastasiert. Die Lamina propria ist durchbrochen, die Muskelschichten der Harnblase sind infiltriert, und es kommt zum Befall der obturatorischen Lymphknoten. In dieser Situation ist die 5-Jahres-Überlebensrate schon auf etwa 20% abgesunken. Ist der Tumor noch auf die Blase beschränkt, kann nur die radikale Zystektomie im Sinne der vorderen Exenteration einen kurativen Ansatz bieten (Manyak 1996). Moderne Formen der Blasenersatzplastik bis hin zum orthotopen Blasenersatz aus Dünndarm mit Kontinenzfunktion und Refluxschutz (NEO-Blase) sind nicht nur funktionell nahezu perfekt, sondern bieten auch durch den Verzicht auf ein Stoma ein kosmetisch hervorragendes Ergebnis („body image") (Caffo et al. 1996). Sie können jedoch nur dann sinnvoll zum Einsatz kommen, wenn das Blasenkarzinom auf Grund seiner genannten Leitsymptomatik frühzeitig entdeckt worden ist.

Das seltenere Urothelkarzinom des Nierenhohlsystems oder des Ureters hat eine deutlich schlechtere Prognose und zeichnet sich oft durch eine chemotherapeutisch nicht zu beherrschende Aggressivität aus. Nur die oberflächlichen Tumoren des Urothels können durch die rechtzeitig Komplettentfernung von Niere und Harnleiter geheilt werden.

Von den Karzinomen des Urothels zu unterscheiden ist das eigentliche Nierenzellkarzinom, das etwa 20 % aller urologischen Malignome ausmacht. Es führt immer dann zur Mi-

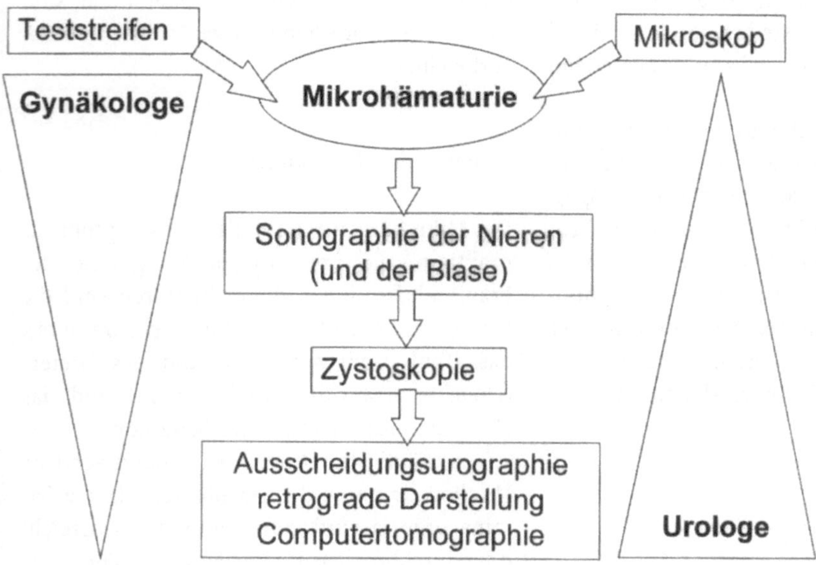


**Abb. 1.** Kompetenzbereich und Kooperation zwischen Gynäkologie und Urologie bei der Abklärung des Leitsymptoms Mikrohämaturie

krohämaturie, wenn ein Anschluß des Tumors an das Nierenhohlsystem besteht. Die meisten Tumoren entwickeln sich jedoch eher peripher und sind deshalb auch der sonographischen Diagnostik sofort zugängig. Daher ist in den letzten 10 Jahren der Anteil der kleineren Tumoren kontinuierlich angestiegen, eine erfreuliche Entwicklung, die den Wert der Frühdiagnose solider Tumoren bestätigt (Reznek 1996). Die Heilungschance des kleinen Nierentumors (bis 2,5 cm) beträgt nahezu 100 %. Daher wird diese Tumorkategorie heute auch mehr und mehr organerhaltend operiert. Größere Tumoren müssen allerdings radikal durch eine Tumornephrektomie angegangen werden. Lymphknotenpositive Fälle haben eine deutlich schlechtere Prognose; für die metastasierten Fälle existiert noch keine medikamentöse Standardtherapie (Sokoloff et al. 1996).

Insbesondere bei den urologischen Malignomen wird deutlich, wie wertvoll die durch ein einzelnes Symptom veranlaßte Kooperation zwischen den Fachdisziplinen sein kann (Abb. 1). Nur die Kenntnis der Bedeutung und der Konsequenzen des Leitsymptoms Mikrohämaturie kann die richtigen diagnostischen und therapeutischen Schritte bahnen.

## Literatur

Caffo O, Fellin G, Graffer U, Luciani L (1996) Assessment of quality of life after cystectomy or conservative therapy for patients with infiltrating bladder carcinoma. A survey by a self-administered questionnaire. Cancer 78:1089–1097

Dawson C, Whitfield H (1996) ABC of urology. Urinary stone disease. BMJ 312:1219–1221

Gleckman R (1994) Complicated urinary infections. Int J Antimicrob Agents 4:125–128

Harding GKM, Ronald AR (1994) The management of urinary infections: what have we learned in the past decade? Int J Antimicrob Agents 4:83–88

Koziol JA, Clark DC, Gittes RF, Tan EM (1993) The natural history of interstititial cystitis: a survey of 374 patients. J Urol 149:465–469

Lundholm C, Norlen BJ, Ekman P et al. (1996) A randomized prospective study comparing long-term intravesical instillations of mitomycin C and bacillus Calmette-Guerin in patients with superficial bladder carcinoma. J Urol 156:372–376

Manyak MJ (1996) Bladder carcinoma – the good, the bad and the ugly. J Urol 155:103–104

Pang X, Cotreau-Bibbo MM, Sant GR, Theoharides TC (1995) Bladder mast cell expression of high affinity oestrogen receptors in patients with interstitial cystitis. Br J Urol 75:154–161

Reznek RH (1996) Imaging in the staging of renal cell carcinoma. Eur Radiol 6:120–128

Sokoloff MH, deKernion JB, Figlin RA, Belldegrun A (1996) Current management of renal cell carcinoma. CA Cancer J Clin 46:284–302

Stelzer K, Allendorff J, Köhler H (1995) Urindiagnostik. Urologe [A] 34:351–360

Streem SB (1994) Intervention for stone disease in the era of new technology. Semin Nephrol 14:509–518

# Nichtoperative Therapie der Harninkontinenz

T. SCHWENZER



## Muskeltraining und verwandte Verfahren

### Grundlagen

Während intraabdominaler Drucksteigerungen (Husten, Niesen, schweres Heben etc.) kommt es bei Streßharninkontinenz zu einem Druckangleich zwischen Blase und Urethra im Sinne kommunizierender Röhren und es geht unwillkürlich Urin ab. Bei der kontinenten Frau ist der urethrale Druckanstieg unter Belastung immer so groß, daß in der Urethra ein höherer Druck herrscht als in der Harnblase. Unter Ruhebedingungen besteht auch bei der streßharninkontinenten Patientin kein Urinabgang, weil der Urethraruhedruck normalerweise höher ist als der Blaseninnendruck in Ruhe. Die glatte und die quergestreifte Muskulatur der Urethra, die quergestreifte Muskulatur des Beckenbodens, der Turgor des subepithelial gelegenen venösen Plexus und der Aufbau des Urethralepithels sind für den Urethradruck in Ruhe verantwort-

lich. Der Anstieg des Urethradruckes unter Belastung (Streß) resultiert im wesentlichen aus 2 Komponenten:

- Es kommt zu einer passiven Druckübertragung (Transmission) der intraabdominalen Drucksteigerung auf die Harnröhre.
- Die quergestreifte Beckenboden- und Urethramuskulatur kontrahiert sich aktiv.

Bei der kontinenten Frau entfallen bis zu 50 % des Urethradruckanstieges unter Belastung auf die aktive Komponente; tierexperimentelle Untersuchungen an Hunden messen sogar der aktiven Kontraktion der quergestreiften Beckenboden- und Urethramuskulatur eine noch größere Bedeutung zu. Das aktive Kontraktionsvermögen wird überwiegend von der Muskulatur des Beckenbodens aufgebracht, die quergestreifte Urethramuskulatur leistet nur einen untergeordneten Beitrag.

Aus diesen Überlegungen ergibt sich, daß physikalisch 3 Komponenten für die Entstehung einer Streßharninkontinenz verantwortlich sein können, die im Einzelfall oft miteinander kombiniert sind:

- Der Urethraruhedruck ist unphysiologisch niedrig, so daß selbst bei guter Druckübertragung auf die Harnröhre kein positiver Druckgradient aufgebaut werden kann. Diese Situation wird als hypotone Urethra bezeichnet.
- Die passive Druckübertragung auf die Harnröhre ist gestört, wenn durch Lageveränderungen von innerem Genitale Blase und Urethra (Descensus uteri et vaginae, Zysto- und Urethrozele) der funktionell wirksame Bereich der Urethra aus dem intraabdominalen Druckübertragungsbereich verlagert ist.
- Die aktive reflektorische Druckübertragung auf die Urethra ist gestört, es liegt eine muskuläre Insuffizienz des Beckenbodens vor.

Wie jede andere quergestreifte Muskulatur kann die Muskulatur der Urethra und des Beckenbodens durch Übungen trainiert werden und entsprechend hypertrophieren. Damit kann eine maximale aktive Druckübertragung auf die Urethra erreicht und Kontinenz erzielt werden. Daraus ergibt sich, daß die Trainingsbehandlung der Beckenbodenmuskulatur ein eigenständiges Behandlungskonzept darstellt, das einen zur Operation differenten Wirkungsansatz hat. Sie kann als sinnvolle Ergänzung zur operativen Therapie und als eigenständiges Therapieverfahren eingesetzt werden. Die Kräftigung der Beckenbodenmuskulatur führt auch zu einer Verengung des Levatorenspaltes und einer Elevation des inneren Genitale, so daß ein leichter Deszensus mitbehandelt werden kann und frühzeitige Deszensusrezidive nach Operation vermieden werden.

muskulatur erzielt wird. Anleitungen zum Beckenbodentraining liegen zahlreich vor. Erfahrungsgemäß müssen die Übungen unter Anleitung einer Krankengymnastin erlernt werden. Selbstversuche führen meist nicht zum Ziel.

Schon früh wurde versucht, die Effektivität der Übungsbehandlung objektiv zu beurteilen. Erste Geräte gehen auf Kegel zurück, dessen Perineometer mit einer Druckmanschette die Kontraktionskraft in der Vagina gemessen hat. Auch heute noch sind Geräte käuflich zu erwerben, die nach dem Kegel-Prinzip arbeiten. Moderne Geräte messen die Muskelspannung nach elektromyographischen Prinzipien. Mit allen Geräten ist es schwierig, quantitative Messungen durchzuführen, weil diese Geräte vom Sitz der Druckaufnehmer und der Elektroden und vielen anderen Einflußgrößen abhängen. Derartige Geräte erlauben aber ein sinnvolles Biofeedback.

## Biofeedback-Methoden

Beim Biofeedback wird versucht, die Effektivität einer Übungsbehandlung durch positive Rückkopplung zu verstärken. Beim Beckenbodentraining wird die erzielbare Kontraktionskraft für die Patientin sichtbar gemacht. Mit einfachen Geräten, die auf dem Perineometerprinzip beruhen oder mit einstellbaren EMG-Meßgeräten wird der Trainingseffekt für die Patientin so verdeutlicht, daß ein ständiger Anreiz zu einem möglichst optimalen Training erfolgt. Beispielsweise ertönt bei Erreichen einer bestimmten Muskelspannung eine Melodie, und die Patientin kann selbst am Gerät vorwählen, bei welcher Spannung die positive Rückmeldung erfolgt.

## Konventionelle Physiotherapie

Die konventionelle Physiotherapie trainiert die Beckenbodenmuskulatur mit einer Vielzahl von Übungen, mit denen eine teils isometrische, teils isotonische Kontraktion der Beckenboden-

## Konustraining

Die Konustherapie dient ebenfalls der Kräftigung der Beckenbodenmuskulatur. Diese Vaginalkonen aus Kunststoff bestehen aus einem Set mit 5 Gewichten zwischen 20 und 70 g (Abb.

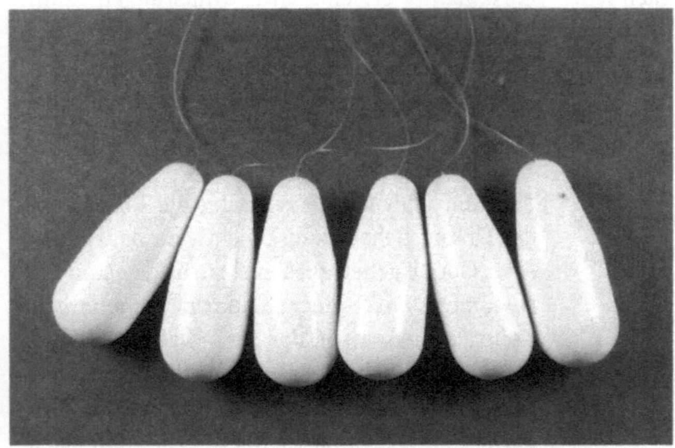

**Abb. 1.** Vaginalkonen-Set

1). Sie werden tief in die Scheide eingeführt. Durch das Eigengewicht des Konus wird der Levator reflektorisch angespannt, um auf diese Weise zu verhindern, daß der Konus aus der Vagina herausgleitet. Wenn ein leichtes Gewicht mühelos gehalten werden kann, wird auf das nächst höhere Gewicht gewechselt. Die Trainingsbehandlung soll täglich 2- bis 3mal 15–20 min lang durchgeführt werden.

Gegenüber der konventionellen Beckenbodentherapie unter Anleitung einer Krankengymnastin bietet sich der Vorteil, daß die Patientin effektiv in der häuslichen Umgebung trainieren kann. Die Patientencompliance ist sehr günstig, weil die sehr zeitaufwendige Krankengymnastik wegfällt. Die Effektivität der Therapie ist meßbar an der Kontraktionskraft des Beckenbodens (Tabelle 1).

**Tabelle 1.** Kontraktionskraft des Beckenbodens vor und nach Konentherapie (n = 59). [Nach Schüssler et al. (1994)]

|          | Vor Therapie | Nach Therapie |
|----------|:------------:|:-------------:|
| Keine    | 8            | 0             |
| Schwach  | 28           | 3             |
| Mittel   | 23           | 34            |
| Gut      | 0            | 22            |
| Gesamt   | 59           | 59            |

Ihre Grenze hat die Konustherapie dann erreicht, wenn der leichteste Konus bereits wegen klaffendem Introitus oder sehr kurzer Scheide bzw. bei Prolapszuständen nicht gehalten werden kann. Auch wenn das schwerste Gewicht mühelos gehalten werden kann, ist kein wesentlicher Trainingseffekt mehr zu erwarten.

## Elektrostimulation

Die Elektrostimulationstherapie dient ebenfalls einer Kräftigung der quergestreiften Muskulatur durch Hypertrophie. Dabei hat sich gezeigt, daß glatte Muskelfasern besonders gut mit Frequenzen von ca. 10 Hz stimuliert werden können, während quergestreifte Muskulatur optimal mit einer Frequenz um 50 Hz stimulierbar ist. Eine Vielzahl von Elektrostimulationsgeräten steht zur Verfügung, die diesen Anforderungen gerecht werden. Die Elektroden werden entweder intravaginal als Stöpsel oder als Perkutanelektroden aufgebracht. Dabei sind wahrscheinlich vaginale Elektroden besonders effektiv, weil hier auch noch ein Konuseffekt hinzutritt. Die Stromstärke wird in der Regel von der Patientin selbst angepaßt und sollte so gewählt werden, daß der Stromreiz eben wahrgenommen wird, Mißempfindungen jedoch ausbleiben. Die Elektrostimulation sollte täglich 1- bis 2mal für 15–30 min durchgeführt werden.

## Resultate der Physiotherapie

Krankengymnastische Übungsbehandlung, Biofeedback-Methoden, die Konustherapie und Elektrostimulationsmaßnahmen haben alle den gleichen therapeutischen Ansatz, so daß die Ergebnisse miteinander verglichen werden können. Allen in der Literatur vorliegenden Daten ist gemeinsam, daß die Fallzahlen der behandelten Patientinnen relativ klein ist. Dies spiegelt den hohen Aufwand wider, der mit der Trainingsbehandlung verbunden ist. In einer eigenen Untersuchung mit 30 Patientinnen konnte in 60% der Fälle eine anamnestische Effektivität registriert werden. Auch urodynamisch ließ sich der Erfolg der Behandlung nachweisen. Bei allen Patientinnen waren höhergradige Senkungen nicht vorhanden. Die Therapiedauer betrug 3 Monate, alle Patientinnen übten 2mal in der Woche für 20–30 min über die gesamte Therapiedauer unter Anleitung der Krankengymnastin (Tabelle 2). Langzeitergebnisse bestätigen, daß etwa 60% aller Patientinnen von einer entsprechenden Übungsbehandlung profitieren können (Tabelle 3).

## Grenzen der Übungsbehandlung

Die konservative Therapie mittels Trainingsprogrammen ist zeitaufwendig und erfordert einen hohen Einsatz an Personal und an Zeitaufwand der Patientin. Die Behandlungserfolge sind auch bei optimalem Einsatz niedriger als operative Maßnahmen. Ein Absetzen der Therapie führt dazu, daß die Muskulatur wieder hypotrophiert und die Therapierfolge damit teilweise wieder zurückgehen. Bei ausgeprägten Senkungszuständen kann nicht erwartet werden, daß sich durch die Physiotherapie eine wesentliche Verbesserung der Lageveränderungen herbeiführen läßt.

## Auswahl der Patientinnen und Abgrenzung gegenüber operativen Behandlungsmaßnahmen

Die Physiotherapie sollte als Behandlungsangebot an jede Patientin verstanden werden, die unter Inkontinenz leidet und für die dieses Verfahren in Betracht kommt. Ungeeignet sind Patientinnen mit ausgeprägter Senkung oder Prolaps. Demgegenüber ist der Schweregrad der Inkontinenz nur von untergeordneter Bedeutung, da auch bei ausgeprägter Harninkontinenz eine wesentliche Verbesserung der Beschwerden erreichbar ist und für viele Patientinnen der Urinabgang dann kein soziales Problem mehr darstellt, so daß eine Operationsindikation nicht mehr gegeben ist.

Von entscheidender Bedeutung für den Erfolg der Therapie ist die Motivation der Patientin. Daher sind Stufenprogramme, bei denen Patientinnen erst dann operiert werden, wenn

**Tabelle 2.** Schweregrad der Harninkontinenz vor und nach intensiverter Übungsbehandlung der Beckenbodenmuskulatur. [Nach Schünemann (1991)]

| | Vor Therapie [%] | Nach Therapie [%] |
|---|---|---|
| Keine Inkontinenz | 0 | 13 |
| Inkontinenz beim Husten, Niesen, Lachen (Grad I) | 36 | 49 |
| Inkontinenz beim Gehen, Laufen, Treppensteigen (Grad II) | 58 | 32 |
| Inkontinenz beim Stehen, Sitzen, Liegen (Grad III) | 6 | 6 |

**Tabelle 3.** Ergebnisse einer Langzeitstudie mit intensiviertem Trainingsprogramm nach 1–5 Jahren (n = 120). [Nach Schüssler et al. (1994)]

| Ergebnis | Häufigkeit [%] |
|---|---|
| Trocken | 18 |
| Gutes Resultat | 43 |
| Zufriedenstellendes Resultat | 21 |
| Unverändert | 10 |
| Drop-out | 8 |

alle physiotherapeutischen Maßnahmen ausgeschöpft sind, wenig hilfreich. Patientinnen, die auch nach intensiver Aufklärung nicht motiviert sind, benötigen die Hilfe des Arztes und das rasche Aufzeigen von Alternativen. Eine primäre Operation darf diesen Patientinnen nicht vorenthalten werden.

Die Physiotherapie erfordert eine enge Anbindung der Patientin an den Arzt, um einen Motivationsverlust rechtzeitig erkennen zu können und dann Alternativen bereit zu stellen. Nach 2–3 Monaten sollte mit der Patientin der Behandlungserfolg kritisch gewürdigt werden und die Planung des weiteren Vorgehens erfolgen. Ist die Therapie erfolgreich gewesen, muß die Therapie konsequent weitergeführt werden, um den Therapieerfolg zu sichern. Konnten die Beschwerden nicht so weit gebessert werden, daß sich die Lebensqualität der Patientin entscheidend verbessert hat, ist in der Regel ein operatives Vorgehen mit der Patientin zu planen.

## Pessarbehandlung

Die Pessarbehandlung bei Deszensus und Harninkontinenz hat früher einen großen Stellenwert bei Patientinnen gehabt, die aufgrund ihres Alters nicht mehr für operationsfähig gehalten wurden. Durch die heute sehr risikoarme Alterschirurgie ist diese Indikation deutlich zurückgegangen, da es heute nur noch wenige Patientinnen gibt, bei denen das Operations- und Narkoserisiko so hoch ist, daß ein elektiver Eingriff zu risikoreich erscheint und wegen Inoperabilität Behandlungsalternativen beschritten werden müssen.

In den letzten Jahren hat jedoch die Pessartherapie durch neue Pessarmodelle und Behandlungsergebnisse zu besseren Ergebnissen und zu einer Neubestimmung der Indikationen für eine Pessarbehandlung geführt. Die zeitlich begrenzte Pessarbehandlung ist heute auch für operable Patientinnen eine überlegenswerte Alternative. Hinzu kommt auch, daß die Bereitschaft von Patientinnen, aufwendigere konservative Behandlungsmaßnahmen durchzuführen, deutlich gestiegen ist. Dies gilt besonders auch unter dem Eindruck, daß Deszensus- und Inkontinenzoperationen in Abhängigkeit von der individuellen Befundkonstellation limitierte Langzeiterfolge bieten können, die die Frage nach weniger invasiven Behandlungsalternativen aufdrängen.

Bei der klassischen Pessarbehandlung, wie sie früher üblich war, erfolgten die Einlage der Pessare und der Pessarwechsel ausschließlich durch den Arzt. Die Patientin mußte in regelmäßigen Intervallen zwischen 6 Wochen und 3 Monaten den Arzt aufsuchen, der das Pessar entfernte, reinigte und wieder einsetzte. Diese relativ starren Pessare mit ihrer langen Liegedauer führten häufig zu Komplikationen wie Druckulzera, Infektionen, Blutungen und ihre Anwendung war in der Regel mit der Ausbildung von übelriechendem Fluor verbunden. Bei unregelmäßiger Arztkontrolle waren Inkarzerationen der Pessare und auch Fistelbildungen mit vesikovaginalen und rektovaginalen Fisteln üblich.

Die moderne Pessarbehandlung basiert auf der Selbstanwendung durch die Patientin, und nur in seltenen Fällen bei starker Immobilität und Hilfebedürftigkeit ist ein Pessarwechsel durch den Arzt in kürzeren Abständen erforderlich. Die starren Pessare, wie sie früher Verwendung fanden und auch durch den Arzt in der Regel nur schmerzhaft eingesetzt und gewechselt werden konnten, sind heute durch weiche Pessarmaterialien ersetzt, die es auch der älteren Patientin in der Regel mühelos erlauben, das Pessar einzuführen und wieder zu entfernen.

## Wirkungsweise

Pessare wirken durch eine direkte Kraftübertragung oder über ein Drehmoment, so daß Druck auf die Zielorgane aufgebracht wird. Damit die notwendige Kraftübertragung erfolgen kann, benötigen Pessare ein Widerlager, auf dem sie sich abstützen können. In der Regel ist dies der

Beckenboden. Je nach Pessartyp bewirken sie eine Reposition des Deszensus, eine Korrektur des retrovesikalen Winkels und damit ein Erzielen von Kontinenz oder eine Anteflexion des retroflektierten Uterus. Mit Pessaren kann auch eine Dehnung bei kurzer oder enger Scheide sowie die Auflockerung von Narbengewebe erreicht werden.

## Anwendungstechnik

Die Ersteinlage des Pessars erfolgt in der Sprechstunde durch den Arzt, der je nach Beschwerdebild und anatomischen Verhältnissen einen möglichst optimalen Pessartyp auswählt. Auch die Größe des Pessars muß eng an die anatomischen Gegebenheiten angepaßt werden. Wenige Tage nach der Ersteinlage sollte anläßlich eines erneuten Arztbesuchs die Compliance der Patientin ermittelt und der korrekte Sitz des Pessars überprüft werden. Hierbei ist oft eine Anpassung der Pessargröße oder ein Wechsel des Pessartyps notwendig. Die Pessare werden immer mit einer östrogenhaltigen Creme bestrichen und evtl. auch der Introitus mit einer Östrogencreme bedeckt, so daß das Einführen leicht möglich ist. Schon beim ersten Einführen wird die Patientin mit dem Pessartyp und der Handhabung vertraut gemacht. Manchmal ist ein behutsames Heranführen an den Selbstwechsel des Pessars gerade bei älteren Patientinnen erforderlich, und die Patientin gewinnt Vertrauen zu dem neuen Hilfsmittel, wenn zunächst der Arzt in regelmäßigen Abständen das Pessar wechselt.

Es hat sich bewährt, die Wechselintervalle des Pessars an die individuellen Bedürfnisse der einzelnen Patientin anzupassen. Viele Patientinnen bevorzugen es, das Pessar morgens einzuführen und vor dem Schlafengehen wieder zu entfernen. Andere Frauen tragen das Pessar mehrere Tage, bevor sie es zur Reinigung entfernen. Nach dem Entfernen sollte das Pessar mit klarem warmem Wasser abgespült, abgetrocknet und dann mit östrogenhaltiger Creme erneut eingeführt werden. Durch die weichen Pessarmaterialien sind bei richtiger Größenauswahl des Pessars keine Ulzerationen zu befürchten, auch wenn das Pessar einmal länger in der Scheide belassen wird.

## Pessartypen

Das Urethrapessar (Abb. 2) besteht aus einem weichen Silikonring mit einer knopfförmigen Verdickung. Diese suburethrale Keule wird im Bereich des urethrovesikalen Überganges plaziert. Durch die Elevation des zystourethralen Übergangs wird gleichzeitig der retrovesikale Winkel $\beta$ verkleinert, und das Pessar bietet unter Streßsituationen ein Widerlager für die Harnröhre, so daß sich die Harnröhre bei exakter Lokalisation unter Streßbedingungen unmittelbar am urethrovesikalen Winkel abstützt und damit unter Streßbedingungen komprimiert wird (Abb. 3). Die Größenauswahl muß so erfolgen, daß in Ruhebedingungen keine Kompression erfolgt und eine ungehinderte Spontanmiktion möglich ist. Andererseits muß das Pessar so groß gewählt werden, daß es sich auf den Levatorschenkeln abstützen kann.

Auch bei Urge-Inkontinenz können Urethrapessare gelegentlich mit Erfolg eingesetzt werden, wenn die Urge-Inkontinenz Folge einer

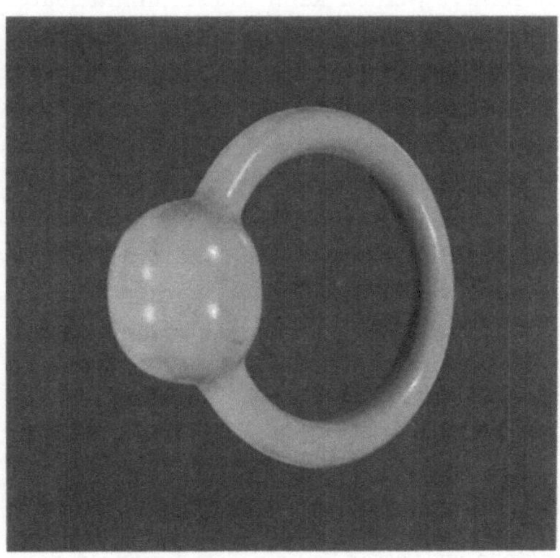

**Abb. 2.** Urethrapessar

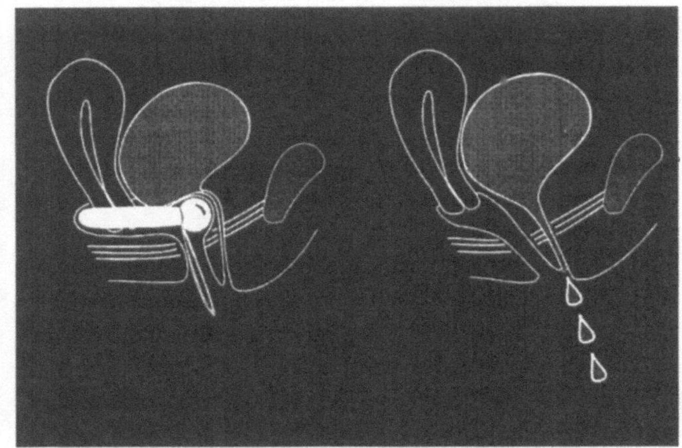

**Abb. 3.** Wirkungsweise des Urethrapessars. (Nach Eberhard 1995)

Trichterbildung der proximalen Harnröhre (sog. Funneling) ist. Hier wird die Trichterbildung aufgehoben, so daß der Miktionsreiz nicht mehr durch Urin, der in die proximale Harnröhre eintritt, ausgelöst werden kann. Bei gleichzeitig bestehender großer Zystozele ist gelegentlich anstelle des runden Urethrapessars ein *Urethraschalenpessar* von Vorteil, das der großen Zystozele ein besseres Widerlager bietet. Auch das Urethraschalenpessar ist mit einer Verdickung ausgestattet, die unter der Urethra zu liegen kommt. Zweckmäßigerweise werden beide Pessartypen bei voller Harnblase eingelegt, so daß der Behandlungserfolg unmittelbar kontrolliert werden kann. Diese unmittelbare Kontrolle ermöglicht auch die optimale Größenauswahl. Bei richtigem Sitz des Pessars ist die Kontinenz unmittelbar mit der Einlage hergestellt. Voraussetzung ist, daß die Verdickung am Pessar richtig unter der Urethra zu liegen kommt. Beim primären Therapieversager ist entweder die Pessargröße nicht optimal angepaßt, so daß das Pessar exprimiert wird, oder das Pessar findet bei sehr weitem Hiatus genitalis kein Widerlager, um sich auf den Levatorschenkeln abzustützen. Häufiger ist auch die Scheide durch Voroperationen, z.B. nach Kolporrhaphia anterior und/oder posterior im oberen Anteil stark verengt, so daß dadurch das ringförmige Pessar keinen Platz findet. In diesen Fällen ist evtl. erst eine Ausweitung der

Scheide mit einem anderen Pessartyp erforderlich.

Das Urethrapessar kann den ganzen Tag getragen werden und auch gegen das mehrtägige Belassen bestehen keine Einwände. Bei jüngeren Frauen haben wir gelegentlich auch gute Erfolge gesehen, wenn das Urethrapessar nur während sportlicher Aktivitäten getragen wird. Das Urethrapessar eignet sich zur Dauerbehandlung bei Harninkontinenz, es zeigt der Patientin jedoch auch sehr gut auf, wie durch die Elevation des urethrovesikalen Übergangs Kontinenz herbeigeführt werden kann, die dann durch eine Inkontinenzoperation evtl. dauerhaft zu erzielen ist.

Durch die Kombination von Beckenbodentraining, Östrogenisierung und längerfristiger Pessarbehandlung beobachtet man gelegentlich eine starke Verbesserung der Kontinenzsituation auch in Zeiten, in denen das Pessar nicht getragen wird.

Das *Würfelpessar nach Arabin* (Abb. 4) saugt sich mit seinen sechs napfähnlichen Vertiefungen an der Vaginalwand fest. Es ist besonders zur Deszensustherapie geeignet, da das Würfelpessar sowohl Uterus als auch Rekto- und Zystozelen breitflächig reponiert. Auch bei insuffizientem Beckenboden mit klaffendem Hiatus genitalis findet das Würfelpessar noch ausreichend Halt, während Ringpessare hier in der Regel kein Widerlager mehr finden. Bei stabilen

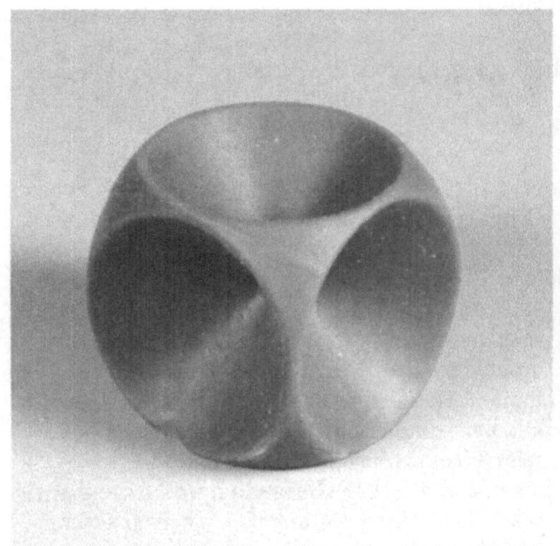

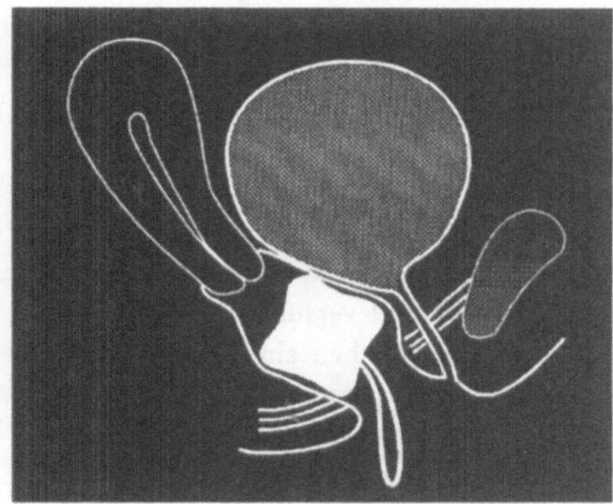

**Abb. 5.** Wirkungsweise des Arabin-Würfelpessars. (Nach Eberhard 1995)

**Abb. 4.** Arabin-Würfelpessar

Vaginalwänden und isoliertem Descensus uteri kann ein kleines Würfelpessar weit kranial in den Fornix vaginae plaziert werden (Abb. 5). Bei Zysto- und Rektozelen sind größere Würfelpessare erforderlich. Man beginnt die Behandlung mit einer Pessargröße, die leicht einführbar ist und im Stehen nicht herausfällt. Das Einführen wird durch die reichliche Anwendung von östrogenhaltiger Creme sehr erleichtert. Die Würfelpessare sind mit einem Rückholfaden oder einem Rückholband aus Silikon ausgestattet, so daß sie leicht zu extrahieren sind.

Die initiale Pessartherapie mit einem Würfelpessar sollte von einer Physiotherapie zur Kräftigung des Beckenbodens begleitet werden. In Intervallen von 1–2 Monaten kann auf ein kleineres Pessar gewechselt werden. Es ist davon auszugehen, daß durch das Würfelpessar ein ständiger Stimulus am M. levator ani in Analogie zur Anwendung von Vaginalkonen gesetzt wird;. man beobachtet nämlich bei Würfelpessarträgerinnen eine deutliche Kräftigung der Beckenbodenmuskulatur. Durch die Kombination mit der lokalen Östrogenisierung baut sich ein hohes Scheidenepithel mit guter Vaskularisation auf. Häufig kommt es nach mehrmonatiger Anwendung zu einer derartigen Stabilisie-

rung des Beckenbodens, daß auch ohne Pessar kein Prolaps mehr eintritt. Bei persistierendem Prolaps kann entweder die Pessartherapie auf unbegrenzte Dauer fortgesetzt werden oder es schließt sich eine operative Korrektur an, die durch die lange Vorbehandlung dann optimale Voraussetzungen vorfindet.

Bei den typischen Atrophien des Vaginalepithels bei Patientinnen mit *ausgeprägtem Deszensus oder Prolaps* ist die operative Therapie ohne Vorbehandlung ungünstig. Auch bei Drängen der Patientin oder des zuweisenden Arztes muß die mehrwöchige Vorbehandlung mit einer Pessar-Östrogencreme-Vorbehandlung dringend empfohlen werden.

Gelegentlich beobachtet man auch beim Würfelpessar eine gute Wirksamkeit bei Streßharninkontinenz, wenn nämlich die Würfelkante ähnlich wie ein Urethrapessar den zystourethralen Übergang eleviert und den retrovesikalen Winkel $\beta$ verkleinert. Andererseits kann gerade mit Würfelpessaren durch die Aufhebung eines Quetschhahnphänomens bei ausgeprägter Senkung eine bis dahin larvierte Streßharninkontinenz manifest werden und der Patientin erhebliche Beschwerden bereiten. In diesen Fällen muß versucht werden, entweder durch ein größeres Pessar eine stärkere Elevation herbeizuführen oder durch ein Urethrapessar eine Besserung der Inkontinenz zu erreichen.

Nicht alle anatomischen Gegebenheiten sind jedoch auch bei optimaler Auswahl eines Pessartyps erfolgreich zu beherrschen. Gerade bei voroperierten Patientinnen findet man häufig Befundkonstellationen, die einer sinnvollen Pessartherapie kaum zugänglich sind (z.B. enger Introitus mit weitem Scheidenblindsack und Zystorektozele). Auch in diesen Fällen sollte jedoch unbedingt versucht werden, zumindest für wenige Wochen eine Östrogenvorbehandlung bis zur operativen Korrektur einzusetzen.

Blasenentleerungsstörungen sind in der Gynäkologie häufig auf ein *Quetschhahnphänomen bei Prolaps* zurückzuführen. Durch die Einlage eines geeigneten Pessars (in der Regel Würfelpessar) kann häufig die Blasenentleerungsstörung behoben werden.

Empirische Erfahrungen zur Pessartherapie sind vielfältig. Demgegenüber fehlen kontrollierte Studien zur erfolgreichen Pessartherapie. Ein wesentlicher Grund dafür ist sicher die nur sehr schwer durchzuführende Standardisierbarkeit der Methode. Erfolg und Mißerfolg der Behandlungsmethode sind extrem von der optimalen Anpassung des Pessartyps, der Pessargröße und dem individuellen Befund abhängig. Dies dürfte ein wesentlicher Grund für das Fehlen entsprechender Studien sein.

## Literatur

Eberhard J, Pescatore P, Geissbühler V (1994) Pessartherapie in der Urogynäkologie. Kontinenz 3:224

Eberhard J, Schär G (1991) Gynäkologische Urologie. Gynäk Rdsch [Suppl 1] 31:1

Gotved H (1983) Harninkontinenz ist überwindbar (Übungen für den Beckenboden). Hippokrates, Stuttgart

Heidler H, Casper F, Thüroff JW (1987) Urethral closure under stress conditions: contribution and relative share of intraurethral and periurethral striated muscles. Neurourol Urodyn 6:151

Krahmann H, Kaltenbach FJ (1986) Krankengymnastik bei Senkungszuständen des weiblichen Genitales. Pflaum, München

Schünemann E (1991) Behandlung der Streßharninkontinenz der Frau mittels intensivierter krankengymnastischer Übungsbehandlung des Beckenbodens. Eine klinische und urodynamische Untersuchung. Inaugural-Dissertation, Universität Düsseldorf

Schüssler B, Laycock J, Norton P, Stanton S (1994) Pelvic floor reeducation. Springer, Berlin Heidelberg New York Tokyo

Schwenzer T (1988) Behandlung der Streßharninkontinenz der Frau durch Training der Beckenbodenmuskulatur. Urologe [B] 28:13–16

Schwenzer T (1990) Nichtoperative Therapie der Streßharninkontinenz. In: Wulf K-H, Schmidt-Matthiesen H (Hrsg) Klinik der Frauenheilkunde und Geburtshilfe, 2. Aufl, Bd IX. Urban & Schwarzenberg, München Wien Baltimore, S 73

# Medikamentöse Therapie der Harninkontinenz

D. Schultz-Lampel und J. W. Thüroff

**MERKE:**

1. Die medikamentöse Therapie der Harninkontinenz hat 3 Angriffsstrategien, über die der Pathomechanismus der Harninkontinenz beeinflußt werden kann:
   - Detrusorinhibition,
   - Sphinktertonisierung,
   - zentralnervöser Angriff,

2. Dranginkontinenz und Reflexinkontinenz sind die Domäne der medikamentösen Inkontinenztherapie.

3. Die hierbei verwendeten Medikamente hemmen über unterschiedliche Wirkmechanismen die Destrusoraktivität:
   - Anticholinergika[1],
   - Kalziumantagonisten,
   - Spasmolytika[2],
   - $\beta$-2-Agonisten,
   - trizyklische Antidepressiva,
   - Prostaglandininhibitoren.

4. Die Ansprechrate der Medikamente ist bei den Patienten individuell verschieden und liegt zwischen 60 und 70 %. Kombinationen von Medikamenten einzelner Stoffgruppen können den therapeuthischen Effekt erhöhen. In bis zu 40 % muß mit einem Plazeboeffekt gerechnet werden.

5. Wegen der unerwünschten Nebenwirkungen in bis zu 80 % der Fälle ist die Langzeitcompliance der Patienten häufig schwierig.

6. Bei Streßinkontinenz ist die medikamentöse Therapie leichteren Formen vorbehalten. Die Operation bleibt Therapieform der Wahl.

## Einleitung

Harninkontinente Patienten bilden mit einer Inzidenz von 2–5 % der Gesamtbevölkerung ein großes diagnostisches und therapeutisches Krankengut (Melchior 1991).

Auf eine Störung der Speicherfunktion des unteren Harntrakts deutet eine klinische Symptomatik mit Pollakisurie ohne Restharnbil-

---

[1] Medikamente mit der größten klinischen Relevanz.
[2] Medikamente mit der größten klinischen Relevanz.

dung, imperativem Harndrang, Nykturie oder Enuresis sowie Harninkontinenz hin. Pathophysiologisch sind 3 Ursachen zu differenzieren:

- Blasenhypersensitivität,
- Detrusorhyperaktivität,
- Sphinkterinsuffizienz.

Für eine erfolgreiche Therapie ist die genaue Diagnostik unabdingbar, bei der die Drangsymptomatik bzw. die Harninkontinenz genau definiert wird (Schultz-Lampel u. Thüroff 1992). Sie sollte in Form einer Stufendiagnostik erfolgen (s. Übersicht). Dabei spielt die urodynamische Untersuchung vorzugsweise als Videourodyna-

---

**Stufendiagnostik der Harninkontinenz**

1. Anamnese
2. Miktionstagebuch
3. Klinische Untersuchung (inklusive gynäkologischer und neurologischer Status)
4. Urinanalyse
5. Serumchemie
6. Sonographie
7. Uroflow
8. Urologische Radiologie (IVP, MCU, laterales Zystogramm, Doppelballon-Urethrographie)
9. Urethrozystoskopie
10. Urodynamik (Zystometrie, Miktiometrie, Urethradruckprofil)
11. Weiterführender Neurostatus

---

mik mit simultaner Miktionszystourethrographie die zentrale Rolle. Anamnestisch geben 58 % der Patienten eine Streßinkontinenz mit Urinverlust bei körperlicher Belastung und 42 % eine mit Harndrang verbundene Inkontinenz an. Nach der urodynamischen Untersuchung muß in 32 % der Fälle die klinische Diagnose korrigiert werden (Jonas u. Heidler 1982). In 20 % liegt eine Kombinationsinkontinenz vor. Die Unterscheidung zwischen einer *blasenbedingten* (Blasenhypersensitivität, Detrusorhyperaktivität) und einer *schließmuskel-*

*bedingten Inkontinenz* (Sphinkterinsuffizienz) ist deshalb so entscheidend, weil die Detrusorhyperaktivität Domäne der konservativen Therapie ist und sich durch einen operativen Eingriff eher verschlimmern kann, während die Sphinkterinsuffizienz eine Domäne der operativen Inkontinenztherapie darstellt.

Je nach urodynamischer Klassifikation der Inkontinenz werden unterschiedliche therapeutische Maßnahmen erforderlich. Die medikamentöse Therapie steht neben Miktionstraining und Beckenbodentraining an erster Stelle der Stufentherapie der Harninkontinenz. Grundlage der medikamentösen Behandlung ist die Modulation des Funktionszustandes der Muskulatur von Detrusor und Sphinkterapparat. Dies kann indirekt über einen Angriffspunkt an der Innervation oder direkt durch Beeinflussung der Kontraktilität der Muskelzelle erfolgen.

Die Muskulatur des Speicherorgans Harnblase besteht ausschließlich aus den glatten Muskelzellen des Detrusors und wird über den sakralen Parasympathikus (S2–S4) cholinerg und den thorakalen Sympathikus (TH10–L2) β-adrenerg innerviert. Der Schließmuskelapparat besteht aus der glatten Muskulatur von Blasenhals und glattmuskulärem Sphincter internus urethrae, die motorisch durch Alpharezeptoren des Sympathikus (TH10–L2) innerviert werden, und aus der quergestreiften Muskulatur von Sphincter urethrae externus und Beckenboden, die vom somatischen N. pudendus innerviert werden, der den Vorderhornzellen des Sakralmarkes (S2–S4) entspringt. Voraussetzung für die Harnkontinenz ist eine intakte Innervation des unteren Harntraktes.

Die Pharmakotherapie ist als Monotherapie oder adjuvante Therapie in Kombination mit anderen Behandlungsformen in erster Linie zur Behandlung der Detrusorhyperaktivität geeignet. Hierbei ist der Ansatzpunkt die Beeinflussung der glattmuskulären Kontraktilität des Detrusors. Das Ansprechen der Symptome ist je nach Pharmakagruppen, je nach Indikationen und interindividuell verschieden. Wie zahlreiche Studien belegen, ist das Behandlungsergebnis wesentlich von Ätiologie und Pathophysiologie der Drangsymptomatik abhängig.

Die Funktion des Schließmuskelapparates ist durch die pharmakologische Therapie nur in geringem Maße beeinflußbar. Patienten mit einer Streßinkontinenz, d. h. einem Urinverlust bei körperlicher Belastung, müssen daher bei höheren Graden der Inkontinenz in der Regel operativ versorgt werden.

## Medikamentöse Therapie von Reizblase, Dranginkontinenz und neurogener Detrusorhyperreflexie

Ursache einer sog. *Reizblase* kann eine pathologisch gesteigerte Sensitivität (sensorische Urge) oder Kontraktilität (motorische Urge) der Blase sein. Beide Formen können bei imperativem Harndrang bis hin zum unfreiwilligen Harnverlust führen (sensorische und motorische Urge-Inkontinenz). Urodynamisch ist die *sensorische* Drangsymptomatik durch einen sehr früh registrierten Harndrang bei kleiner funktioneller Blasenkapazität ohne Auftreten von Detrusorkontraktionen gekennzeichnet, während bei der *motorischen* Drangsymptomatik bei gleicher Symptomatik unwillkürliche Detrusorkontraktionen auftreten.

Vor der medikamentösen Therapie einer sensorischen Urge müssen Primärpathologien wie eine infravesikale Obstruktion, ein tiefer Harnleiterstein, Tumoren von Blase und Prostata oder intravesikale Fremdkörper ausgeschlossen werden. Eine sensorische Urge ist typisches Symptom bei interstitieller Zystitis, Carcinoma in situ der Blase, Radiozystitis und postmenopausalem Östrogenmangel. Abgesehen von den Möglichkeiten, einen Östrogenmangel therapeutisch hormonell zu substituieren (Salmon et al. 1941; Strittmayer et al. 1991), sind die Erfolge der konservativen Behandlung einer sensorischen Drangsymptomatik meist wenig zufriedenstellend, da zur Zeit noch keine pharmakologische Möglichkeit der selektiven Beeinflussung der sensiblen Innervation besteht.

Anders sieht es dahingegen für die Therapie der *Detrusorhyperaktivität* aus. Prinzipiell stehen zur Behandlung der Detrusorhyperaktivität Anticholinergika und Beta-2-Adrenergika (neurotrope Spasmolytika) sowie myotrope Spasmolytika zur Verfügung. An weiteren Stoffgruppen sind Kalziumantagonisten, trizyklische Antidepressiva, Prostaglandininhibitoren und verschiedene Kombinationspräparate eingesetzt worden (Tabelle 1). Ziel aller dieser Medikamentengruppen ist die Hemmung der Detrusorkontraktilität (Caine 1984). Dies erklärt,

**Tabelle 1.** Pharmaka mit relaxierender (spasmolytischer) Wirkung auf den Detrusor

| Pharmakon | Dosierung |
|---|---|
| **Anticholinergika** | |
| *Sekundäre Amine* (Absorption ~100%) | |
| Terodilin[a] | 1- bis 2mal 12,5 mg |
| *Tertiäre Amine* (Absorption ~100%) | |
| Oxybutynin | 2- bis 3mal  5 mg |
| Propiverin | 2- bis 3mal 15 mg |
| *Quarternäre Amine* (Absorption ~10%) | |
| N-butyl-Scopolamin | 3- bis 5mal 10– 20 mg |
| Methanthelin | 3- bis 4mal 50–100 mg |
| Propanthelin | 3- bis 4mal 15– 30 mg |
| Emepronium | 3mal 200 mg |
| Trospium | 3mal 5–15 mg |
| | |
| **Myotrope Spasmolytika** | |
| Flavoxat | 3- bis 4mal 200 mg |
| | |
| **Kalziumantagonisten** | |
| Terodilin[a] | 1- bis 2mal 12,5 mg |
| | |
| **Beta-2-Agonisten** | |
| Isoprenalin | 4mal 0,1–0,2 mg |
| Salbutamol | 3- bis 4mal 2–4mg |
| Terbutaline | 2- bis 3mal 2,5 mg |
| Clenbuterol | 1- bis 3mal 0,01 mg |
| | |
| **Trizyklische Antidepressiva** | |
| Imipramin | 10 mg–50 mg |
| | |
| **Prostaglandinsynthesehemmer** | |
| Indometacin | 2- bis 3mal 25 mg |
| Flurbiprofen | 3- bis 4mal 50 mg |
| Diclofenac | 2- bis 3mal 50 mg |

[a] Seit August 1991 aus dem Handel gezogen.

warum die Drangsymptomatik infolge Detrusorhyperaktivität besser beeinflußbar ist als bei reiner sensorischer Drangsymptomatik. Da die Patienten sehr individuell auf verschiedene Medikamente ansprechen, ist ein probatorisches Wechseln innerhalb einer Stoffgruppe bei Nichtansprechen der ersten Medikation durchaus sinnvoll. Ebenso können Kombinationen von Medikamenten unterschiedlicher Stoffgruppen den therapeutischen Effekt erhöhen (z. B. myotrope Spasmolytika mit Anticholinergika).

Eine gute (>50%) bis exzellente (>75%) Unterdrückung der Symptome wird im allgemeinen bei 60–70% der Patienten erreicht. Der beste Effekt ist bei der Behandlung der neurogenen Detrusorhyperreflexie zu erzielen. Auftretender Restharn wird dabei mittels intermittierendem Katheterismus entfernt. Bei idiopathischer Detrusorinstabilität, Enuresis nocturna sowie sensorischer Drangsymptomatik sind die Ergebnisse weniger konstant. In 30–40% muß mit einem Plazeboeffekt gerechnet werden.

Die Pharmakotherapie sollte immer im Zusammenhang mit einem Miktionstraining durchgeführt werden. Dieses zielt darauf ab, Kontinenz durch Wiederherstellung der zentralvervösen Kontrolle über die Funktionen des unteren Harntraktes und Wiedererlernen eines normalen Miktionsverhaltens zu erreichen.

## Anticholinergika

Anticholinergika sind heute die wichtigsten Medikamente zur Detrusorrelaxation. Sie wirken als Blocker von Muscarinrezeptoren und/oder Nikotinrezeptoren. Vor allem die Blocker der muscarinartigen Rezeptoren werden zur Behandlung der Detrusorhyperaktivität eingesetzt. Der klassischen Blocker der Muscarinrezeptoren sind das Atropin und die sich davon ableitenden Belladonnaalkaloide. Die Anticholinergika dieser Gruppe wirken über eine kompetitive Hemmung der Acetylcholinrezeptoren am postganglionären parasympathischen Rezeptor. Zahlreiche Untersuchungen (Cardozo

et al. 1987; Diokno et al. 1972; Madersbacher u. Jilg 1990; Ritch et al. 1977; Riva u. Casolati 1984; Thüroff et al. 1991; Zeegers et al. 1987) konnten die inhibitorische Wirkung von Atropin und seiner Derivate auf unwillkürliche Kontraktionen der Blasenmuskulatur unterschiedlicher Ätiologie nachweisen.

Die im urologischen Bereich eingesetzten Anticholinergika unterscheiden sich in sekundäre, tertiäre und quarternäre Amine (s. Tabelle 1). Sekundäre und tertiäre Amine werden nahezu vollständig enteral absorbiert und sind somit oral zuverlässig wirksam. Therapeutisch am häufigsten eingesetzt werden Parasympatholytika wie Oxybutynin, Propiverin und Trospiumchlorid, die neben der anticholinergen auch gleichzeitig eine spasmolytische und lokalanästhetische Wirkung haben. Zahlreiche Studien belegen die signifikante Verbesserung von urodynamischen Parametern und subjektiven Beschwerden nach oraler Therapie mit 2- bis 3mal 5 mg/Tag Oxybutynin. In einer randomisierten multizentrischen Doppelblindstudie, in der die Wirkung von Oxybutynin gegen Propanthelin und Plazebo bei Patienten mit Detrusorhyperaktivität verglichen wurde, wurde eine Steigerung der Blasenkapazität unter Oxybutynin von 33% erzielt, unter Propanthelin um 18% und unter Plazebo um lediglich 9%. Die Harndrangsyptomatik wurde unter Oxybutynin bei 58% der Patienten gebessert, unter Propanthelin bei 45% und unter Plazebo bei 43% (Thüroff et al. 1991). In einer Studie von Moisey et al. (1980) mit 2mal 5 mg/Tag Oxybutynin zeigten 17 von 23 Patienten eine Verbesserung der Symptome und 9 von 23 objektive urodynamische Verbesserungen. Mit Trospiumchlorid in einer Dosierung von 2mal 20 mg/Tag konnten bei der Mehrzahl von querschnittsgelähmten Patienten mit Detrusorhyperreflexie eine Erhöhung der Blasenkapazität, eine ausgeprägte Senkung des Detrusordruckes sowie eine Erhöhung der Compliance erzielt werden (Madersbacher et al. 1991). In einer plazebokontrollierten Multizenterstudie mit Trospiumchlorid versus Oxybutynin bei Patienten mit neurogenen Blasenfunktionsstörungen zeigte sich Trospiumchlorid ebenso wirksam wie Oxybutynin bei einer niedrigeren Nebenwirkungsrate. Auftretender Restharn wurde durch intermittierenden Katheterismus entleert (Stöhrer et al. 1992). Bei Harndrangsymptomatik aufgrund einer Detrusorhyperaktivität erzielen Anticholinergika infolge einer Erhöhung der funktionellen Blasenkapazität, einer Unterdrückung ungehemmter Detrusorkontraktionen und einer Reduktion des Harndranges einen 60–70%igen Behandlungserfolg. Allerdings können je nach Präparat bei bis zu 80% der Patienten Nebenwirkungen wie Mundtrockenheit auftreten, die teilweise bei Dosisreduktion oder innerhalb des ersten Behandlungsmonats abklingen. Weitere Nebenwirkungen wie Akkomodationsstörungen, Übelkeit, Obstipation, Blasenentleerungsstörungen und Tachykardie erklären sich als systemische anticholinerge Wirkung. In bis zu 10% der Fälle kommt es infolge der Nebenwirkungen zum Therapieabbruch.

*Kontraindikationen* sind aufgrund der Nebenwirkungen vor allem Engwinkelglaukom, Tachyarrhythmie, Herzinsuffizienz, gastrointestinale oder subvesikale Obstruktionen.

## Kalziumantagonisten

In vitro zeigen Kalziumantagonisten wie Nifedipin oder Verapamil eine Verminderung der Kontraktilität glatter Muskelzellen vornehmlich im kardiovaskulären System. Für die Kontraktion der Muskelzelle sind intrazellulär frei verfügbare Kalzium-Ionen notwendig, die durch Einstrom von Kalzium in die Zelle durch die Kalzium-Kanäle der Zellmembran oder durch Mobilisation von Kalzium aus intrazellulären Speichern wie dem sarkoplasmatischen Retikulum und den Mitochondrien bereitgestellt werden können. Kalziumantagonisten blockieren den Einstrom von extrazellulärem Kalzium in die Zelle im Bereich der Kalziumkanäle und hemmen so die Kontraktilität. Die gute Wirksamkeit auf die Blasenmuskulatur in vitro wird jedoch in der klinischen Anwendung nicht erzielt.

Mit Terodilin, einer anticholinerg und kalziumantagonistisch wirksamen Substanz, konnte in einer Dosierung von 1- bis 2mal 12,5 mg/Tag bei bis zu 90% der Patienten sowohl eine Besserung der subjektiven Beschwerden als auch der objektiven Parameter in der Zystometrie nachgewiesen werden wie Senkung der Amplitude ungehemmter Detrusorkontraktionen und Erhöhung der Blasenkapazität (Rud et al. 1980). Dieser Effekt des Terodilin wurde vornehmlich durch die anticholinerge Wirkung und weniger durch den kalziumantagonistischen Mechanismus erklärt. Da zwischen 1988 und 1991 unter Terodilin-Medikation 26 Fälle von Torsades de Pointes, einer seltenen Form der ventrikulären Tachyarrhythmie auftraten, die in 10 Fällen zum Tod der Patienten führten, wurde Terodilin im August 1991 *aus dem Handel genommen*. Wahrscheinlich ist der kalziumantagonistische Effekt in Verbindung mit einer Kumulation bei einer Halbwertszeit von 60 h als Ursache für die Auslösung der ventrikulären Tachyarrhythmien anzusehen.

## Myotrope Spasmolytika

Spasmolytika vom Typ des Papaverin setzen direkt an der glatten Muskelzelle an und mindern ihre Kontraktiltät durch eine Senkung der intrazellulär verfügbaren Kalziumkonzentration. Sie hemmen die Phosphodiesterase der Zelle, die den Abbau von zyklischem AMP (c-AMP) kontrolliert, das seinerseits für den Transport von intrazellulär verfügbarem Kalzium in intrazelluläre Speicher verantwortlich ist. Steigende Konzentrationen von zyklischem AMP bewirken so einen Entzug von intrazellulär verfügbarem Kalzium und damit eine Verminderung der Kontraktilität der glatten Muskelzelle durch Beeinflussung der elektromechanischen Kopplung. Als muskulotropes Relaxans kommt Flavoxat für den unteren Harntrakt in einer Dosierung von 3- bis 4mal 200 mg/Tag zur Anwendung, welches zusätzlich zu seinen relaxierenden Eigenschaften eine geringe anticholinerge und lokalanästhetische Wirkung hat.

Bei Frauen mit irritativer Blasensymptomatik konnten eine Reduktion des intravesikalen Druckes, eine Vergrößerung der Blasenkapazität und ein verspätetes Einsetzen des Harndranges mit Reduktion der irritativen Symptome ohne wesentliche Restharnbildung nachgewiesen werden (Jonas et al. 1979). Nebenwirkungen treten selten auf und sind dann meist auf die anticholinerge Wirkkomponente zurückzuführen.

## Beta-2-Agonisten

Alternativ zur Beeinflussung des Parasympathikus kann auch die sympathische Neurotransmission zur Therapie der Detrusorhyperaktivität moduliert werden. Über Beta-2-Rezeptoren wird physiologischerweise ein relaxierender Effekt auf die glatte Muskulatur von Gefäß- und Bronchialmuskulatur vermittelt. Beta-2-Agonisten aktivieren durch Enzyminduktion das Enzym Adenylatzyklase, das ATP in zyklisches AMP umwandelt. Erhöhte Konzentrationen von zyklischem AMP führen wiederum zur Verschiebung von verfügbarem Kalzium in intrazelluläre Speicher und damit zur Abnahme der Muskelkontraktilität. Nachdem auch in der Blase Beta-2-Rezeptoren nachgewiesen wurden, lag es nahe, solche Medikamente, die normalerweise als Antiasthmatika im Handel sind, zur Steigerung der Blasenkapazität einzusetzen (s. Tabelle 1).

Eine klinische Besserung der Urge-Symptomatik konnte bei einigen Patienten mit Terbutalin erzielt werden. Nach einer 5-wöchigen Therapie mit der oralen Gabe von Clenbuterol in einer Dosierung von 0,03–0,04 mg/Tag konnte bei Frauen mit Detrusorhyperaktivität eine objektive Beseitigung oder deutliche Abnahme der Detrusorkontraktionen in 76 % und eine subjektive Besserung der Symptomatik in 79 % der Fälle erzielt werden, wobei 55 % der Patienten eine völlige Heilung ihrer Beschwerden angaben (Grünberger u. Geier 1982). Eine Anwendung auf breiter Basis hat sich jedoch wegen Nebenwirkungen wie Tachykardie, ventriku-

lären Herzrhythmusstörungen, Unruhe und pektanginösen Beschwerden nicht durchgesetzt.

## Trizyklische Antidepressiva

Der Wirkmechanismus des Imipramin besteht aus einer Kombination von zentralnervöser, anticholinerger und alpha-adrenerger Effekte, so daß die Substanz theoretisch sowohl bei Dranginkontinenz als auch bei Streßinkontinenz eingesetzt werden könnte. Imipramin beeinflußt die Funktion des unteren Harntraktes durch eine Kombination mehrerer Wirkmechanismen. Im Vordergrund steht dabei der alpha-adrenerge Effekt, der über eine Blockade des aktiven Rücktransports von Noradrenalin in die Speicher der präsynaptischen Nervenendigung zu einer Erhöhung des urethralen Verschlußdruckes führt. Für den Einsatz zur Therapie der Detrusorinstabilität kann der zusätzliche muscarinartige anticholinerge Effekt genutzt werden. Neben den genannten Wirkmechanismen hat Imipramin einen zentralnervösen Effekt und wahrscheinlich einen direkt muskelrelaxierenden Effekt. Eine Abnahme der Blasenkontraktilität, Erhöhung der Blasenkapazität und Erhöhung des Auslaßwiderstandes kann bei 60 % der Patienten erzielt werden. Als Dosierung von Imipramin wird eine einschleichende Gabe von zunächst 25 mg/Tag mit Steigerung jeden dritten Tag um 25 mg bis zu einer Gesamtdosis von 150 mg/Tag (bei älteren Patienten nur die Hälfte) oder bis zum Erzielen der Kontinenz oder Auftreten von Nebenwirkungen empfohlen. Die Wirkung setzt in der Regel nach 3–5 Tagen ein. Wegen des additiven Effekts von Imipramin und Anticholinergika empfehlen einige Untersucher eine Kombination von Imipramin und Propanthelin zur Behandlung der Detrusorinstabilität. Ob Therapieerfolge dabei auf die anticholinerge, alpha-adrenerge oder zentrale Wirkung zurückgeführt werden können, ist letztlich nicht geklärt.

Jahrelang wurde Imipramin zur Therapie der Enuresis eingesetzt. Wegen der bereits in therapeutischer Dosierung auftretenden und zum Teil schwerwiegenden zentralnervösen und kardialen Nebenwirkungen bis hin zum Todesfall sollte die Therapie mit Imipramin jedoch nur unter strenger Indikationsstellung erfolgen (Labay u. Boyarski 1973). Die Anwendung bei *Kindern* gilt mittlerweile als *obsolet*. Weitere mögliche *Nebenwirkungen* sind Allergien, Hautrötung, Leberschäden, Verschlußikterus, Agranulozytose, Müdigkeit, Schwäche, Tremor, Sedierung und Hypotonie.

## Prostaglandininhibitoren

Prostaglandine (vor allem PGF2-$\alpha$) können Detrusorkontraktionen auslösen. Ob die Wirkung der Prostaglandine über einen direkten Angriff an der Muskelzelle oder über spezifische Rezeptoren erfolgt, ist nicht völlig geklärt, die Reaktion über prostaglandinspezifische Rezeptoren jedoch wahrscheinlich. Unter der Annahme, daß Prostaglandine an der Entstehung sowohl der neurogenen als auch der idiopathischen Detrusorhyperaktivität beteiligt sein könnten, wurden eine Reihe von Prostaglandinsynthesehemmern zur Therapie des instabilen Detrusors eingesetzt. Die meisten Prostaglandinsynthesehemmer fallen in die Klasse der nichtsteroidalen Antiphlogistika (s. Tabelle 1). Von subjektiven Verbesserungen der Symptome Pollakisurie, Urge und Urgeinkontinenz bei Patienten mit Detrusorinstabilität wurde mit Indomethacin (50–100 mg/Tag) und Flurbiprofen (3mal 50 mg/Tag) berichtet (Cardozo et al. 1980).

Etwa 50 % der Patienten hatten *Nebenwirkungen* wie Übelkeit, Erbrechen, Kopfschmerzen, Magenschmerzen, Obstipation und Hautrötung, die zum Teil so stark ausgeprägt waren, daß die Indikation zum Einsatz der Prostaglandininhibitoren sehr zurückhaltend gesehen werden sollte.

## Östrogene

Postmenopausaler Östrogenmangel führt zu Epithelatrophie von Vagina, Urethra und Vulva und kann Ursache einer Reizblasensymptomatik sein. Eine lokal oder systemisch angewandte Östrogensubstitution (z. B. Östriol einmal 1 mg/Tag) bewirkt eine erhöhte Proliferationsrate des Epithels und kann eine Linderung der Symptomatik bewirken. Ein weiterer Effekt der Östrogentherapie ist eine verstärkte Kongestion der subepithelialen urethralen Venenpolster, die eine geringgradige Streßinkontinenz-Komponente positiv beeinflussen kann.

## Medikamentöse Therapie der Streßinkontinenz

In der medikamentösen Therapie der Streßinkontinenz sind lediglich die vaskuläre und die glattmuskuläre Komponente des Harnröhrenverschlusses einem Therapieansatz zugänglich. Medikamente, die den Blasenauslaß tonisieren, können leichtere Formen der Streßinkontinenz günstig beeinflussen. Ergänzend zur medikamentösen Therapie sollten bei geringergradiger Streßinkontinenz immer auch physikalische Verfahren zum Training der quergestreiften Sphinkter- und Beckenbodenmuskulatur (z. B. Beckenbodentraining, Vaginalkonen, vaginale Elektrostimulation) eingesetzt werden.

## Alpha-Sympathomimetika

alpha-Adrenergika sind aufgrund der sympathischen Innervation von Blasenhals und Harnröhre mit alpha-Rezeptoren in der Lage, die glattmuskuläre Komponente des urethralen Sphinktermechanismus zu tonisieren. Medikament der Wahl ist Midodrin, das in einer Dosierung von 3mal 5 mg/Tag angewandt wird.

Limitierend in der Anwendung sind die beschränkte Wirkdauer und die in höherer Dosierung auftretenden *Nebenwirkungen* wie Piloarrektion, Blutdrucksteigerung und Tachykardie.

Bei kardiovaskulären Risiken bedarf der Einsatz von Alphaadrenergika einer strengen Indikationsstellung (Kieswetter et al. 1983).

## Östrogene

1941 wurde erstmals von Salmon, Walter u. Geist über den Einsatz von Östrogenen in der Behandlung der Streßinkontinenz berichtet. Premarin in einer Dosis von 2,5 mg/Tag verringert die Streßinkontinenz und erhöht den urethralen Verschlußdruck. Der Effekt wird einer Proliferation des Harnröhrenepithels, einer submukösen Kongestion und einer gesteigerten Sensitivität von Alpharezeptoren auf endogene Katecholamine zugeschrieben, so daß es zur Rückbildung der postmenopausalen atrophen Urethritis kommen kann. Ähnliche Erfolge werden unter 10-tägiger Östrioltherapie (6 mg/Tag) gesehen.

Der Effekt konnte durch die zusätzliche Gabe von alpha-Adrenergika potenziert werden. Die Therapie mit 4 mg/Tag Östradiol und 8 mg/Tag Östriol bewirkte bei 30 % der Frauen mit Streßinkontinenz eine geringe, jedoch statistisch signifikante Erhöhung des maximalen Verschlußdruckes. Eine subjektive Verbesserung war sogar bei 70 % der Patienten festzustellen. Die Präparationen der Östrogene ermöglichen eine orale, parenterale (z. B. Pflaster) und lokale Verabreichung in Form von Vaginalcremes, Ovula oder Tabletten.

Mögliche *Langzeitfolgen* der Therapie müssen beachtet werden. So können hohe Östrogendosen bei gegebener Prädisposition Kofaktoren der Ausbildung eines Endometriumkarzinomes sein. Daher sollte die Dosierung so niedrig wie möglich gehalten werden. Bewährt hat sich Östriol in einer Dosierung von 1-3 mg/Tag. Von guten Erfolgen bei der Anwendung einer 2 mg Östriol enthaltenden Vaginalcreme wird berichtet (Strittmatter et al. 1991). In dieser Dosierung treten *Nebenwirkungen* wie Wasserretention, Kopfschmerzen oder Postmenopausenblutungen nur selten auf. *Kontraindiziert* sind Östrogene bei hormonabhängigen Uteruskarzinomen und Mammakarzinomen, bei schweren Leberfunktionsstörungen, Fettstoffwechselstörungen, Thromboseneigung und Schwangerschaft.

## Medikamentöse Therapie der Überlaufinkontinenz

Zur Therapie einer Überlaufinkontinenz bei funktioneller subvesikaler Obstruktion (Detrusor-Sphincter-internus-Dyssynergie) kommt der Alpha 1- und Alpha-2-Blocker Phenoxybenzamin zur Relaxierung des glattmuskulären Sphincter internus urethrae zur Anwendung. Seit Jahrzehnten wird Phenoxybenzamin bei Kindern in der Therapie von sekundärem vesikorenalem Reflux und von Blasenentleerungsstörungen bei Meningomyelozele verwendet. Karzinogene Eigenschaften, wie sie in Rattenversuchen gefunden wurden, traten bislang bei Menschen auch bei Langzeitanwendung nicht auf. Kardiovaskuläre Nebenwirkungen wie Hypotonie und reflektorische Tachykardie können bei einschleichender Dosierung (2- bis 3mal 5 mg bis 2- bis 3mal 10 mg/Tag) minimiert werden. Mit dem Einsatz selektiver Alpha 1-Blocker wie Prazosin (2- bis 3mal 1-4 mg/Tag) oder Terazosin gelingt es, kardiovaskuläre Nebenwirkungen weiterhin zu reduzieren (Anderson et al. 1981) (Tabelle 2).

**Tabelle 2.** Pharmaka zur Senkung des Blasenauslaßwiderstandes

| Pharmakon | Dosierung |
| --- | --- |
| **Alpha-Rezeptoren-Blocker** | |
| Phenoxybenzamin | 2- bis 3mal 5-10 mg |
| Prazosin | 1- bis 3mal 1-2 mg |
| Terazosin | 1-5 mg |
| Doxazosin | 1mal 1-4 mg |
| Indoramin | 2- bis 4mal 25-50 mg |
| Alfuzosin | 7,5-10 mg |
| | |
| **Antispastika** | |
| Baclofen | 3mal 5-25 mg |
| Dantrolen | 2mal 25 mg bis 4mal 50 mg |

# Schlußfolgerungen

---

**Stufentherapie der Drang- und Reflex-
inkontinenz**

1. Miktionstraining/Verhaltenstherapie
2. Medikamentöse Monotherapie
   (Anticholinergika, myotrope Spasmolytika)
3. Medikamentöse Kombinationstherapie
   (Anticholinergika plus Spasmolytika)
4. Elektrostimulation (Sakralforamensti-
   mulation)
5. Deafferentation plus Elektrostimulation
   (Vorderwurzelstimulation)
6. Blasenaugmentation/Blasensubstitution
7. Supravesikale Harnableitung (kontinen-
   ter Pouch)

---

Die Drang- und die Reflexinkontinenz stellen
die Hauptindikationen für die Pharmakotherapie der Harninkontinenz dar. Bei medikamentös unbeeinflußbarer Inkontinenz kommt
der Einsatz anderer Therapieformen in Betracht, die im Sinne einer Stufentherapie
schrittweise invasiver werden (s. Übersicht).
Eine höhergradige Streß-inkontinenz läßt sich
konservativ meist nicht zufriedenstellend behandeln. Hier sind Standard-Inkontinenzopera-
tionen angezeigt. Je nach operativem Zugangsweg lassen sich vaginale und abdominale Verfahren sowie Nadelsuspensionsplastiken unterscheiden.

Abdominale Verfahren und Nadelsuspensionsplastiken erzielen eine Erfolgsrate von
80–90 %, wenn diese Methoden als Erstbehand-
lung eingesetzt werden. Bei vaginalen Operationsverfahren werden dagegen nur Heilungsraten zwischen 36 und 42 % erzielt.

## *Literatur*


Andersson K-E, Ek A, Hedlung H, Mattiason A (1981)
Effects of prazosin on isolated human urethra and
in patients with lower motor neuron lesions. Invest
Urol 19:39–42

Caine M (1984) The pharmacology of the urinary
tract. Chapter 1: The autonomic pharmacology of
the urinary tract. Chapter 2: Non-autonomic drugs
acting on the urinary tract. Chapter 6: Pharmaco-
logical treatment of non-neurogenic voiding dys-
functions. Springer Berlin Heidelberg New York,
pp 5–30, 31–47, 100–134

Cardozo LD, Stanton SL, Robinson H, Hole D (1980)
Evaluation of flurbiprofen in detrusor instability.
Br Med J 280:281–282

Cardozo LD, Cooper D, Versi E (1987) Oxybutynin
chloride in the management of idiopathic detrusor instability. Neurourol Urodynam 6:256

Diokno AC, Hyndman CW, Hardy DA, Lapides J
(1972) Comparison of action of imipramine
(Tofranil) and propantheline (Probanthine) on detrusor contraction. J Urol 107:42–43

Grünberger A, Geier G (1982) Clenbuterol in der Behandlung pathologischer Harnblasenkontraktio-
nen. Geburtshilfe Frauenheilkd 42:266–268

Hohenfellner M, Schultz-Lampel D, Thüroff JW
(1993) Medikamentöse Therapie der Harninkontinenz. Kontinenz 2:154–160

Jonas U, Petri E, Kissal J (1979) The effect of flavoxate
on hyperactive detrusor muscle. Eur Urol 5:
106–108

Jonas U, Heidler H (1982) Physiologie und Pathophy-
siologie der Harnblase. In: Hohenfellner R, Zingg
EJ (Hrsg) Urologie in Klinik und Praxis, Bd 1.
Thieme, Stuttgart, S 46–54

Kieswetter H, Hennrich F, Englisch M (1983) Clinical
and urodynamic assessment of pharmacologic
therapy of stress incontinence. Urol Int 38:58–63

Labay P, Boyarski S (1973) The action of imipramine
on the bladder musculature. J Urol 109:385–387

Madersbacher H, Stöhrer M, Richter R, Giannetti BM,
Mürtz G (1991) Hochdosierte Applikation von
Trospiumchlorid zur Therapie der Detrusor-
hyperreflexie. Urologe A 30:260–263

Moisey CV, Stephenson TP, Brendler CB (1980) The
urodynamic and subjective results of treatment of
detrusor instability with oxybutynin chloride. Br J
Urol 52:472

Rashbaum M, Mandelbaum CC (1948) Non-operative
treatment of urinary incontinence in women. Am J
Obstet Gynecol 56:777–780

Ritch AES, Castleden CM, George CF, Hall MRP (1977)
A second look at emepronium bromide in urinary
incontinence. Lancet I: 504–506

Riva D, Casolati E (1984) Oxybutynin chloride in the
treatment of female idiopathic bladder instability.
Results from double blind treatment. Clin Exp Obstet Gynecol 11:37

Rud T, Andersson K-E, Ulmsten U (1980) Terodilene
inhibition of human bladder contraction. Effects
in vitro and in women with unstable bladder. Acta
Pharmacol Toxicol 46 [Suppl] 1:31–38

Salmon UJ, Walter RI, Geist SH (1941) The use of estrogen in the treatment of dysuria and incontinence in post – menopausal women. Am J Obstet Gynecol 42:845–851

Schultz-Lampel D, Thüroff JW (1992a) Medikamentöse Therapie der Harninkontinenz. Therapiewoche 42:3014–3022

Schultz-Lampel D, Thüroff JW (1992b) Harninkontinenz: anatomische und physiologische Grundlagen. Therapiewoche 42:3024–3030

Schultz-Lampel D, Thüroff JW (1993) Funktionelle Blasenentleerungsstörungen im Kindesalter. Sozialpädiatrie 15:350–356

Schultz-Lampel D, Hohenfellner M, Thüroff JW (1995) Urologische Inkontinenz. Klinikarzt 1/2/24:50–54

Stöhrer M, Bauer P, Giannetti BM, Richter R, Burgdörfer H, Mürtz G (1991) Effect of trospium chloride on urodynamic parameters in patients with detrusor hyperreflexia due to spinal cord injuries. Urol Int 47:138–143

Stöhrer M, Madersbacher H, Richter R, Burgdörfer H (1992) Trospium chloride versus oxybutynine: a randomized, double-blind, multicenter trial on the treatment of detrusor hyperreflexia. Abstract: International Continence Society, 22. annual meeting, Halifax, Canada, pp 466–468

Strittmayer HJ, Neises M, Melchert F (1991) Die Hormonbehandlung als konservative Therapie der Harninkontinenz der Frau. Vortrag auf dem 3. Kongreß der GIH, Wiesbaden

Thüroff JW (1989) Pain with upper tract urinary stones. In: Paulson DF (ed) Problems in urology, vol 3. Lippincott, Philadelphia, pp 196–205

Thüroff JW, Petri E (1983) Pharmakotherapie des unteren Harntraktes. In: Petri E (Hrsg) Gynäkologische Urologie. Thieme, Stuttgart, S 250–257

Thüroff JW, Frohneberg D, Petri E, Jonas U (1981) Therapie bei Reizblase und Harninkontinenz. Dtsch Med Wochenschr 7:215–217

Thüroff JW, Bunke B, Ebner A et al. (1991) Randomized, double blind, multicenter trial on treatment of frequency, urgency and incontinence related to detrusor hyperactivity: oxybutinin versus propantheline versus placebo. J Urol 145:813–817

Wall LL (1990) Diagnosis and management of urinary incontinence due to detrusor instability. Obstetr Gynecol Survey 45 [Suppl]: 1–47

Zeegers AGM, Kieswetter H, Kramer AEJL et al. (1987) Conservative therapy of frequency, urgency and urge incontinence: a double blind clinical trial of flavoxate hydrochloride, oxybutynin chloride, emepronium bromide and placebo. World J Urol 5:57

# Operative Behandlung der Harninkontinenz

# Standardisierte Operationsverfahren der Harninkontinenz

H. Kölbl

> **MERKE:**
>
> 1. Grundvoraussetzung für eine effiziente operative Therapie der Streßharninkontinenz ist eine exakte, präoperative urogynäkologische Funktionsdiagnostik.
> 2. Trotz mäßiger Heilungsraten, insbesondere schlechter Langzeitergebnisse, ist die vordere Plastik mit 62,5 % das im deutschen Sprachraum am häufigsten angewandte Verfahren in der Behandlung der weiblichen Streßharninkontinenz.
> 3. Auf Grund der guten Langzeitresultate stellt die abdominale Kolposuspension international anerkannt den „goldenen Standard" in der operativen Therapie der weiblichen Streßinkontinenz dar.
> 4. Jede neue Methode muß sich an der abdominalen Kolposuspension messen.
> 5. Beckenbodeninsuffizienz und Streßharninkontinenz bedürfen einer differenzierten Betrachtungsweise und Therapie.

## Einleitung

Im Jahre 1864 wurde erstmals von Baker u. Brown eine Operationsmethode zur Korrektur einer Streßharninkontinenz beschrieben. Die Operation bestand in einer Raffung des Gewebes unterhalb der Harnblase. Seither wurden mehr als 200 Operationen und Modifikationen entwickelt. Eine Standardisierung fällt schwer, geht man davon aus, daß selbst die ursprünglichen Techniken, ob vaginal oder abdominal, selbst von ihren Entwicklern über Jahre modifiziert wurden. Grundsätzlich werden vaginale von abdominalen oder kombiniert abdominovaginalen Techniken unterschieden.

## Vermeidung operativer Mißerfolge

Man kann grob 3 Situationen unterscheiden:

- Die Diagnose ist falsch, die Operation ungeeignet.
- Die Diagnose ist richtig, aber die Operation hat ganz einfach nicht zum gewünschten Erfolg geführt.
- Die Diagnose ist richtig und die Operation „zunächst erfolgreich", dennoch haben sich andere Probleme entwickelt.

### Diagnose falsch – Operation ungeeignet

Eine erneute Inkontinenz (Streßinkontinenz oder jede andere Inkontinenzform) ist immer dann zu erwarten, wenn bei Detrusorinstabilität oder einer höhergradigen Blasenentleerungsstörung als Primärdiagnose am Blasenhals operiert wurde [8, 23]. Es muß auch dann mit Operationsmißerfolgen gerechnet werden, wenn morphologische Auffälligkeiten, z.B. Divertikel, angeborene Fehlbildungen, ektope Harnleiter, Epispadien oder Fisteln nicht erkannt werden.

## Diagnose richtig – Operation jedoch erfolglos

Nachfolgend sind einige Gründe aufgelistet, die zu einer erfolglosen Primäroperation trotz korrekter Diagnose führen können:

- falsche Auswahl der Primäroperation,
- technische Fehler,
- Verwendung von unzureichendem Material,
- schlechte Gewebeverhältnisse,
- zu frühe postoperative Mobilisation,
- Urethralinsuffizienz.

Zu einer fehlerhaften Technik kann es aus einer Vielzahl von Gründen kommen. Gelegentlich ist es einfach nicht gelungen, den Blasenhals ausreichend zu unterstützen oder zu elevieren. Dies ist z.B. dann der Fall, wenn Nähte falsch plaziert wurden. So kann es zur Fistelbildung führen, wenn z.B. im Rahmen einer vaginalplastischen Operation die Nähte der Urethra zu nahe kommen oder die Urethrawand selbst erfassen. Selbst dann, wenn nur die Adventitia miterfaßt wurde, kann es zur Narbenbildung kommen, die zu einer starren Urethra führt. Auch nach suprapubischen Operationen sind ähnliche Probleme bekannt, vor allem dann, wenn die Nähte die Blasenwand mitfassen. Dies ist vermutlich der wichtigste Grund für den Mißerfolg nach Marshall-Marchetti-Krantz-Operationen oder einer der vielen Kolposuspensionen. Statt die Scheide oder die paravaginale Faszie zu fassen, wird die Blase mit den Nähten tangiert. Das Resultat ist ein durch Zug offenstehender Blasenhals. Werden die Nähte hingegen zu weit distal angelegt, dann besteht die Gefahr der Blasenhalsobstruktion.

Natürlich ist es für den Operateur immer einfacher, mehr das verwendete Material als die eigene Technik für einen Mißerfolg verantwortlich zu machen. Ob resorbierbares oder nichtresorbierbares Nahtmaterial verwendet wird, spielt möglicherweise dann eine geringe Rolle, wenn eine direkte Gewebeapposition erreicht wurde. Ist dies nicht der Fall, dann ist die Verwendung von nichtresorbierbarem Nahtmaterial von entscheidender Bedeutung. Gerade bei der Kolposuspension besteht die Tendenz, die paravaginale Faszie nicht unmittelbar an das Lig. ileopectineale heranzubringen. Bei der Verwendung von resorbierbarem Material ist vermutlich eher mit Mißerfolgen zu rechnen. Natürlich spielt auch die Qualität des Gewebes der Patientin eine große Rolle. Es wird zunehmend deutlich, daß Patientinnen mit Streßinkontinenz auch eine mangelhafte Bindegewebsqualität aufweisen. Sie ist mehr systemisch bedingt, weniger nur auf das kleine Becken beschränkt. Wenn man gezwungen ist, mit schlechtem Gewebe zu arbeiten, reicht die alleinige Geweberaffung sicher nicht aus, um ein langfristig befriedigendes Ergebnis zu erzielen.

Die Frage, welcher Belastung das operierte Gewebe postoperativ ausgesetzt ist, spielt bei der Beurteilung von Operationsversagern durchaus eine Rolle. Patientinnen mit chronischen Atemwegserkrankungen oder Adipositas sind nicht selten streßinkontinent. Dies kann Ausdruck von extremen Schwankungen des Intraabdominaldrucks sein. In der frühen postoperativen Phase können sie die Heilung beeinträchtigen. Der Frage nach dem Ausmaß der unmittelbar postoperativ erlaubten Mobilisation wurde in der Vergangenheit wenig Beachtung geschenkt. Sie könnte jedoch in Anbetracht der Tendenz zur laparoskopischen Inkontinenzchirurgie zunehmende Bedeutung erlangen. Die Langzeitheilungsraten sind möglicherweise dann signifikant erniedrigt, wenn die Patientin schon 2 oder 3 Tage nach laparoskopischer Kolposuspension voll mobilisiert wird.

Zur Streßinkontinenz kann es aufgrund einer mangelhaften Drucktransmission, einer intrinsischen Sphinkterinsuffizienz oder einer instabilen Urethra kommen. Bei der Mehrzahl der Patientinnen liegt eine reine (genuine) Streßinkontinenz aufgrund einer ungenügenden Unterstützung der Urethra vor. Sie bedingt eine reduzierte Drucktransmission auf die proximale Urethra. Davon abzugrenzen ist die sog. *intrinsische Urethraschwäche*, bei der die Urethra adäquat unterstützt ist. Nur eine kleinere Zahl von Patientinnen leidet an der erst vor relativ kurzer Zeit erkannten *Urethrainstabilität*. Unter dem Bild einer Streßinkontinenz hat man also ein ganzes Spektrum von Ursachen zu berücksichtigen. Bei primärer, nicht voroperierter Streßinkontinenz sind sicher die Patientinnen mit reiner Streßinkontinenz in der Mehrzahl. Beim Rezidiv wird die intrinsische Sphinkterinsuffizienz zunehmend bedeutsamer.

Die Frage nach der Bedeutung eines niedrigen urethralen Verschlußdruckes wurde 1981 erstmals von McGuire aufgeworfen [22]. 75 % seiner erfolglos operierten Patientinnen hatten einen niedrigen Urethraverschlußdruck < 20 cm H$_2$O, hingegen nur 13 % der nicht voroperierten Patientinnen. Voroperationen, die zu einer zunehmenden Verschlechterung des Verschlußdruckes führen, und ein präexistenter niedriger Verschlußdruck beeinträchtigen den Operationserfolg.

Eine ganze Reihe von Operationen wie z.B. die Kolposuspension, Kolporrhaphien, Schlingenoperation, Stamey-Operation, Marshall-Marchetti-Krantz-Operation sind erfolglos, wenn ein niedriger präoperativer urethraler Verschlußdruck besteht. Bei Sand et al. war bei 86 Frauen nach Kolposuspension die Wahrscheinlichkeit für einen Mißerfolg 3fach erhöht, wenn der Verschlußdruck präoperativ unter 20 cm H$_2$O lag. In einer weiteren, 1987 publizierten Studie der gleichen Arbeitsgruppe war ein niedriger Verschlußdruck in 80 % der Fälle mit einem Mißerfolg nach Kolposuspension verbunden, während Patientinnen mit einem hohen Verschlußdruck in 77 % erfolgreich operiert worden waren [29]. Die vorliegenden Daten legen also den Schluß nahe, daß ein erniedrigter Urethraverschlußdruck ein negatives prognostisches Kriterium ist. Ob allerdings ein

Druck von 20 cm H$_2$O als absoluter „Cut-off-Wert" anzusehen ist, ist noch nicht bewiesen.

## Diagnose korrekt – Operation zunächst erfolgreich, andere postoperative Probleme

Cardozo et al. berichteten 1979 erstmals von dem Problem einer Detrusorinstabilität nach Kolposuspension. In ihrer Studie von 94 Patientinnen mit reiner Streßharninkontinenz und präoperativ zystometrisch stabiler Blase zeigten 18,5 % der Patientinnen postoperativ erhöhte Detrusordrücke; 5,6 % wiesen eine systolische Instabilität auf. Die Mehrzahl dieser Auffälligkeiten war auch noch 12 Monate postoperativ nachweisbar [9]. Es ist nach wie vor umstritten, warum es postoperativ zu diesem Problem kommt. Diskutiert werden eine erschwerte Blasenentleerung oder auch die Denervierung der Blasenhalsregion. Liegt eine Obstruktion des Blasenauslasses vor, wird die weibliche Blase üblicherweise hypoton. Auch nach einer Blasendenervierung, z.B. im Rahmen einer radikalen Hysterektomie, kommt es zur Blasenhypotonie. Warum also die Blase nach Operationen am Blasenhals völlig unterschiedlich reagiert, ist noch offen. Möglicherweise war in diesen Fällen die präoperative Diagnose nicht ganz korrekt. So konnte gezeigt werden, daß bei ambulantem Langzeitmonitoring des Blasendruckes rein streßinkontinente Patientinnen trotz unauffälliger konventioneller Zystometrie eine signifikant höhere Inzidenz abnormaler Detrusoraktivität aufwiesen. Nur 12 % dieser Patientinnen zeigten eine Detrusorinstabilität mit hohen Drücken, bei 42 % waren nur Kontraktionen mit niedrigerem Druck nachweisbar. Da letztere zu 38 % postoperativ Detrusorkontraktionen von über 15 cm H$_2$O aufwiesen, scheinen sie für die Entwicklung einer postoperativen Detrusorinstabilität mit höheren Detrusordrücken besonders prädisponiert zu sein. Der Nachweis dieser Auffälligkeiten bedeutet aber nicht zwangsläufig, daß diese Patientinnen nicht operiert werden sollten. Sie können jedoch präoperativ mit der Problematik besser vertraut gemacht und aufgeklärt werden. Es sollte aber vorausgesetzt sein, daß die Patientin tatsächlich an einer Streßinkontinenz leidet und präoperativ der Versuch unternommen wurde, die Blase medikamentös zu stabilisieren. Eine weitere Voraussetzung ist, daß die Patientin die begrenzten chirurgischen Möglichkeiten und die potentielle Persistenz der Drangsymptome akzeptiert. Darüber hinaus sollte eine begleitende Detrusorinstabilität allenfalls niedrige oder nur mäßig hohe Drücke aufweisen.

Die postoperative Miktionsstörung ist eine weitere Komplikation der Inkontinenzchirurgie, die trotz Heilung der Streßinkontinenz zu erneuten Symptomen führen kann. Ein verzögertes Einsetzen der Spontanmiktion oder eine langfristige Miktionsstörung werden nach Kolposuspension bei 10–25 % der Patientinnen gefunden.

## Ergebnisse verschiedener Inkontinenzoperationen

Die Erfolgsraten nach Inkontinenzoperationen bewegen sich in der Literatur zwischen 40 und 100 % [1, 3, 6, 10, 12, 15, 16, 21]. Stellt man sich allerdings die Frage, warum Operationen erfolglos sein können und wie die Patientinnen dann untersucht und erneut behandelt werden sollten, müssen jedoch andere Faktoren berücksichtigt werden. Natürlich gibt es eine ganze Reihe von Schwierigkeiten bei der Bewertung des Operationserfolges. Dies gilt ganz besonders auch für die Interpretation der urogynäkologischen Literatur, die sich mit operativen Ergebnissen befaßt. Der Erfolg wird von verschiedenen Autoren und Operateuren unterschiedlich definiert. Während einige nur die absolute Kontinenz als akzeptabel einstufen, halten andere die annähernd erreichte Kontinenz für ausreichend. Manche sprechen selbst dann noch von einer erfolgreichen Operation, wenn durch sie nur irgendeine Kontinenzverbesserung erreicht wurde. Auch die Art und der Umfang von Nachuntersuchungen und die Nachun-

tersuchungsintervalle sind in den einzelnen Studien sehr verschieden. In manchen Studien wurden schon Heilungsraten auf der Basis von Nachuntersuchungen nach 3 Monaten angegeben, wenn nämlich die Patientin weitgehend zur normalen körperlichen Aktivität zurückgekehrt ist. Andere berichten von Ergebnissen bis zu 20 Jahren nach der Operation. Oft wird schon die Tatsache als Operationserfolg eingestuft, daß die Patientin keine weitere Behandlung mehr wünscht.

In den von Black u. Downs 1996 und Jarvis 1994 publizierten Übersichtsartikeln wurden die Schwierigkeiten bei der Beurteilung der Literatur hervorgehoben [4, 20]. Jarvis führte eine Metaanalyse von 213 Studien durch, die seit 1970 in der englischsprachigen Literatur erschienen [20]. Sie umfaßte insgesamt 20481 Patientinnen. Nur 22 % dieser Patientinnen wurden tatsächlich objektiv nachuntersucht. Für die restlichen eben 78 % wurden nur subjektive Erfolgsparameter angegeben. Bei einer von 5 dieser Studien betrug der Nachuntersuchungszeitraum 1–3 Monate. Dieser Zeitraum ist als minimal einzustufen. Bei 80 % war keine Angabe darüber enthalten, ob es sich um eine Primär- oder eine Sekundäroperation handelte, lediglich 3,5 % dieser 20000 Patientinnen waren in randomisierten Studien geführt.

Trotz dieser offensichtlichen Schwierigkeiten bei der Beurteilung der urogynäkologischen Literatur hinsichtlich der Bewertung des Operationserfolgs unternahm Jarvis den Versuch, den Erfolg einer ganzen Reihe von Operationen, unterteilt in Primär- und in Sekundäreingriffe, anzugeben. So wurden für die Operation nach Marshall-Marchetti-Krantz, die Kolposuspension, die endoskopischen Blasenhalssuspensionen und die suburethralen Schlingenoperationen z. T. mittlere Erfolgsraten von über 95 % berichtet. Für die Marshall-Marchetti-Krantz- und die Stamey-Operation waren die 95 % Konfidenzintervalle allerdings sehr weit. Überwiegend gute Ergebnisse wurden auch für die Kolposuspension und die Schlingenoperationen als Primäroperation angegeben. Dies trifft auch für die Rezidivchirurgie zu. Für die Kolporrhaphie

**Tabelle 1.** Durchschnittliche Heilungsrate bei verschiedenen Harninkontinenzoperationen und 95 % CI-Konfidenzintervall

| Operation | Primäroperation durchschnittliche Heilungsrate [%] | 95 % CI | Sekundäroperation durchschnittliche Heilungsrate [%] | 95 % CI |
|---|---|---|---|---|
| Kolporrhaphie | 67,8 | 62,9– 72,8 | – | – |
| Marshall-Marchetti-Krantz-Operation | 89,5 | 75,7–100 | – | – |
| Kolposuspension | 89,8 | 87,6– 92,1 | 82,5 | 76,3– 88,7 |
| Nichtendoskopische Nadelsuspension | 70,2 | 64,1– 76,3 | 75,0 | 45,0–100 |
| Endoskopische Nadelsuspension | 86,7 | 75,5– 97,9 | 86,4 | 72,4–100 |
| Schlingen-Operation | 93,9 | 89,2– 89,6 | 86,1 | 82,4– 89,8 |
| Intraurethrale Injektionen | 45,5 | 28,5– 62,5 | 57,8 | 43,2– 72,4 |

oder die Marshall-Marchetti-Krantz-Operation als Rezidiveingriffe konnte offensichtlich kein Zahlenmaterial gefunden werden. Die Kolposuspension, die endoskopische Nadelsuspension und die Schlingenoperation führten zu mittleren Erfolgsraten von über 80 %. Die Kolposuspension und die Schlingenoperation könnten als die Eingriffe eingestuft werden, die am ehesten für die Mehrzahl der Fälle geeignet sind, unabhängig davon, ob man sie nun als Primär- oder als Sekundäreingriff in Betracht zieht (Tabelle 1).

Die operative Therapie der Streßharninkontinenz setzt eine standardisierte Abklärung voraus. Die Problematik der operativen Therapie sind die Streßinkontinenz und ein Senkungszustand. Bei der Indikationsstellung zu einer Operation muß genau unterschieden werden, ob der Harnverlust oder die Senkung im Vordergrund stehen. Zur Erreichung eines individuell angepaßten Vorgehens wurden vaginale, abdominale und kombinierte Methoden entwickelt. Das Endziel ist jedoch immer eine möglichst vollständige Wiederherstellung des Beckenbodens und das Erreichen einer Kontinenz.

## Kolporrhaphia anterior

Die Kolporrhaphia anterior ist, trotz der mäßigen Erfolgsraten im deutschsprachigen Raum, die am häufigsten durchgeführte Operation zur Behandlung einer Streßinkontinenz. In einer Umfrage in Deutschland, der Schweiz und Österreich konnten wir beobachten, daß die Kolporrhaphia anterior in 62,5 % der Fälle weiblicher Streßharninkontinenz durchgeführt wird (Abb. 1).

Anatomische, physiologische und neurologische Studien haben unsere Sichtweise der Kolporrhaphia anterior grundlegend verändert. Richardson hat die Beckenbodendefekte in vordere, hintere und obere eingeteilt. Die Kol-

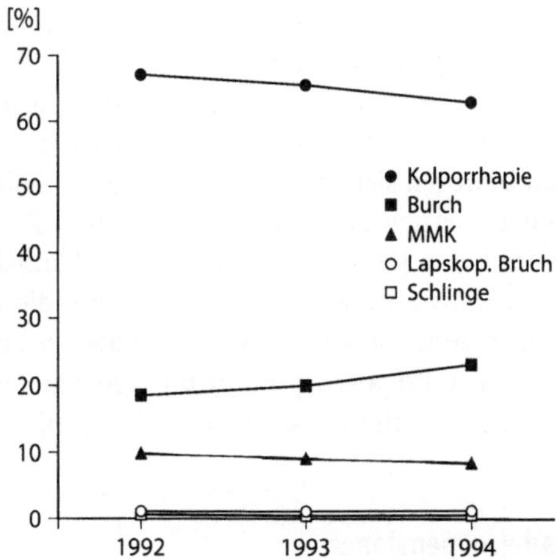


**Abb. 1.** Häufigkeit der Inkontinenzoperationen 1992–1994. Ergebnisse einer Umfrage der AG Urogynäkologie in Deutschland, Schweiz und Österreich

porrhaphia anterior kann zwar einen vorderen Defekt beheben, ist aber nach heutigem Verständnis als Inkontinenzoperation ungeeignet. Indikationen für eine Kolporrhaphia anterior sind also:

- Pulsionszystozele (zentraler Defekt),
- hochgradiger Descensus vaginae et uteri,
- Totalprolaps des inneren Genitale. Liegt gleichzeitig eine höhergradige Streßinkontinenz vor, so ist zusätzlich eine Inkontinenzoperation durchzuführen.

Die suburethralen Raffnähte sind zwar in der Lage, den Blasenhals anzuheben, haben aber weitreichende Folgen in bezug auf die Innervation des Blasenhalses. Morphologische und neurophysiologische Studien zeigten auf, daß Innervationsstörungen des externen Urethrasphinkters ursächlich für eine Streßinkontinenz verantwortlich sein können und daß alle Operationsverfahren, die im paraurethralen Gewebe angreifen, eine zusätzliche Denervation des externen Urethrasphinkters verursachen. Diese Erkenntnisse haben dazu geführt, daß die suburethralen Raffnähte nach Kelly-Stoeckel keinen Stellenwert in der operativen Therapie der Streßinkontinenz mehr haben. Die Häufigkeit von intraoperativen Verletzungen des unteren Harntraktes liegt unter 1 %, postoperative Harnwegsinfekte werden in der Literatur zwischen 5 und 27 %, Blasenentleerungsstörungen nur mit 2–3 % angegeben [2].

Die in der Literatur angegebenen Heilungsraten in bezug auf Harninkontinenz nach einem Jahr bewegen sich zwischen 40 und 96 %, wobei in den meisten Studien keine objektiven Parameter herangezogen wurden [21, 25]. Fünfjahresergebnisse liegen bei 40 %, eine Zahl die zu denken geben sollte und die 70 %-Rate des Einsatzes der Kolporrhaphie in unseren Ländern besonders kritisch dastehen läßt [2, 26, 30].

## Nadelsuspensionen

Die Nadelsuspension wurde von Pereyra mit dem Ziel einer hohen Heilungsrate bei einer geringen Morbidität eingeführt [27]. Die Originalmethode näht die Lig. pubourethralia und die Fascia endopelvina an die Rektusfaszie an. Die Nähte werden über eine eigens entwickelte Nadel von vaginal retrosymphysär durch die Rektusfaszie geführt und geknüpft. Dadurch wird der Blasenhals angehoben und stabilisiert.

Die *Indikation* zu einer Nadelsuspension ist eine milde bis mittelgradige Streßinkontinenz mit normotoner Urethra und stabilem Detrusor [18, 28]. Eine hochgradige Streßinkontinenz, eine hypotone Urethra und ein instabiler Detrusor sind *Kontraindikationen.*

In der Literatur werden zumindest 15 Modifikationen der Originalmethode von Pereyra beschrieben [11, 13, 18, 24, 27, 28]. Das Risiko einer intraoperativen Verletzung der Harnblase und einer postoperativen Fistelbildung wurde durch die Einführung der Urethrozystoskopie durch Stamey deutlich vermindert. Übereinstimmung besteht in der Verwendung von nichtresorbierbarem Nahtmaterial, das deutlich bessere Langzeitergebnisse bringt als die Fixation mit resorbierbaren Nähten. Das Durchstechen der Harnblase mit der Suspensionsnadel kommt zu 2–7 % vor. Die Angaben über eine De-novo Detrusorinstabilität liegt zwischen 7 und 30 %. Blasenentleerungsstörungen werden zwischen 1 und 40 %, Harnwegsinfekte zwischen 1 und 35 % angegeben.

Ein Vergleich der Kontinenzraten bei verschiedenen *Modifikationen* ist durch unklare Kriterien der Erfolgsbeurteilung (subjektiv und objektiv) und unterschiedlichen Beobachtungszeiträumen nicht möglich. Es existieren keine kontrollierten Studien, welche die Vor- und Nachteile einer Methode belegen [2, 14]. Dadurch ist zu erklären, daß die angegebenen Heilungsraten einer Methode zwischen 40 und 100 % schwanken können [7].

Je größer das Intervall zwischen Operation und Nachuntersuchung, desto deutlicher verschlechtern sich die Ergebnisse. Über Langzeitergebnisse gibt es wenig Veröffentlichungen. Jarvis faßte 10 Studien mit 1377 Patientinnen nach Nadelsuspensionen zusammen. Das Intervall zwischen Operation und Nachuntersuchung betrug im Mittel 8,7–11,3 Jahre, die subjektive Heilungsrate war 69%, die objektive 43% [20].

## Abdominale Kolposuspensionen

Die abdominale Kolposuspension wurde erstmals 1949 von Marshall u. Marchetti beschrieben. Diese Verfahren und seine Modifikationen haben in den letzten Jahren eine weite Verbreitung gefunden. Im deutschen Sprachraum hat sich die Bezeichnung „Kolposuspension" durchgesetzt. Die abdominale Kolposuspension bewirkt eine Reduzierung der Beweglichkeit des Blasenhalses, eine Elevation und Annäherung an die Symphyse. Die Kolposuspension ist eine *reine Inkontinenzoperation*, anatomische Defekte des Beckenbodens können grundsätzlich mit dieser Operation nicht behandelt werden. Daraus ergibt sich als *Indikation* für die Kolposuspension die mittelschwere und schwere Streßinkontinenz und die Rezidivstreßinkontinenz ohne Vorliegen einer Scheidensenkung.

Sämtliche *Modifikationen* der Kolposuspension unterscheiden sich in der Plazierung der Nähte durch die Scheidenfaszie und in der Fixierung der Nähte im Bindegewebe des kleinen Beckens. In der Originalmethode wurden die Nähte vom Blasenhals ausgehend nach distal durch die Scheidenfaszie entlang der Urethra gelegt. Dieser Umstand führt zu einer deutlichen und festen Annäherung der Urethra an die Symphyse. Die Modifikationen nach Burch, Eberhard und Cowan legen die Nähte lateral des Blasenhalses. Burch und Cowan unterschieden sich nicht in der Plazierung der Nähte, sondern auch in der Aufhängung; Eberhard empfiehlt eine Z-förmige Naht, Stanton legt 2–3 Nähte lateral der Harnblase vom Blasenhals ausgehend und versucht damit gleichzeitig eine Zystozele zu beheben.

In bezug auf die *Aufhängung der Nähte* unterscheiden sich die Methoden nach dem Ort der Fixation und danach, ob die Nähte durchhängen oder bündig geknüpft werden. Die meisten Verfahren ziehen das Cooper-Ligament zur Aufhängung der Nähte heran. Die Modifikation nach Hirsch legt die Nähte an den Punkt, wo die Obturatoriusfaszie sich verdickt und mit dem Periost der Symphyse und dem Lig. ileopectineum verschmilzt. Die Häufigkeit von Blasenentleerungsstörungen und einer Urge-Symptomatik hängt von der Elevationsbreite der Vaginalfaszie und der Elevationshöhe ab. Bei einer zu schmalen Auflagefläche des vesikourethralen Übergangs entsteht beim Miktionieren ein Kinking der Urethra. Der gleiche Effekt entsteht bei einer zu starken Verlagerung des Blasenhalses nach oben und vorne.

Der *Vorteil* der Kolposuspension besteht in der Tatsache, daß die Operation gut fundiert, sowie nicht sehr schwierig ist und vorhersehbare Ergebnisse bringt. Eine Denervation des Blasenhalses ist unmöglich, da die Nähte in der Vaginalfaszie 1–2 cm vom Blasenhals entfernt sind. Der *Nachteil* besteht in der Veränderung der Statik im kleinen Becken. Durch ein bündiges Verknüpfen der Vaginalfaszie mit dem Cooper-Ligament wird die Scheidenachse nach kranial verlagert, so daß eine Bruchpforte entsteht. Daraus können Enterozelen in bis zu 35% der Fälle – je nach verwendeter Modifikation resultieren [19]: *intraoperative Komplikationen* sind selten und liegen insgesamt unter 5%. Blutungen können zumeist nach Knüpfen der Nähte zum Stillstand gebracht werden. Ureterkomplikationen (vor allem Einbinden und Abknicken) treten in 1% und eine Osteitis pubica nach Marshall-Marchetti in 2–3% der Fälle auf [26]. *Postoperative Komplikationen* sind häufiger. Blasenentleerungsstörungen finden sich in der Literatur in zwischen 15 und 20%, eine De-novo-Detrusorinstabilität in 10–15% [19]. Die Häufigkeit von Enterozelen wird zwischen 7 und 35% angegeben [19]. Zu bemerken ist, daß das postoperative Auftreten von Rekto- und Zystozelen nicht direkt mit der Methode in Zusammenhang zu bringen ist. Vielmehr liegen diese Defekte bereits zum Zeitpunkt der Kolposuspension vor und werden häufig nicht in der gleichen Sitzung korrigiert.

Zahlreiche Untersuchungen haben gezeigt, daß Heilungsraten von 78% nach Marshall-

Marchetti, 95 % nach Burch und 87 % nach Cowan zu erzielen sind [5, 19, 25, 26, 30]. Ein Überblick über 10 Publikationen, die die Ergebnisse von 1360 Patientinnen nach Burch ausgewertet haben, erbrachte eine objektive Heilungsrate von 78 % und einen subjektiven Erfolg von 65 %. Der Untersuchungszeitraum lag zwischen 7,1 und 10,1 Jahren. Stanton konnte aufzeigen, daß nach 15 Jahren 85 % und nach 20 Jahren 78 % der Patientinnen nach Burch kontinent sind [30].

## Erfolgsparameter in der Beurteilung von Harninkontinenzoperationen

Sämtliche Inkontinenzoperationen führen zu Veränderungen der urodynamischen Parameter. Die funktionelle Urethralänge wird durch Inkontinenzoperationen nicht beeinflußt. Entsprechend der Situation der Nähte verlagert sich der Punkt des maximalen Urethraverschlußdruckes in Ruhe in Richtung Blasenhals. Diese Tatsache kann bei der postoperativen Qualitätskontrolle zum Nachweis der richtigen Plazierung der Nähte herangezogen werden. Der urethrale Verschlußdruck in Ruhe wird durch die Kolporrhaphia anterior und durch die Nadelsuspension signifikant abgesenkt [21]. Offenbar resultiert der Operationserfolg aus einer Verbesserung der Drucktransmission bei Belastung. Sowohl die Kolporrhaphia anterior als auch die Nadelsuspension und die Kolposuspension führen zu einer signifikanten Besserung der Druckübertragung vom Abdomen auf die proximale Urethra. Die Überlegenheit einer Methode kann aber nicht aus den urodynamischen Ergebnissen abgeleitet werden. Eine Erklärung für die deutlich besseren Langzeitergebnisse nach Kolposuspension kann in der Tatsache liegen, daß durch diese Operation die Innervation des Blasenhalses nicht negativ beeinflußt wird.

Sowohl bei der Kolporrhaphia anterior als auch bei der Nadelsuspension sinkt der Harnröhrendruck in Ruhe postoperativ ab [21]. Dadurch entsteht eine ungünstigere Ausgangsposition im Sinne einer hypotonen Urethra, wenn bei einem Rezidiv eine neuerliche operative Korrektur erforderlich wird.

Die radiologischen Ergebnisse zeigen, daß der Abstand des Blasenhalses von der Symphysenhinterfläche und die Höhe in Relation zum unteren Symphysenrand durch alle 3 Operationsarten signifikant verändert wird. Der Blasenhals wird je nach Operationstyp nach oben verlagert und der Symphysenhinterfläche angenähert. Beim Pressen bleiben diese Veränderungen im Wesentlichen erhalten. Der retrovesikale Winkel β wird am meisten durch die Nadelsuspension und die abdominale Kolposuspension verkleinert, in geringerem Ausmaß auch durch die Kolporrhaphia anterior.

## Schlußbemerkung

Nur die genaue Kenntnis der Pathomechanismen der Inkontinenzoperationen, der präoperativen Topographie und Funktionsstörung erlaubt die Einschätzung des notwendigen Ausmaßes der operativen Korrektur, die für eine Heilung der Beschwerden und zur Vermeidung von Rezidiven und Folgekomplikationen notwendig ist. Mitbestimmend bei der Wahl des Operationsverfahrens sind die Wünsche der Patientin, die Erfahrungen und die operative Schule des behandelnden Arztes und, in Zukunft wohl nicht zu unterschätzen, strukturelle Einflüsse des Gesundheitswesens. In Kenntnis der Tatsache, daß mit jedem Rezidiveingriff die Prognose ungünstiger wird, sind frühere Strategien, zunächst mit dem einfacheren Eingriff sein Glück zu versuchen (vaginal), bei Versagen ggf. aufwendigere kombinierte oder abdominale Operationen einzusetzen, nicht zuletzt unter forensischen Aspekten nicht mehr zu akzeptieren [17]. Der Primäreingriff hat gegenüber nachfolgenden Rezidivoperationen ungleich bessere Heilungschancen.

Mit der *abdominalen Kolposuspension* steht heute eine Inkontinenzoperation zur Verfügung, die gut fundiert sowie technisch nicht sehr schwierig ist und ausgezeichnete Langzeitergebnisse bringt. Die *Kolporrhaphia anterior* dient in erster Linie der Rekonstruktion bei Beckenbodendefekten und ist gleichzeitig in der Lage, eine geringgradige Streßinkontinenz zu heilen. Bei mittelschwerer und schwerer Streßinkontinenz sind die Ergebnisse der Kolporrhaphia anterior unbefriedigend. Daraus folgt, daß bei gleichzeitigem Bestehen eines Beckenbodendefekts und einer schweren Streßinkontinenz neben der Kolporrhaphia anterior ein zusätzlicher Eingriff zur Behebung der Inkontinenz erforderlich ist. Die *Nadelsuspension* ist zwar ebenfalls theoretisch gut fundiert und einfach durchzuführen, hat aber den großen Nachteil der unbefriedigenden Langzeitergebnisse. Die Nadelsuspension ist deshalb nur in ausgewählten Fällen angezeigt, etwa als Zusatzeingriff bei Beckenbodenrekonstruktionen oder bei alten Patientinnen in schlechtem Allgemeinzustand. Dabei darf nie vergessen werden, daß die Patientin mit Recht von einer Operation die Heilung ihrer Streßinkontinenz erwartet. Aus diesem Grund muß als erste Operation immer die beste Methode herangezogen werden.

## Literatur


1. Bergmann A, Ballard CA, Koonings PP (1989) Comparison of three different surgical procedures for genuine stress incontinence: prospective randomized study. Am J Obstet Gynecol 160: 1102–1106
2. Bergmann A, Koonings PP, Ballard CA (1989) Primary stress urinary incontinence and pelvic relaxation: prospective randomized comparison of three different operations. Am J Obstet Gynecol 161:97–101
3. Bhatia NN, Bergmann A (1985) Modified Burch versus Pereyra retropubic urethropexy for stress incontinence. Obstet Gynecol 66:255–261
4. Black NA, Downs SH (1996) Effectiveness of surgery for stress incontinence in women. Brit J Urol 78:497–510
5. Bowen LW, Sand PK, Ostergard DR, Franti CE (1989) Unsuccessful Burch retropubic urethropexy: a case controlled urodynamic study. Am J Obstet Gynecol 60:452–458
6. Burch JC (1961) Urethro-vaginal fixation of Cooper's ligament for correction of stress incontinence, cystocele and prolaps. Am J Obstet Gynecol 81:281–285
7. Cantor T, Bates CP (1980) A comparative study of symptoms and objective findings in 214 incontinent women. Br J Obstet Gynecol 87:889–892
8. Cardozo LD, Stanton SL (1980) Genuine stress incontinence and detrusor instability – a review of 200 patients. Br J Obstet Gynecol 87:184–190
9. Cardozo LD, Stanton SL, Williams[ JE (1979) Detrusor instability following surgery for genuine stress incontinence. Br J Urol 51:204–207
10. English PJ, Fowler JW (1988) Videourodynamic assessment of the Stamey procedure for stress incontinence. Br J Urol 62:550–552
11. Fleischer AN, Vinson RK, Jumper B (1984) Endoscopic vesicourethropexy for stress urinary incontinence. Urology 24:577–579
12. Francis LN, Sand PK, Hamrang K, Ostergard DR (1987) A urodynamic appraisal of success and failure after retropubic urethropexy. J Reprod Med 32:693–696
13. Gittes RF, Loughlin KR (1987) No-incision pubovaginal suspension for stress incontinence. J Urol 138:568–570
14. Green DF, McGuire EJ, Lytton B (1986) A comparison of endoscopic suspension of the vesical neck versus anterior urethropexy for the treatment of stress urinary incontinence. J Urol 136:1205–1207
15. Growdon WA, Lebherz TB (1986) Modified Pereyra procedure under local anesthesia. Obstet Gynecol 68:272–274
16. Hilton P (1989) A clinical and urodynamic study comparing the Stamey bladder neck suspension and suburethral sling procedures in the treatment of genuine stress incontinence. Br J Obstet Gynaecol 96:213–220
17. Hilton P (1990) Surgery for genuine stress incontinence: which operation and for which patient? In: Drife JO, Hilton P, Stanton SL (eds) Micturition Proceedings of the 21st RCOG Study Group. Springer, London, pp 225–246
18. Hilton P, Mayne CJ (1991) The Stamey endoscopic bladder neck suspension: a clinical and urodynamic investigation, including actuarial follow-up over four years. Br J Obstet Gynecol 98:1141–1149
19. Hilton P, Stanton SL (1983) A clinical and urodynamic evaluation of the Burch colposuspension in genuine stress incontinence. Br J Obstet Gynaecol 90:934–939
20. Jarvis GJ (1994) Surgery for genuine stress incontinence. Br J Obstet Gynaecol 101:371–374
21. Koelbl H, Radivojevic K, Kosian K, Riss P (1988) Das Urethradruckprofil in Ruhe und bei Belastung nach Diaphragmaplastik. Wien Klin Wochenschr 17:592–597
22. McGuire EJ (1981) Urodynamic findings in patients after failure of stress incontinence operations. Prog Clin Biol Res 78:351–360

23. Meyhoff HH, Walter S, Gerstenberg T, Olesen KP, Nordling J, Pedersen PH, Hald T (1980) Incontinence surgery in females with motor urge incontinence. Proceedings of the Xth annual meeting of the International Continence Society, Los Angeles/USA, pp 109–112

24. Mundy AR (1983) A trial comparing the Stamey bladder neck suspension procedure with colposuspension for the treatment of stress incontinence. Br J Urol 55:687–690

25. Obrink A, Bunne G (1978) The margin to incontinence after 3 types of operation for stress incontinence. Scand J Urol Nephrol 12:209–214

26. Park GS, Miller Jr EJ (1988) Surgical treatment of stress urinary incontinence: a comparison of the Kelly plication, Marschall-Marchetti-Krantz, and Pereyra procedures. Obstet Gynecol 71:575–579

27. Pereyra AJ, Lebherz TB, Growdan WA, Powers JA (1982) Pubourethral supports in perspective: modified Pereyra procedure for urinary incontinence. Obstet Gynecol 59:643–648

28. Raz S (1981) Modified bladder neck suspension for female stress incontinence. Urology 17:82–85

29. Sand PK, Bowen LW, Panganiban R, Ostergard DR (1987) The low pressure urethra as a factor in failed retropubic urethropexy. Obstet Gynecol 69:399–402

30. Stanton SL, Cardozo LD (1979) A comparison of vaginal and suprapubic surgery in the correction of incontinence due to urethral sphincter incompetence. Br J Urol 51:497–501

# Descensus/Prolaps genitalis und anorektale Funktionsstörung: Diagnostik und Bedeutung

C. Anthuber

**MERKE:**

1. Descensus und Prolaps genitalis sind etwa in 30 % der Fälle mit anorektalen Funktionsstörungen (anorektale Inkontinenz, Stuhlentleerungsstörung, innerer oder äußerer Rektumprolaps) verbunden.

2. Vor jeder Deszensus-/Prolapskorrektur sollte bei Beschwerden eine interdisziplinäre Diagnostik erfolgen, um postoperative Enttäuschungen zu vermeiden.

3. Es sollte gemeinsam mit den Proktochirurgen festgelegt werden, in welcher Reihenfolge und wie operiert wird. Eine detaillierte Aufklärung der Patientin ist zu Vermeidung von forensischen Auseinandersetzungen obligat.

4. Rektozelen werden erfolgreich durch Kolporrhaphia posterior behoben. Hohe Rektozelen und Enterozelen können auch abdominal versorgt werden. Die chirurgische Therapie der Rektozele kann von perineal oder transanal erfolgen; hierfür sind meist nur die tiefen Rektozelen geeignet. Nach gynäkologischer Operation von Rektozelen und Enterozelen persistieren Stuhlentleerungsstörungen in etwa 30 % der Fälle.

5. Zur Behandlung der anorektalen Inkontinenz ist, abhängig von der Ursache, die Sphinkterrekonstruktion bzw. der sog. Post-anal repair geeignet.

6. Die einzeitigen interdisziplinären Operationen haben sich bisher nicht bewährt. Eine Ausnahme kann die interdisziplinäre Operation eines Scheidenblindsack- und Rektumvorfalls durch abdominale Sakrokolpopexie und Rektopexie sein.

## Einleitung

Anorektale Funktionsstörungen bei Descensus oder Prolaps genitalis werden vom Gynäkologen nur selten erfaßt. Daher gibt es in der Literatur kaum Zahlen zur Prävalenz. Meist handelt es sich um Stuhlentleerungsstörungen oder Inkontinenzbeschwerden. Letztere werden aus Scham meist verschwiegen, wenn nicht gezielt danach gefragt wird. Für ein offenes Gespräch fehlt nicht selten die dazu nötige Atmosphäre und Zeit. Der Gynäkologe verfügt in der Regel auch nicht über eine adäquate Ausbildung und Ausrüstung für eine genaue Funktionsdiagnostik. Diese wird meist von einem Proktologen übernommen. Leider gibt es auch nur sehr wenige Proktologen, die vor einer Therapieentscheidung den Gynäkologen zum Descensus genitalis befragen und die Reihenfolge der Therapie mit ihm abstimmen. In der Regel wird zunächst der offensichtliche gynäkologische oder chirurgische Befund saniert. Erst der ungenügende Therapieerfolg (z.B. die persistierende Stuhlentleerungsstörung nach vaginaler oder transrektaler Rektozelenkorrektur), der Vorwurf der Patientin oder die postoperative forensische Auseinandersetzung führt zur interdisziplinären Betrachtung des Problems. Um unnötige Operationen zu vermeiden, wäre es daher von besonderer Bedeutung, nicht erst postoperativ, sondern bereits präoperativ zu versuchen, den Befund und die Beschwerden bzw. Funktionsstörungen durch eine interdisziplinäre Diagnostik in einen möglichst sicheren kausalen Zusammenhang zu bringen. Nicht jede Rektozele bedingt eine Stuhlentleerungsstörung, gelegentlich ist ein innerer Rektummukosavorfall dafür verantwortlich. Vom praktischen und ökonomischen Standpunkt aus mag ein Vorgehen nach dem „Versuch-und-Irrtum-Prinzip" retrospektiv gerechtfertigt sein. Manchmal ist es auch prospektiv unvermeidlich. Unser Wissen und Verständnis für die gelegentlich multifaktorielle Genese von Funktionsstörungen wird sich so allerdings nur zögerlich erweitern. Das Ziel dieses Beitrags ist es, die Sensibilität und das Interesse für die interdisziplinäre Betrachtung der anorektalen Funktionsstörung beim Genitalprolaps zu fördern. Im Vordergrund der Betrachtung stehen Stuhlentleerungsstörung und anorektale Inkontinenz.

## Stuhlentleerungsstörung bei Rektozele und Enterozele

### Pathophysiologie

Stuhlentleerungsstörungen werden, wenn überhaupt, nur bei Rekto- und/oder Enterozele vermutet. Es ist allerdings anzunehmen, daß sie auch beim Descensus uteri vorkommen. Die Stuhlentleerungsstörung („outlet obstruction") ist abzugrenzen von der Obstipation (Stuhlfrequenz < 3 pro Woche). Es gibt nur Vermutungen, jedoch kaum aussagekräftige Untersuchungen darüber, wie Entero-Rektozelen entstehen und wann sie zur gestörten Stuhlleerung führen. Die heute üblichen Entste-

hungstheorien umfassen die angeborene Bindegewebsschwäche, die subpartale Schädigung der Muskeln, Nerven und des Bindegewebes und die chronische Beckenbodenüberlastung. Inwieweit die Stuhlentleerungsstörung selbst als Ursache und nicht als Ergebnis einer Rekto- oder Enterozele anzusehen ist, kann derzeit nicht beantwortet werden.

Funktionell kann eine Rektozele als *Stuhlreservoir* wirken, das nur durch digitale Hilfe von vaginal, perineal oder rektal vollständig entleert werden kann. Die Häufigkeit von Beschwerden bei Rektozele ist in einer Literaturübersicht zusammengestellt (Tabelle 1). Vermutlich besteht eine gewisse Korrelation zwischen Befund- und Beschwerdeausmaß. In einer eigenen Untersuchung war dies der Fall, es gibt jedoch kaum Literatur hierzu (Tabelle 2). In einer eigenen Untersuchung fanden wir bei

**Tabelle 1.** Beschwerden bei Rektozele (Literaturübersicht)

| Beschwerden | Sullivan (n = 151) % | Capps (n = 50) % | Sehapayak (n = 355) % |
|---|---|---|---|
| Stuhlentleerungsstörung | 65 | 39 | ? |
| Obstipation | | 76 | 82 |
| Schmerzen | 70 | 23 | 70 |
| Rektalblutungen | 66 | 21 | 63 |
| Druck im Rektum | 28 | ? | 55 |
| Pruritus | ? | ? | 37 |
| Inkontinenz | 24 | ? | ? |
| Dyspareunie | 3 | ? | ? |
| Prolapsgefühl | ? | 13 | ? |

? = ohne nähere Angaben

**Tabelle 2.** Korrelation von Größe der Rektozele und Beschwerden (eigene Untersuchung)

| Beschwerden | Grad 1 (n = 21) | Grad 2 (n = 22) | Grad 3 (n = 13) |
|---|---|---|---|
| Keine | 18 | 5 | 0 |
| Senkungs- und Druckgefühl | 13 | 11 | 13 |
| Stuhlentleerungsstörung | 0 | 6 | 9 |

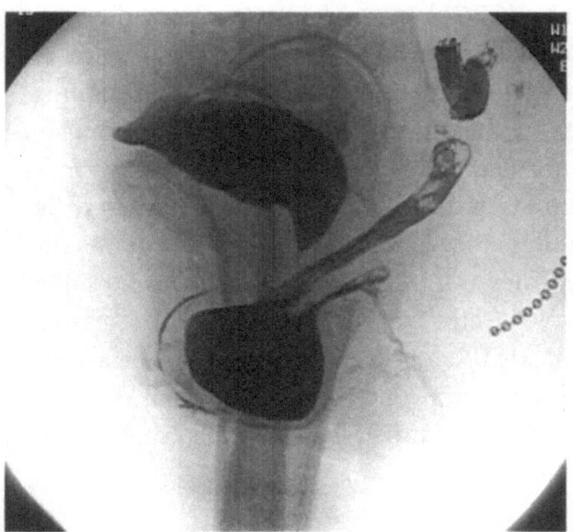

**Abb. 1.** Kolpozystorektogramm. Invertiertes Rektum und Sigmaanteile in einer Enterozele als Ursache für eine erhebliche Stuhlentleerungsstörung

21 % der Patientinnen mit Rektoenterozele eine Stuhlentleerungsstörung im Sinne einer outlet obstruction.

Enterozelen können durch mechanische *Okklusion* des Analkanals von kranial her zu Stuhlentleerungsstörungen führen. Meist befinden sich in einer Enterozele Dünndarmschlingen. Allerdings kann sie auch das Rektum und Teile des Sigmas beinhalten (Abb. 1).

## Diagnostik

Diagnostische Möglichkeiten
bei symptomatischer Rektoenterozele

- **Anamnese (Frage nach Inkontinenz und Stuhlentleerungsstörung)**
- **Spiegeleinstellung mit getrennten Specula**
- **Rektale/anale Palpation**
- **Proktoskopie/Rektoskopie**
- **Kolpozystorektographie**
- **Defäkographie**
- **Dynamische MRT**
- **Urodynamische Untersuchung**

Die möglichen diagnostischen Maßnahmen bei symptomatischer Rekto- und/oder Enterozele sind in der beistehenden Übersicht zusammengefaßt. Asymptomatische Befunde bedürfen nur im Ausnahmefall einer Abklärung. Entscheidend vor der Einleitung einer Diagnostik und Therapie ist ein entsprechender Leidensdruck der Patientin.

*Anamnese*
Die Diagnostik beginnt mit einer genauen Anamnese. Wichtig ist die Abgrenzung der Stuhlentleerungsstörung (outlet obstruction) von der Obstipation. Während die Stuhlentleerungsstörung durch ein vermehrtes Pressen beim Stuhlgang und normaler Stuhldrangfrequenz (einmal/Tag) gekennzeichnet ist, spricht man von Obstipation nur dann, wenn es weniger als 3mal pro Woche zum Stuhldrang bzw. Stuhlgang kommt (Müller-Lissner et al. 1989). Die Defäkation kann dabei ungestört sein, häufig ist jedoch auch ein vermehrtes Pressen nötig. Die Ursache für die Obstipation bleibt häufig ungeklärt, da die Mehrzahl der Obstipationsformen bei morphologischen Untersuchungen unauffällige Befunde zeigen. Gelegentlich werden internistische oder chirurgische Erkrankungen gefunden, z. B. eine Divertikulose oder ein irritables Darmsyndrom. Allerdings besteht nicht immer eine klare Kausalität zur Obstipation. In der Literatur und von der Patientin werden Obstipation und Stuhlentleerungsstörung fälschlicherweise häufig gleichgesetzt.

*Inspektion*
Bei der Inspektion des Dammes bzw. des Analkanals muß auf ein sog. „descending perineum syndrome" und auf einen Rektumprolaps geachtet werden. Das *Descending perineum syndrome* ist an einem deutlichen Tiefertreten des Beckenbodens und des Perineums beim Pressen erkennbar. Es ist häufig Kennzeichen eines chronisch überdehnten und nerval geschädigten Beckenbodens und meist mit Beckenbodenfunktionsstörungen verbunden. Meist sind auch eine Rektozele oder Perineozele zu finden.

Tritt beim Pressen das Anoderm oder das Rektum vor die Anokutanlinie, spricht man von einem *Anal- bzw. Rektumprolaps.* Hier wird die immer vorhandene Funktionsstörung offensichtlich. Zunächst kann die gestörte Stuhlentleerung im Vordergrund stehen, beim Rektumprolaps besteht meist eine erhebliche Inkontinenz.

*Gynäkologische Spiegeleinstellung*
Bei der gynäkologischen Spiegeleinstellung mit getrennten Spekula ist ein Deszensus aller Scheidenwandanteile in der Regel problemlos erkennbar. Ungeteilte Spekula können die isolierte Betrachtung der einzelnen Scheidenwände erschweren. Gelegentlich kann auch die Abgrenzung einer (hohen) Rektozele von einer Enterozele schwierig sein. In solchen Fällen liefert die Kolpozystorektographie, in jüngster Vergangenheit auch die dynamische MRT Entscheidungshilfen.

*Proktoskopie*
Bei der Proktoskopie wird vor allem auf einen inneren Vorfall des Rektums geachtet. Stülpt sich die ventrale Rektumschleimhaut beim Pressen okkludierend in den Analkanal, spricht man von einem *Mukosaprolaps.* Kommt es zur Obstruktion des Analkanals durch eine zirkuläre Einstülpung der gesamten Rektumwand, handelt es sich um einen *kompletten inneren Prolaps.* Die Erkennung dieser Befunde ist besonders vor der vaginalplastischen Korrektur einer Rektozele/Enterozele mit Stuhlentleerungsstörung wichtig. Liegen beide Befunde gleichzeitig vor, ist die an sich schon schwierige klare Zuordnung von morphologischem Befund und Beschwerden zusätzlich erschwert. In solchen Fällen ist es ratsam, die Patientin präoperativ über die unklare Kausalität aufzuklären und die Therapie mit dem Proktologen abzustimmen.

*Röntgen-Kontrastmitteldarstellung*
Im Rahmen der röntgenologischen Kontrastmitteldarstellung von Urethra, Blase, Scheide, Rektum und Analkanal (Kolpozystorektogra-

phie, KCRG) können das Ausmaß und die funktionelle Bedeutung einer Rekto- und Enterozele beurteilt werden. Gelegentlich ist auch ein innerer Prolaps an der Kontrastmittelaussparung im Analkanal erkennbar. Beim Pressen kommt es zum Tiefertreten und zur wechselseitigen Beeinflussung der Organe. Der wesentliche Vorteil dieser Untersuchungen liegt in der Möglichkeit, alle Organe gleichzeitig zu erfassen. Wichtige Nachteile sind die Strahlenbelastung, der technische und zeitliche Aufwand, die mangelnde Standardisierung und die erhöhten Kosten.

*Defäkographie*
Alle diese Nachteile besitzt auch die Defäkographie. Sie erlaubt darüber hinaus keine Aussage zum vorderen Kompartiment (Urethra, Blase, Scheidenvorderwand) und mittleren Kompartiment (Uterus oder Scheidenstumpf). Auch die Erkennung von Enterozelen ist gelegentlich schwierig und nur indirekt möglich. Enterozelen sind bei allen röntgenologischen Techniken an einer Aufweitung des Raumes zwischen Rektum und Blase erkennbar. Gelegentlich können sich darin Darmgasbläschen befinden.

*Dynamische MRT*
Die dynamische MRT ist eine neue Technik zur Diagnostik morphologischer und funktioneller Auffälligkeiten. Die technischen Details wurden an anderer Stelle genau beschrieben (Anthuber et al. 1996). Wesentliche Vorteile dieser Methode sind die fehlende Strahlenbelastung und die Erkennung von nicht kontrastierten Weichteilen (z. B. Dünndarm, M. levator ani). Im Vergleich zur KCRG können die Form, der Inhalt und die Ausprägung einer Enterozele genauer beurteilt werden (Anthuber et al. 1996). Aufgrund der fehlenden Strahlenbelastung besteht kein Zeitdruck, die Untersuchung kann jederzeit wiederholt werden. Auch der nur minimale Kontrastmittelbedarf ist ein wesentlicher methodischer Vorteil. Die dynamische, wechselseitige Organbeeinflussung ist im Detail sichtbar. Diese Untersuchung kommt dem Ziel sehr nahe, ohne wesentliche Belastung der Patientin ein genaues

Bild von der Morphologie und Funktion des Beckenbodens zu erhalten.

Bisher liegen jedoch noch keine ausreichenden Studien darüber vor, in welchem Verhältnis der diagnostische Zugewinn und die Kosten stehen. Hauptnachteile dieser Methode sind die noch fehlende breite Standardisierung, die hohen Kosten und die gelegentliche Platzangst der Patientin, die bei 3–5 % der Patientinnen zum Abbruch der Untersuchung führt.

## Klinische Resultate

Rektozelen werden vom *Proktochirurgen transanal*, vom *Gynäkologen transvaginal* operiert. Der transanale Zugang erlaubt nur die Korrektur von tiefen Rektozelen, hohe Rektozelen können nicht erreicht werden. Das Prinzip der Operation ist die mehr oder weniger ausgedehnte Resektion von Mukosaanteilen und anschließende Raffung der Mukosa und Submukosa zur Verstärkung der Rektumwand (Block 1986; Capps 1975; Khubchandani et al. 1983; Sehapayak 1983; Sullivan et al. 1967). Dieses Therapieprinzip geht auch auf die histologischen Befunde von Block zurück, der bei fast allen Rektozelenoperationen eine diffuse Ausdünnung der Submukosa der Rektumwand fand (Block 1986). In einer früheren Studie wurde von ihm darüber hinaus nachgewiesen, daß die Submukosa von allen Schichten der Rektumwand und des Septum rectovaginale die höchste Konzentration an Kollagen enthält. Daraus wurde die Schußfolgerung gezogen, daß ein wichtiges Prinzip der Rektozelenkorrektur die Verstärkung der Rektumwand selbst sein sollte. Die Heilungsbesserungsraten nach chirurgischer transanaler Rektozelenkorrektur liegen zwischen 50 und 100 %. Allerdings sind in den einzelnen Studien die Nachuntersuchungsintervalle und die Art der Befunderhebung sehr unterschiedlich. Kritisch ist bei allen Studien anzumerken, daß keine Angaben zum Deszensus anderer Scheidenkompartimente gemacht wurden. Da isolierte Rektozelen relativ selten vorkommen, ist anzunehmen, daß präoperativ kein genauer gynäkologischer Befund erhoben wurde. Auch über die Rezidivhäufigkeit von symptomatischen Rektozelen sind in den genannten Studien kaum Angaben zu finden.

Bei den meisten „gynäkologischen" Techniken einer transvaginalen Rektozelenkorrektur wird hingegen darauf geachtet, vor allem die *perirektalen* Haltestrukturen zur Versenkung einer Rektozele zu benutzen, die Rektumwand selbst bleibt weitgehend unberührt (Käser et al. 1983). Meist wird die Rektozelenkorrektur mit einer Kolpoperineoplastik kombiniert, die die Vereinigung der meist auseinandergewichenen Muskelbäuche des M. levator ani und M. bulbocavernosus beinhaltet. Dadurch wird das ungewünschte Stuhlreservoir einer Rektozele verkleinert und der Hiatus genitalis verengt. Durch eine möglichst hohe Vereinigung des Douglas mit dem Blasenperitoneum wird von vaginal eine Enterozele verschlossen. Beim abdominalen Zugang wird der Enterozelenverschluß durch ein hohes Blasen-Sigmadach gewährleistet. In den letzten Jahren sind nur sehr wenige Veröffentlichungen zu den Erfolgen einer transvaginalen Rektozelenkorrektur erschienen. Mellgren fand bei 88 % eine deutliche Besserung der präoperativ gestörten Stuhlentleerung, 55 % fühlten sich geheilt (Mellgren et al. 1995).

In einer eigenen Untersuchung persistierten die Stuhlentleerungsstörungen nach Kolporrhaphia posterior bei etwa einem Drittel der Patientinnen (Anthuber et al. 1989). Es ist anzunehmen, daß gerade in diesen Fällen auch andere, präoperativ nicht erkannte Ursachen für eine Stuhlentleerungsstörung vorlagen.

Zur Vermeidung von postoperativen Enttäuschungen und forensischen Auseinandersetzungen wäre es demnach wünschenswert, wenn bei Descensus genitalis und anorektaler Funktionsstörung eine präoperative interdisziplinäre Diagnostik und evtl. auch Therapie durchgeführt würde.

## Anorektale Inkontinenz

Die Häufigkeit der partiellen anorektalen Inkontinenz beim Descensus und Prolaps genitalis ist weitgehend unbekannt, da von gynäkologischer Seite bei der Deszensusdiagnostik kaum danach gefragt wird. Die proktologische Literatur gibt hingegen wenig Auskunft über die Häufigkeit eines gynäkologischen Deszensus bzw. Prolapses bei analer Kontinenzstörung. Es ist allerdings davon auszugehen, daß beide Diagnosen häufiger als vermutet kombiniert sind, da pathophysiologisch dieselben Faktoren wirksam werden (angeborene Bindegewebsschwäche, subpartaler Muskel- und Nervenschaden, chronische Beckenbodenüberlastung). Die Vermeidung bzw. Beseitigung von anorektakler Inkontinenz ist von hoher Bedeutung für die Patientin, der ansonsten die soziale Isolation droht.

## Vermeidung anorektaler Inkontinenz

Die Vermeidung von Kontinenzstörungen beginnt aus gynäkologisch-geburtshilflicher Sicht durch die Vermeidung von traumatischen Entbindungen lange vor dem Auftreten eines höhergradigen Descensus oder Prolaps genitalis. Allerdings fehlen bis heute prospektive Studien, die relevante Risikofaktoren bereits präpartal identifizieren konnten. Dammrisse III. und IV. Grades werden weitgehend als prognostisch ungünstig eingestuft. Nach Dammriß III. Grades werden Kontinenzstörungen zwischen 0 und 50 % angegeben (Bek u. Laurberg 1992; Borgotta et al. 1989; Haadem et al. 1990; Venkatesh et al. 1989). Aufgrund eigener Untersuchungen muß nach DR III in etwa 20 % der Fälle mit Kontinenzeinbußen gerechnet werden. In einer neueren Studie wird die primäre Sectio caesarea als Entbindungsmodus nach vorangegangenem DR III empfohlen (Tetzschner et al. 1996). Als Risikofaktoren für die Entstehung eines Dammrisses III. Grades werden Kinder mit hohem Geburtsgewicht, die mediane Episiotomie und die Forzepsentbindung angesehen

(Bek u. Laurberg 1992). Bei Erstgebärenden muß zu 35 % mit okkulten, d. h. mit dem bloßen Auge nicht erkennbaren Sphinkterdefekten gerechnet werden. Diese Läsionen können nur analsonographisch verifiziert werden und sind bei einem Drittel der Patientinnen mit Kontinenzeinbußen oder Drangbeschwerden verbunden (Sultan et al. 1993).

Die Erkennung einer posttraumatischen (geburtsbedingten) Sphinkterinsuffizienz mit Leidensdruck ist vor der Operation eines Descensus genitalis bedeutsam, da z. B. eine Kolporrhaphia posterior problemlos mit einer Sphinkterrekonstruktion kombiniert werden kann. Auch daraus wird ersichtlich, wie wichtig die interdisziplinäre Betrachtung von Veränderungen der Beckenbodentopographie und -funktion ist.

## Diagnostik

Zur klinischen Diagnostik anorektaler Inkontinenz zählen neben der Anamnese die Inspektion, Palpation, Proktoskopie/Rektoskopie, Sphinkter-Rektum-Manometrie, Analsonographie und Elektromyographie. Die Messung der Nervenleitgeschwindigkeit des N. pudendus wird in der Regel nur für wissenschaftliche Zwecke eingesetzt und ist in ihrer Bedeutung umstritten.

Für den Gynäkologen haben nur die Methoden Bedeutung, die den Verdacht auf eine Kontinenzstörung erwecken. Hierzu zählen eine orientierende Anamnese, die Inspektion des Perineums und der Analregion und die rektale Tastuntersuchung. Die weiterführende Diagnostik bleibt dem Proktologen oder dem Gastroenterologen vorbehalten.

Im Rahmen einer gynäkologischen Anamnese sollte immer gezielt nach Inkontinenzsymptomen gefragt werden. Von sich aus kommen die Patientinnen aus Scham nur sehr ungern bzw. nur bei erheblichen Beschwerden auf das Problem zu sprechen. Die Aufgabe des Gynäkologen ist es sicher nicht, eine detaillierte Kontinenzanamnese zu erheben. Hierzu fehlt meist die Zeit und Erfahrung. Dies ist Aufgabe eines Proktologen, der in der Regel auch die Therapie übernimmt. Von großer Bedeutung ist es hingegen, eine Kontinenzstörung mit Leidensdruck nicht zu übersehen und eine weiterführende Diagnostik zu veranlassen. Manche Patientinnen berichten zunächst nur von ihrer „Blasenschwäche" und verschweigen die sie weit mehr belastende „Darmschwäche".

*Inspektion*
Bei der Inspektion wird auf Narben, Asymmetrien und den Verlust der radiären Analhautfältelung als Ausdruck einer früheren Verletzung des M. sphincter ani externus geachtet. Fistelöffnungen und ein Analprolaps sind in der Regel leicht erkennbar, die Anamnese beinhaltet darüber hinaus meist typische Symptome.

*Palpation*
Die Palpation gibt Hinweise auf eine globale und/oder lokale Sphinkterschwäche. Dabei werden der Ruhe- und Kontraktionstonus, lokale Defekte und Narben erfaßt. Geburtstraumatische Defekte sind meist ventral lokalisiert, also dort, wo nach Stelzner der Schließmuskel bei der Frau schwächer ausgebildet ist (Stelzner 1976). Der Hauptnachteil der Tastuntersuchung ist ihre Subjektivität. Zusätzlich muß berücksichtigt werden, daß Ruhe- und Kontraktionstonus nicht allein über Kontinenz und Inkontinenz entscheiden, da die muskulären Strukturen zwar der wichtigste, letztlich jedoch nur ein Teil des anorektalen Kontinenzorgans sind.

*Manometrie*
Die weiterführenden diagnostischen Maßnahmen dienen der Objektivierung der funktionellen Sphinkterleistung. Sie erfolgt heute am zuverlässigsten durch die Manometrie in verschiedener Technik. Sie ist wenig invasiv, schnell durchführbar und schmerzlos und damit die wichtigste Untersuchung zur Diagnosestellung, zum Screening und zur Klassifizierung von klinisch noch nicht manifesten Kontinenzstörungen. Ein Nachteil kann die Meßwerteüberlap-

pung zwischen kontinenten und inkontinenten Patienten sein. Als geeignetste Methode wird heute die Perfusionsmanometrie angesehen (Bürk et al. 1994).

*Ultraschall*
Die transanale Ultraschalluntersuchung dient zur schnellen und schmerzlosen Erfassung der Lokalisation und Ausdehnung von Sphinkterdefekten. Hochauflösende 360°-Ultraschallsonden (7,5–10 MHz) mit vorgeschalteter Wasservorlaufstrecke können Defekte verschiedener Echodichte (echoreich bis echoarm) darstellen (Burnett et al. 1991). Funktionelle Rückschlüsse lassen sich allerdings nur bei großen Defekten ziehen, die Bedeutung kleinerer Läsionen ist nur bei gleichzeitigem Einsatz eines Nadel-EMGs im Rahmen des sog. Sphinkter-Mappings einzuschätzen (Burnett et al. 1991; Law et al. 1990).

*Elektromyogramm*
Zur Beurteilung der neurophysiologischen Aktivität der analen Sphinkteren sind das Elektromyogramm und die Messung der Nervenleitgeschwindigkeit des N. pudendus geeignet. Das konzentrische Nadel-EMG und das Einzelfaser-EMG erfassen gezielt die elektrischen Erregungsabläufe einzelner Muskelfasern oder Muskelfasergruppen. Allerdings ist das Einstechen der Nadelelektroden schmerzhaft, für eine suffiziente Diagnostik muß die gesamte Sphinkterzirkumferenz untersucht werden. Perkutan abgeleitete Oberflächen-EMGs sind durch den Einfluß benachbarter Muskelgruppen wesentlich ungenauer. Dennoch werden sie von manchen Autoren bevorzugt, weil sie weniger invasiv als Nadelelektroden und schmerzlos sind. Mit Hilfe automatischer Analysegeräte wird versucht, zwischen *myogen* und *neurogen bedingter Kontinenzstörung* zu unterscheiden. Diese Differenzierung ist vor Inkontinenzoperationen wichtig, da unterschiedliche Operationsverfahren eingesetzt werden (Pennickx 1992).

Bei der Messung der Nervenleitgeschwindigkeit des N. pudendus wird das zeitliche Intervall zwischen transanaler oder transvaginaler elektrischer Stimulation (50 V, 0,1 ms) des N. pudendus und Kontraktion des M. sphincter ani externus oder M. puborectalis gemessen. Eine Verzögerung der Nervenleitgeschwindigkeit kann Ausdruck einer Schädigung des N. pudendus sein.

## Therapie

Die Behandlung anorektaler Inkontinenz erfolgt konservativ oder operativ. Die einzelnen Therapieformen können im Rahmen dieses Beitrags nur stichpunktartig erwähnt werden. Zu den konservativen Maßnahmen zählen:

- gezieltes Sphinkter- bzw. Beckenbodentraining,
- Elektrostimulation der Analsphinkteren,
- anale Verschlußstöpsel, sog. „anal plugs".

Die Erfolgsraten hängen von der individuellen Ausgangssituation ab; im Durchschnitt werden etwa 30–50 % Heilungsbesserungsraten erreicht. Zu den begleitenden Maßnahmen zählen die diätetische Beeinflussung der Stuhlkonsistenz und die medikamentöse Verlangsamung der Stuhlpassage (z. B. durch Loperamid).

Bei der operativen Therapie muß zwischen der Rekonstruktion der Sphinkterzirkumferenz (z. B. nach geburtstraumatischem Sphinkterdefekt) und dem sog. Post-anal repair bei neurogen bedingter Inkontinenz unterschieden werden. Eine detaillierte Übersicht über den aktuellen Stand der Inkontinenzchirurgie wurde kürzlich von Christiansen veröffentlicht (Christiansen 1992).

Wie bereits erwähnt, wäre es besonders wünschenswert, wenn von gynäkologischer wie von proktochirurgischer Seite vor der operativen Therapie das Ausmaß der Beckenbodenfunktionsstörung durch interdisziplinäre Diagnostik festgelegt und die einzelnen Therapieschritte gemeinsam festgelegt würden.

## Literatur

Anthuber C, Obernitz von N, Denecke H (1989) Stool-outlet-obstruction bei Rektoenterozele. Inzidenz, Diagnostik und postoperative Ergebnisse. Gynäkol Rundsch 29 [Suppl]: 59–60

Anthuber C, Lienemann A, Baron A (1996a) Dynamic magnetic resonance imaging and enteroceles – a new look at an old problem. Neurourol Urodyn 15 : 355–356

Anthuber C, Lienemann A, Baron A (1996b) Die dynamische Magnetresonanzkolpozystorektographie bei der Diagnostik von Descensus und Prolaps genitalis. Gynäkologe 29 : 620–623

Bek K, Laurberg S (1992) Intervention during labor: risk factors associated with complete tear of the anal sphincter. Acta Obstet Gynecol Scand 71 : 520–524

Block I (1986) Transrectal repair of rectocele using obliterative suture. Dis Colon Rectum 29: 707–711

Borgotta L, Piening S, Cohen W (1989) Association of episiotomy md delivery position with deep perineal laceration during spontaneous delivery in nulliparous women. Am J Obstet Gynecol 160: 294–297

Bürk C, Herold A, Dörsing C, Zawarehi H (1994) In vitro und in vivo Vergleichsuntersuchungen unterschiedlicher Manometriesysteme. Kontinenz 3: 109–110

Burnett S, Speakman C, Kamm M, Bartram C (1991) Confirmation of endosonographic detection of external sphincter defects by simultaneous electromyographic mapping. Br J Surg 78 : 448–450

Capps W (1975) Rectoplasty and perineoplasty for the symptomatic rectocele. A report of fifty cases. Dis Colon Rectum 18 : 237–243

Christiansen J (1992) Advances in the surgical management of anal incontinence. Baill Clin Gastroent 6 : 43–57

Haadem K, Dahlström J, Lingman G (1990) Anal sphincter function after delivery: a prospective study in women with sphincter rupture and controls. Eur J Obstet Gynecol Reprod Biol 35: 7–13

Käser O, Iklé F, Hirsch H (1983) Atlas der gynäkologischen Operationen. In: Vaginale Operationen. Thieme, Stuttgart

Khubchandani I, Sheets J, Stasik J, Hakki A (1983) Endorectal repair of rectocele. Dis Colon Rectum 26 : 792–796

Law P, Kamm M, Bartram C (1990) A comparison between electromyography and anal endosonography in mapping anal sphincter defects. Dis Colon Rectum 33 : 370–373

Mellgren A, Bo A, Nilsson B et al. (1995) Results of rectocele repair. Dis Colon Rectum 38:7–13

Müller-Lissner S (1989) Chronische Obstipation und Stuhlinkontinenz. In: Müller-Lissner S, Akkermanns L (Hrsg) Definitionen. Springer, Berlin Heidelberg New York, S 9–14

Pennickx F (1992) Fecal incontinence: indications for repairing the anal sphincter. World J Surg 16:820–825

Sehapayak S (1983) Transrectal repair of rectocele: an extended armamentarium of colorectal surgeons. A report of 355 cases. Dis Colon Rectum 28:422–433

Stelzner F (1976) Die anorektalen Fisteln. Springer, Berlin Heidelberg New York

Sullivan E, Leaverton G, Hardwick C (1967) Transrectal perineal repair: an adjunct to improved function after anorectal sugery. Dis Colon Rectum 11:106–114

Sultan A, Kamm M, Bartram C, Hudson C (1993) A prospective study of anal sphincter disruption during vaginal delivery. N Engl J Obstet Gynecol 329:1905–1911

Tetzschner T, Sorensen M, Lose G, Christiansen J (1996) Anal and urinary incontinence in women with obstetric anal sphincter rupture. Br J Obstet Gynaecol 103:1034–1040

Venkatesh K, Ramanujam P, Larson D, Haywood M (1989) Anorectal complications of vaginal delivery. Dis Colon Rectum 32:300–301

# Endoskopische Kolposuspension

K. J. Neis



## Einleitung

Die operative Endoskopie, ob translaparoskopisch oder transhysteroskopisch, hat die Gynäkologie grundlegend verändert. Waren es in der Vergangenheit vorwiegend Eingriffe am inneren Genitale, welche sich aufgrund der leichten Zugänglichkeit der Bauchhöhle für diese Technik anboten, so sind heute auch Operationen in nicht präformierten Räumen möglich geworden.

Dies sind neben Operationen im Retroperitonealraum Eingriffe in der Axilla, der Leiste, aber auch im Cavum Retzii.

## Zugangswege

Der Zugang zum Cavum Retzii ist transperitoneal und präperitoneal möglich. Beim transperitonealen Zugang wird nach Einführung der Optik sowie der Instrumente in die Bauchhöhle das Peritoneum über der Blase eröffnet und das Cavum Retzii freigelegt [5]. Beim präperitonealen Zugang wird ein zusammengefalteter Ballon unter den Mm. recti eingeführt und anschließend mit Druck entfaltet. Hierdurch entsteht ein Raum, der nach Entfernen des Ballons unter $CO_2$-Zufuhr bestehen bleibt, beliebig erweitert werden kann und somit ebenfalls eine gute Übersicht über das Cavum Retzii bietet [4].

Als Variante zur $CO_2$-Dilatation muß der Vollständigkeit halber auch die gaslose Retzioskopie genannt werden, wenngleich diese derzeit noch nicht sehr verbreitet ist.

## Operationstechnik

Unabhängig vom Zugangsweg können zwei unterschiedliche Operationstechniken angewendet werden:

- *Konventionelle Technik:* Diese Operationstechnik ist völlig analog zur heute verbreiteten Operation nach Burch bzw. deren Modifikation. Paraurethral werden 2 Nähte mit einem nicht resorbierbaren Material durch die Vaginalfaszie sowie das Cooper-Ligament gelegt und so weit angezogen, daß die Scheide in Höhe des Arcus tendineum fasciae pelvis angehoben wird. Das Anlegen der Nähte sowie das Knüpfen des Knotens erfolgt unter endoskopischer Sicht [5].
  Ob hierzu eine gebogene oder gerade Nadel verwendet wird oder ob die Fäden extern oder intern geknüpft werden sollen, wird von den einzelnen Autoren unterschiedlich bewertet. Es zeichnet sich jedoch ab, daß die meisten Operateure gebogene Nadeln benutzen und den externen Knoten nach exakter Positionierung der Naht durch einen oder mehrere interne Knoten absichern.
- *Mash und Stapler:* Als alternative Technik wurde vor 3 Jahren die erstmals von Ou beschriebene [3] Staplertechnik eingeführt. Hierbei wird ein Band aus nicht resorbierbarem Material, das originär zu Hernienoperationen benutzt wurde, mittels Stapler an der Faszie und am Lig. Cooperi befestigt. Hierbei entfallen aufwendige Naht- und Knüpftechniken, so daß diese Methode insbesondere von Anfängern gegenüber der konventionellen endoskopischen Technik als leichter empfunden wird.

## Ergebnisse

Nach 130 Jahren Inkontinenzchirurgie in der Frauenheilkunde steht heute fest, daß die Kolposuspension die besten Erfolgsraten aufweist. Dennoch sind Arbeiten, die auch harten wissenschaftlichen Kriterien standhalten, insbesondere mit Fünfjahresverläufen selten.

Insofern müssen die Ergebnisse der endoskopischen Inkontinenzchirurgie, bei denen noch keine Fünfjahresergebnisse vorliegen können, weil die Methode selbst jünger ist, mit entsprechender Zurückhaltung bewertet werden.

Analysiert man die Literatur, so zeichnet sich jedoch ab, daß die 2. Jahreserfolgsquote bei etwa 90 % liegt [1]. Dies entspricht auch der Erfolgsrate bei der offenen Präparation des Cavum Retzii.

Bezüglich der Verwendung von Nähten oder Mash und Stapler scheint bei einer Verlaufskontrolle von lediglich 1/2 bis 1 Jahr kein Unterschied vorzuliegen.

Während es bei der konventionellen Technik logisch erscheint, daß zwischen endoskopischem und offenem Vorgehen keine Unterschiede existieren, muß dies bei der Mash- und Staplertechnik noch mit Langzeitergebnissen nachgewiesen werden.

## Komplikationen

Die Komplikationsrate wird von Liu mit etwa 10 % angegeben [2]. Die schwerwiegendste intraoperative Komplikation ist hierbei die Blasenläsion mit 3,7 % (Tabelle 1).

Es wird jedoch von allen Operateuren übereinstimmend berichtet, daß diese Komplikation vor allem in der Anfangsphase auftritt und meist endoskopisch versorgt werden kann. Mit zunehmender Erfahrung des Operateurs kommt es kaum noch zu Blasenläsionen.

Analysiert man die Angaben von Liu näher, so fällt jedoch auf, daß die Rate der Fälle mit Detrusorinstabilität lediglich mit 2,8 % angegeben wird. Sie ist damit 3- bis 5mal niedriger als bei offenem Vorgehen. Dies ist nicht ohne weite-

**Tabelle 1.** Komplikation der endoskopischen Kolposuspension. (Nach Liu 1993)

| Komplikation | Häufigkeit [%] |
| --- | --- |
| Blasenverletzung | 3,7 |
| Makrohämaturie | 0,9 |
| Harnverhalt | 1,9 |
| Ureterenverengung | 0,9 |
| Detrusorinstabilität | 2,8 |
| Gesamt | 10,2 |

res erklärbar. Daher müssen, bevor eine abschließende Wertung auch in dieser Hinsicht möglich ist, weitere Arbeiten abgewartet werden.

## Operationsdauer und Rekonvaleszenz

Operationen im Cavum Retzii sind auch für geübte endoskopische Operateure anspruchsvoll. Der Zeitaufwand für den endoskopischen Burch mit konventioneller Technik liegt daher anfangs bei etwa 2 h. Mit zunehmender Erfahrung halbiert sich die Operationsdauer. Nach 15–20 Eingriffen liegt die Operationszeit bei einem eingespielten Team somit nur noch bei knapp 60 min. Bei der Staplertechnik, bei der das Anlegen von Nähten und das Knoten von Fäden entfällt, reduziert sich die Operationsdauer von 45 auf 30 min.

In den vorliegenden Arbeiten aus den USA wird die Gesamtverweildauer in der Klinik mit etwa einem Tag angegeben. Eine primäre insbesondere suprapubische Harnableitung wird nicht angelegt.

Nach 2 Tagen bis einer Woche nimmt die Patientin die Arbeit wieder auf [1].

## Diskussion

Die endoskopische Kolposuspension ist technisch in gleicher Weise wie am offenen Bauch möglich. Die Methode ist reproduzierbar, allerdings bedarf es einiger Erfahrung mit endo-

skopischen Operationen, damit der Eingriff komplikationsarm und zügig durchgeführt werden kann.

Wird die Kolposuspension mit Nadel und Faden durchgeführt, so ist der Eingriff technisch anspruchsvoller. Da in diesem Fall außer dem Zugangsweg die Operation jedoch völlig analog zur offenen Technik durchgeführt wird, sollten auch die Erfolgsraten miteinander vergleichbar sein. Dies wird durch die ersten vorliegenden Auswertungen auch bestätigt.

Für die Mash-Stapler-Technik liegen ebenfalls erste Ergebnisse vor. Da es sich hierbei jedoch um eine völlig andere Operationsmethode handelt, unter anderem auch mit Einbringen fremder Materialien in das Cavum Retzii, müssen zunächst Spätergebnisse abgewartet werden, bevor eine abschließende Beurteilung möglich ist.

Von entscheidender Bedeutung sind heute auch die Kosten der unterschiedlichen Operationsverfahren. Hierbei schneidet derzeit das transperitoneale Vorgehen unter Verwendung von Nähten am besten ab, da sowohl für die präperitoneale Präparation als auch für den Stapler Einmalmaterialien nötig sind.

Durch den Einsatz der endoskopischen Technik steht jedoch zu erwarten, daß der Krankenhausaufenthalt und die poststationäre Schonung deutlich verkürzt werden und diese Operationsmethode somit auch volkswirtschaftlich gesehen Vorzüge aufweist.

Ob durch die Verkürzung der Rekonvaleszenz die Operationsergebnisse beeinflußt werden, bleibt abzuwarten.

## Ausblick

Die Einführung der endoskopischen Operationstechnik hat die operative Gynäkologie nicht nur verändert, sondern auch neu belebt. So mußte sich die operative Laparoskopie in jedem Indikationsbereich mit der offenen Technik messen.

Hierbei wurden in vielen Fällen jedoch auch die Ergebnisse der Laparotomie nochmals neu hinterfragt. Dies hat zu zahlreichen nicht immer emotionsfreien, letztlich aber doch ungeheuer befruchtenden Diskussionen geführt. So ist erstmals seit längerer Zeit wieder Bewegung in die operative Frauenheilkunde gekommen.

130 Jahre Inkontinenzchirurgie mit zumindest problematischen Ergebnissen und der hierdurch bedingten großen Zahl an Operationsmethoden zeigen jedoch, daß auch in diesem Operationsbereich neue Konzepte gefunden werden müssen. Die Endoskopie könnte hier eine zentrale Rolle spielen, da außer der Kolposuspension auch fast alle anderen Inkontinenz- und Deszensusoperationen endoskopisch durchführbar sind (s. Übersicht).

Ob all dies jedoch sinnvoll ist und welche Chance diese neuen Konzepte beinhalten, muß die Zukunft zeigen. Es ist aber bereits heute absehbar, daß mit der weiteren Vereinfachung und Verfeinerung der Technik die Endoskopie auch in der Inkontinenzchirurgie einen festen Stellenwert finden wird.

---

**Endoskopische Inkontinenz- und Deszensusoperationen**

- Kolposuspension nach Burch und Modifikationen
- Kuldoplastik nach Moskowitz
- Hohe Vereinigung der Ligg. sacrouterinae nach Mac Call
- Sakrokolpopexie mittels Band
- Vaginopexie am Lig. sacrospinale analog Amreich/Richter
- Paravaginal repair

---

### *Literatur*


1. Hannah SL, Clin A (1996) Laparoscopic retropublic urethropexy. J AAGL 4:47–52
2. Liu CY (1993) Laparoscopic retropublic colposuspension (Burch procedure). J Reprod Med 38:526–530
3. Ou CS, Prestkus J, Beadle E (1993) Laparoscopic bladder neck suspension using hernia mash an surgical staplers. Laparoendosc Surg 3/6:563–566
4. Unerwood L (1993) Laparoscopic Burch procedere. Vortrag AAGL San Francisco
5. Vancaille TG, Schuessler W (1991) Laparoscopic bladder neck suspension. J Laparoendosc Surg 3:169–173

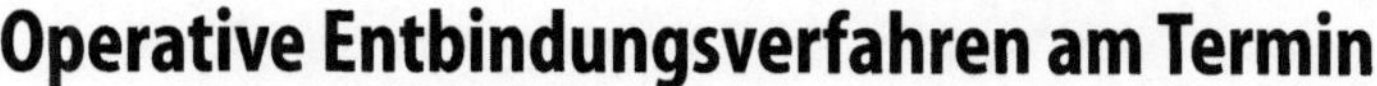

# Operative Entbindungsverfahren am Termin

# Zangengerechter bzw. vakuumgerechter Höhenstand des Kopfes

H. K. WEITZEL und H. HOPP

**MERKE:**

1. Voraussetzung für eine vaginal-operative Entbindung ist die exakte Höhenstandsbestimmung des kindlichen Kopfes.

2. Bei der Beurteilung des Höhenstandes sollte von der Leitstelle ausgegangen und auf den Höhenstand des Durchtrittsplanums in „Beckeneingang" oder in „Beckenmitte" geschlossen werden. Der Höhenstand „Beckenboden" ist erreicht, wenn sich die Leitstelle auf Beckenboden ( + 4) befindet.

3. Kontraindiziert ist die instrumentelle Entbindung bei einer Hinterhauptseinstellung und einem Höhenstand der Leitstelle über „0" sowie bei Deflexionshaltungen mit einem Höhenstand der Leitstelle über „ + 2".

4. Die Entscheidung zur Vakuumextraktion oder Zangenentbindung sollte vor allem davon bestimmt werden, welches Instrument der Geburtshelfer am besten beherrscht, nicht vom Höhenstand des Kopfes.

5. Das Anlegen des Instruments und die Korrektur einer bestehenden Haltungs- oder Einstellungsanomalie muß unter Berücksichtigung der palpierten geburtsmechanischen Situation erfolgen.

6. Wenn erst während der Operation eine Fehlbeurteilung des Höhenstandes oder der Einstellung des Kopfes erkannt wird, darf die vaginal-operative Entbindung nicht erzwungen werden. Daher müssen die generellen organisatorischen Voraussetzungen für die sofortige Durchführung einer Notsectio bei Entscheidung zu einer vaginal-operativen Entbindung erfüllt sein.

## Einleitung

Voraussetzungen der vaginal-operativen Entbindung sind ein vollständiger Muttermund, eine exakte Höhenstandsbestimmung, die Erkennung und operative Korrektur der noch ausstehenden geburtsmechanischen Adaptation, die Beachtung der Kontraindikationen und die Aufklärung der Mutter (ACOG 1994, Weitzel 1996).

## Höhenstand des Kopfes

Für die Höhenstandsdiagnose sind definierte Beckenebenen zugrunde zu legen.

**Tabelle 1.** Höhenstandsdefinition

| | |
| --- | --- |
| Beckeneingang | Durchtrittsplanum im Beckeneingang |
| Beckenmitte | Durchtrittsplanum in Beckenmitte |
| Beckenboden | Leitstelle auf Beckenboden |

Durch die klinische Diagnostik ist der Höhenstand des Kopfes exakt zu bestimmen und vor dem operativen Eingriff zu dokumentieren (Tabelle 1).

Während das Durchtrittsplanum mittels vaginaler Untersuchung nicht bestimmbar ist, läßt sich die Leitstelle durch Angabe von Zentimetern oberhalb bzw. unterhalb der Interspinallinie gut verfolgen. Damit kann von der Beurteilung des Höhenstandes der Leitstelle ausgegangen und auf den Höhenstand des Durchtrittsplanums in Beckeneingang oder Beckenmitte geschlossen werden (Abb. 1).

Dieses Vorgehen ist möglich, weil der Abstand von der kleinen Fontanelle bis zum geburtsmechanisch wirksamen Kopfumfang 4 cm beträgt. Bei Deflexionshaltungen ist zu berücksichtigen, daß sich das Durchtrittsplanum mehr als 4 cm über der Leitstelle befindet.

*Kopf in Beckenmitte*
Der Kopf steht bei Hinterhauptseinstellung in Beckenmitte, wenn das Hinterhaupt vollständig in das Becken eingetreten ist. Die knöcherne Leitstelle hat in der Führungslinie die Interspinallinie („0") erreicht (Abb. 2). Das *Durch-*

*trittsplanum* hat den Beckeneingang mit der engsten Stelle in Höhe der Conjugata vera passiert und befindet sich 4 cm oberhalb der Interspinallinie.

*Kopf auf Beckenboden*
Die Beckenmittenposition endet, wenn die *Leitstelle* den Beckenboden (+4) erreicht hat. Der Kopf steht jetzt auf Beckenboden (Abb. 3). Der Höhenstand wird nicht mehr nach dem Durchtrittsplanum, sondern nach der Leitstelle definiert. Das Durchtrittsplanum steht parallel zur Beckenausgangsebene in Höhe der Spinae. Bei der inneren Untersuchung sind die Spinae und die Kreuzbeinhöhle nicht mehr zu tasten. Der Kopf ist in der Tiefe zu sehen und die Pfeilnaht in den meisten Fällen ausrotiert.

## Kontraindikationen der vaginal-operativen Entbindung

Bei einem Stand des Kopfes in Beckenmitte ist selten die geburtsmechanische Adaptation in Form der Haltungs- und Einstellungsveränderungen abgeschlossen, insbesondere bei einem Höhenstand der Leitstelle über „+2".

Als obere Grenze der vaginalen Entbindungsfähigkeit aus Beckenmitte gilt bei Hinterhauptseinstellung der Höhenstand, bei dem das Durchtrittsplanum die 4 cm oberhalb der Interspinalebene liegende untere Schoßfugenrandebene erreicht hat, d. h. die Leitstelle steht bei vorderer Hinterhauptslage in der Interspinal-

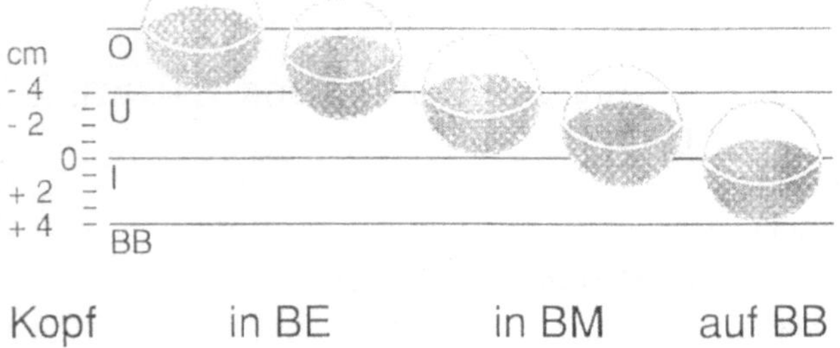



**Abb. 1.** Höhenstände nach De Lee und die Hodge-Parallelebenen. *BE* Beckeneingang, *BM* Beckenmitte, *BB* Beckenboden

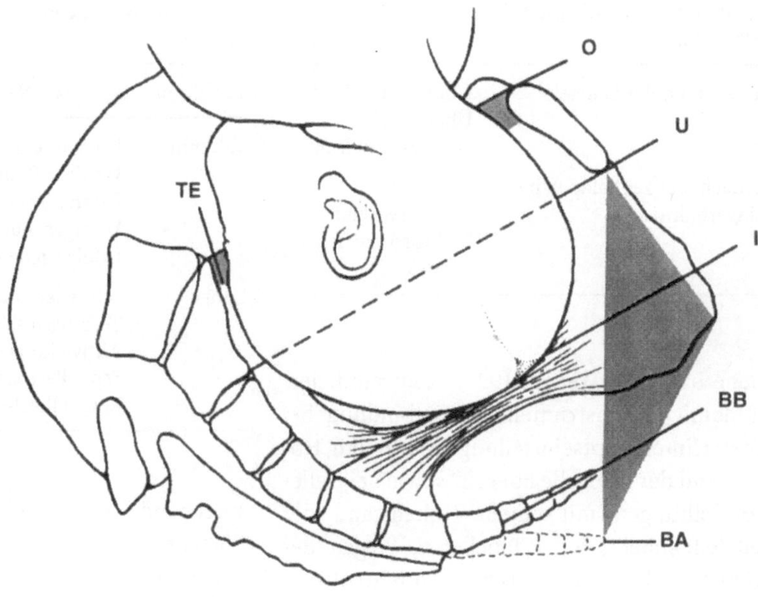



**Abb. 2.** Höhenstand des Kopfes: Beckenmitte. *BA* Beckenausgangsebene, *BB* Beckenbodenebene, *I* Interspinalebene, *U* Untere Schoßfugenrandebene, *O* Obere Schoßfugenrandebene, *TE* Terminalebene

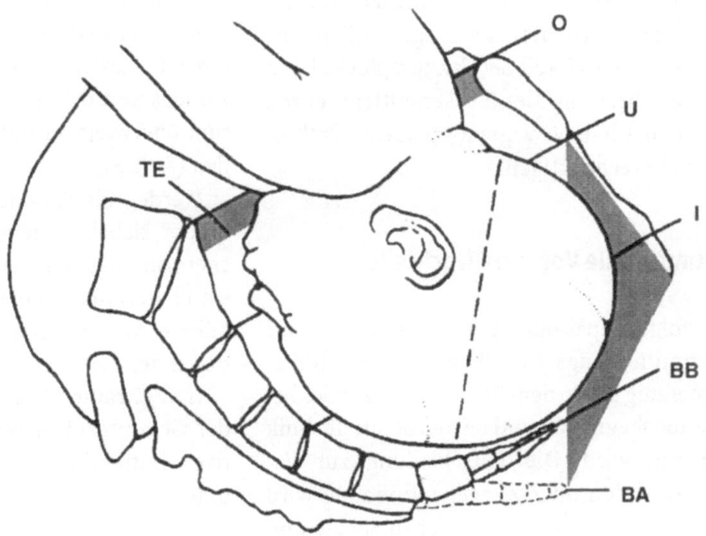



**Abb. 3.** Höhenstand des Kopfes: Beckenboden. *BA* Beckenausgangsebene, *BB* Beckenbodenebene, *I* Interspinalebene, *U* Untere Schoßfugenrandebene, *O* Obere Schoßfugenrandebene, *TE* Terminalebene

**Tabelle 2.** Kontraindikationen der vaginal-operativen Entbindung

| | |
|---|---|
| Höhenstand der Leitstelle | Über „0" bei HHL<br>Über „ + 2" bei Deflexionshaltung |
| Verdacht auf zephalopelvines Mißverhältnis | Geburtsverlauf Makrosomie des Kindes |

**Tabelle 3.** Instrumentelle Vor- und Nachteile von VE und Zange

| Verfahren | Vor- bzw. Nachteile |
|---|---|
| Vakuum | Leichter plazierbar<br>Weniger Raumbedarf<br>Passive Rotation<br>Weniger mütterliche Lazerationen<br>Erfolgreiche Beendigung seltener |
| Zange | Schneller anlegbar<br>Technisch schwieriger<br>Aktive Rotation<br>Schnellere Geburtsbeendigung<br>Kontrollierte Kompression (Frühgeburt |

ebene bzw. „0" (Weitzel 1994). Kontraindiziert ist damit die instrumentelle Entbindung bei einer Hinterhauptseinstellung und einem Höhenstand der Leitstelle über „0" sowie bei Deflexionshaltungen mit einem Höhenstand der Leitstelle über „ + 2" (Tabelle 2). Wegen des größeren Abstandes zwischen Durchtrittsplanum und Leitstelle hat bei Deflexionshaltungen das Durchtrittsplanum bei einem Höhenstand der Leitstelle von „0" den Beckeneingang mit der engsten Stelle in Höhe der Conjugata vera noch nicht passiert.

Unabhängig von der Wahl des Instrumentes ist diese Grenze der instrumentellen Entbindungsfähigkeit zu berücksichtigen. Allein die leichtere Plazierbarkeit der Vakuumglocke kann die Überschreitung der Beckenmittengrenzen nach oben für eine vaginal-operative Entbindung nicht rechtfertigen.

## Instrumentelle Vor- und Nachteile

Der Erfolg vaginal-operativer Enbindungen aus Beckenmitte hängt vor allem von der Indikationsstellung sowie dem Zustand des Kindes bei Operationsbeginn ab und davon, ob die Technik beherrscht wird. Die Entscheidung zur Vakuumextraktion oder Zangenentbindung wird vor allem von der geburtshilflichen Schule und der daraus resultierenden Vertrautheit mit dem Instrument bestimmt. Hinsichtlich der traumatischen Gefährdung reifer Kinder gibt es keinen gesicherten Unterschied zwischen beiden Methoden. Für Kliniken, die in beiden Methoden ausbilden, kann der differenzierte Einsatz ent-

sprechend den Vorteilen empfohlen werden (Tabelle 3).

Schon im vorigen Jahr habe ich an gleicher Stelle festgestellt, daß die Wahl zwischen Zange und Vakuumglocke vor allem von der klinischen Schule und Tradition bestimmt wird. In meiner Klinik hat sich das Verhältnis zwischen Vakuumextraktionen und Forzepsentbindungen zwischen 1972 und 1996 völlig umgekehrt (Abb. 4).

Während bei Beckenmittenoperationen die Vakuumextraktion bis 1991 noch häufiger eingesetzt wurde, ist seit 1992 auch bei diesem Höhenstand die Geburt bei indizierter Operation überwiegend mit der Zange beendet worden (Abb. 5).

Werden als Parameter der neonatalen Morbidität Nabelarterien-pH-Werte $< 7{,}20$ verglichen, so ist unter der Indikation Geburtsstillstand bei Vakuumextraktionen bis 1991 eine höhere Azidosefrequenz als bei Zangenoperationen festzustellen (Abb. 6).

Im Zeitraum 1992–1996 fällt die Halbierung der Gesamtazidosefrequenz bei vaginal-operativen Entbindungen auf. Gleichzeitig hat sich unter der Indikation Geburtsstillstand die Azidosehäufigkeit bei Vakuumextraktionen gegenüber Zangenoperationen um den Faktor 3 erhöht (Abb. 7).

Auch fortgeschrittene Azidosen mit einem Nabelarterien-pH $< 7{,}10$ traten bei Vakuumextraktionen unabhängig vom Höhenstand und Operationsgrund 5mal häufiger auf (Abb. 8).

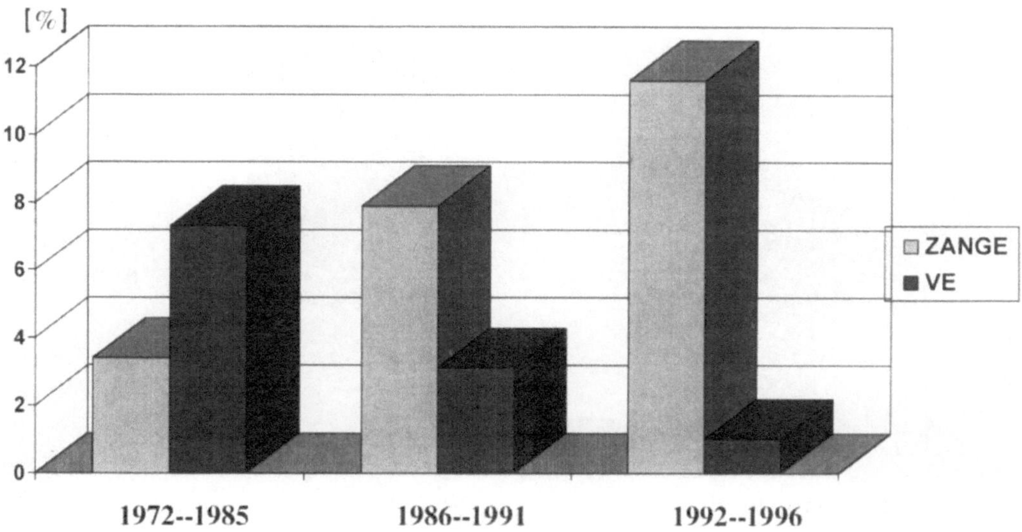

**Abb. 4.** Häufigkeit vaginal-operativer Entbindungen und Veränderung des Verhältnisses von Zangen- zu Vakuumextraktionen 1972–1996

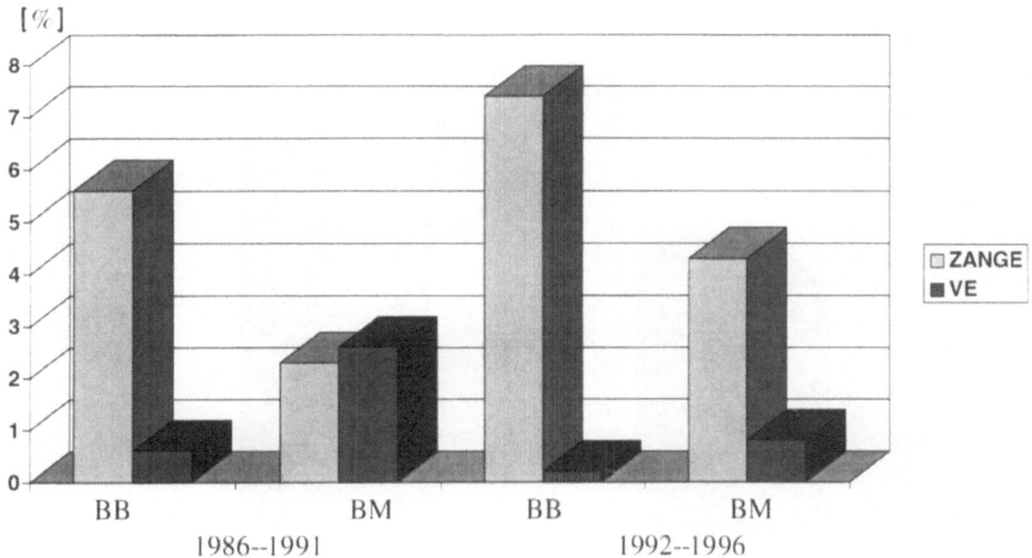

**Abb. 5.** Häufigkeitsunterschiede instrumenteller Entbindungen aus Beckenmitte (*BM*) und von Beckenboden (*BB*) in den Zeiträumen 1986–1991 und 1992–1996

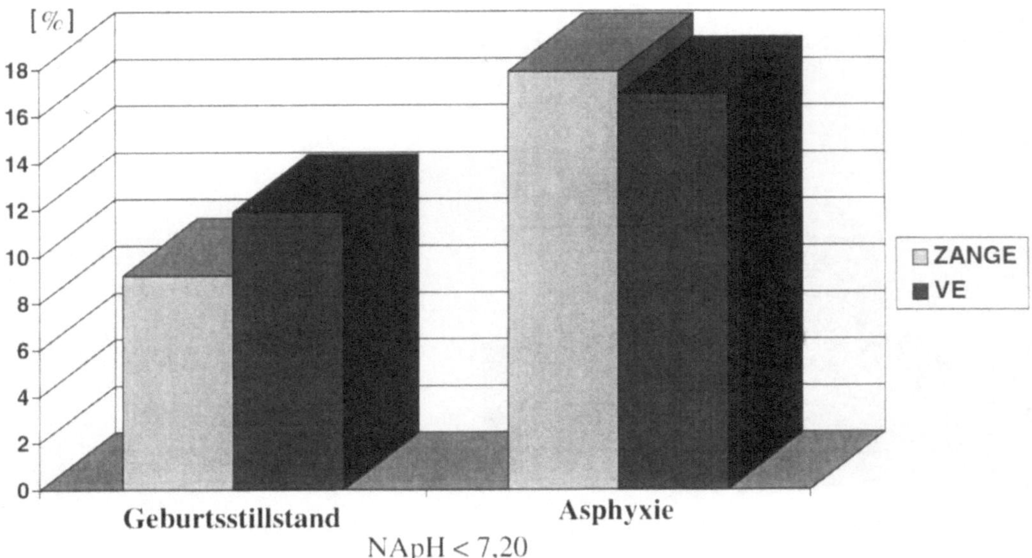


**Abb. 6.** Azidosen nach instrumenteller Entbindung im Zeitraum 1986–1991, Zuordnung zur Indikationsstellung

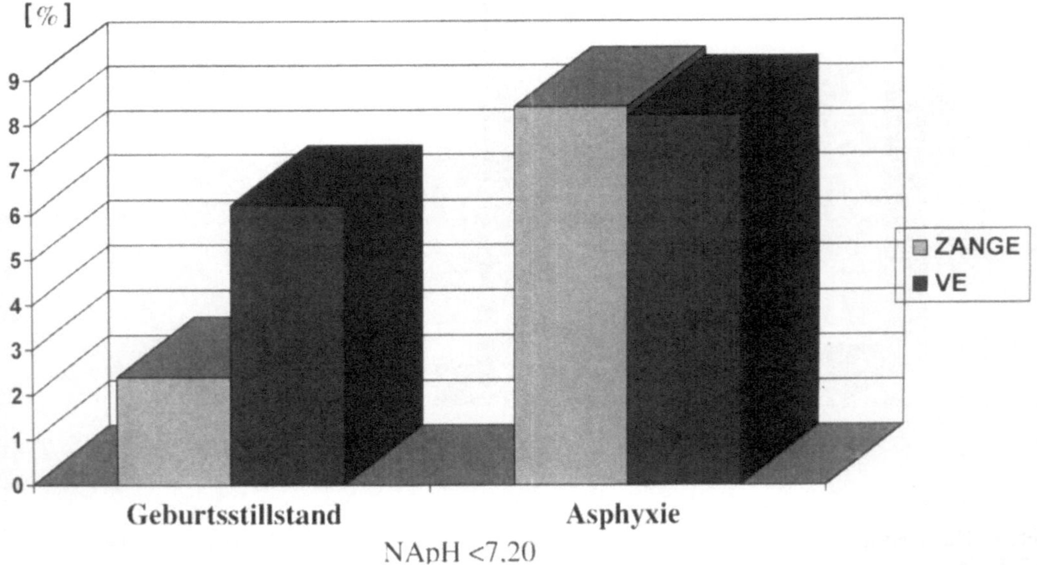


**Abb. 7.** Azidosen nach instrumenteller Entbindung im Zeitraum 1992–1996, Zuordnung zur Indikationsstellung

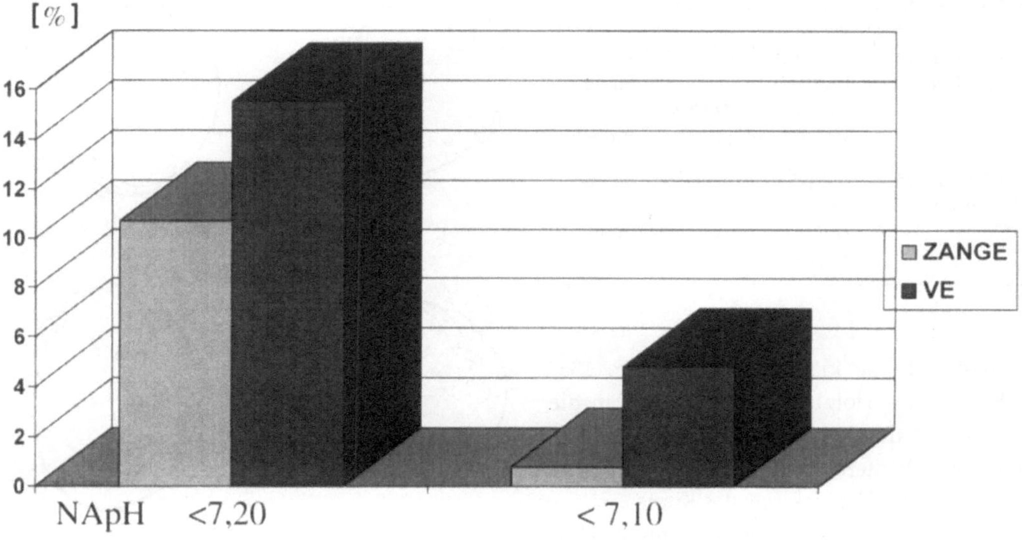


**Abb. 8.** Häufigkeit von Azidosen (NApH <7,20 bzw. <7,10) nach instrumenteller Entbindung im Zeitraum 1992–1996

## Instrumentelle Entbindung aus Beckenmitte

In Abhängigkeit von der palpierten geburtsmechanischen Situation hat das Anlegen des Instrumentes und die Korrektur der Haltungs- und Einstellungsanomalie zu erfolgen. Die instrumentelle Entwicklung des Kopfes hat über das Anlegen des Instrumentes die raumsparende Adaptation nachzuholen – zumeist die Herstellung der Beugehaltung mit Geradstand des Kopfes –, um die mechanische Belastung des Kindes gering zu halten.

Bei der *hinteren Hinterhauptslage* hat sich der gebeugte Kopf mit dem Hinterhaupt kreuzbeinwärts gedreht. Bei noch nicht ausrotiertem und nicht auf Beckenboden stehendem Kopf wird mit dem angelegten Instrument der Abschluß der Beugung angestrebt. Während der Traktion wird mit der Vakuumglocke die passive Drehung unterstützt; mit der Zange wird die Drehung aktiv vollendet.

Nach exzentrischem Anlegen der Glocke über der kleinen Fontanelle erfolgen die Traktionen nach links oder rechts ventral bis zum Abschluß der Beugung und geben dem Kopf damit Gelegenheit zur Drehung. Diese kann um 45° nach hinten erfolgen, dann wird aus hinterer Hinterhauptslage extrahiert. Mit der großen Fontanelle als Stemmpunkt wird durch stark nach ventral gerichtete Traktionen eine extreme Beugung erreicht und das Hinterhaupt über den Damm geleitet. Danach erfolgt nach Änderung der Traktionsrichtung durch eine leichte Streckung die Geburt von Stirn und Gesicht (s. Übersicht).

---

**Vakuumextraktion bei I./II. hinterer Hinterhauptslage**

- Exzentrisches Anlegen der Glocke über der kleinen Fontanelle
- Traktionen nach links ventral bei I. hinterer HHL; rechts ventral bei II. hinterer HHL
- Passive Drehung um 45° nach hinten (hintere HHL); um 135° nach vorn (vordere HHL)

**Tabelle 4.** Zange bei I./II. hinterer Hinterhauptslage

| | |
| --- | --- |
| Entbindung aus hinterer HHL | Nach biparietalem Anlegen Traktion und aktive Drehung um 45° Stemmpunkt: große Fontanelle |
| Entbindung aus vorderer HHL | Doppeltes Anlegen der Zange- nach Scanzoni Traktion und aktive Drehung um 135° |

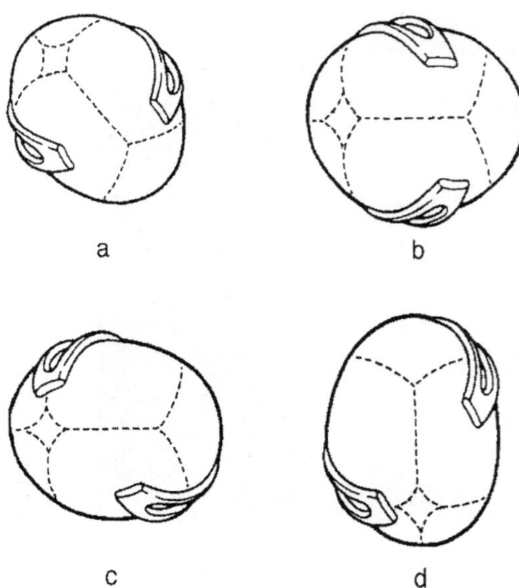

**Abb. 9 a–d.** Zangenoperation nach Scanzoni. a, b biparietales Anlegen der Zange, Rotation in den tiefen Querstand; c, d erneutes Anlegen der Zange im 2. schrägen Durchmesser des Beckens, Rotation in den Geradstand und Entwicklung aus vorderer Hinterhauptslage

Dreht sich die kleine Fontanelle um 135° nach vorn, so erfolgt die Umwandlung in die geburtsmechanisch günstigere vordere Hinterhauptslage. Weitere Traktionen in Führungslinie führen zur Entwicklung des Kopfes.

Bei der Zangenextraktion aus hinterer Hinterhauptslage wird zunächst die Zange biparietal angelegt und die kleine Fontanelle während der Traktionen nach hinten gebracht, dabei erfolgt eine Drehung um 45°. Mit der großen Fontanelle als Stemmpunkt wird zunächst das Hinterhaupt über den Damm entwickelt, dann werden durch eine leichte Streckbewegung Stirn und Gesicht des Kindes geboren (Tabelle 4). Um aus der hinteren Hinterhauptslage die geburtsmechanisch günstigere vordere Hinterhauptslage zu erreichen, kann mit dem doppelten Anlegen der Zange nach Scanzoni der Kopf aktiv in diese Position gedreht werden. Dabei wird mit der biparietal angelegten Zange unter gleichzeitigem Zug nach unten die kleine Fontanelle in zwei Schritten nach vorn gedreht, zunächst bis zum tiefen Querstand, aus dem nach erneutem Anlegen der Zange die Entwicklung wie beim tiefen Querstand erfolgt (Abb. 9). Mit dem *doppelten Anlegen der Zange nach Scanzoni* ist beim Schrägstand der hinteren Hinterhauptslage eine Rotation um 135°, beim Geradstand um 180° zu vollziehen. Mit der Umwandlung in eine vordere Hinterhauptslage verringert sich die Zugkraft und damit die Kopfkompression.

Wegen der Gefahr von Verletzungen des Kindes und der Mutter durch das doppelte Anlegen und die zirkulären Gewebsspannungen während der Drehung wird die Zangenoperation nach Scanzoni nur noch selten durchgeführt.

## Sectio versus vaginal-operative Entbindung

Die Entbindung aus Beckenmitte, insbesondere bei einem Höhenstand der Leitstelle oberhalb von „+2", muß dem erfahrenen und in der Technik ausgebildeten Geburtshelfer vorbehalten sein. Schon die Einschätzung der Durchführbarkeit einer instrumentellen Entbindung aus Beckenmitte wird entscheidend beeinflußt von der persönlichen Erfahrung des Geburtshelfers.

Bei akuter fetaler Bedrohung, wie sie bei einer persistierenden fetalen Bradykardie in der Austreibungsperiode entsteht, wird die vaginal-operative Entbindung wegen der schnelleren Entwicklung des Kindes in der Regel bevorzugt. Primär als schwer einzuschätzende Beckenmittenentbindungen sollten in solchen Situationen unbedingt unterbleiben. Wegen der kindlichen Komplikationen ist vor forcierten Vakuumextraktionen in derartigen Situationen zu warnen. Ein zu schneller Aufbau des Vakuums, ein Abreißen der Glocke und die damit verbundenen intrakraniellen Druckschwankungen gehen mit dem zu hohen Risiko einer zerebralen Blutung einher (s. Übersicht).

---

**Entscheidung Sectio versus vaginal-operative Entbindung**

- Einschätzung der *Durchführbarkeit*
- *Abbruch* der Operation bei Erkennen einer Fehlbeurteilung (Höhenstand/Einstellung)
- *Sofortige Sectio* bei akuter fetaler Bedrohung und Leitstelle über „+2"/Pfeilnaht >45°
- Absicherung der generellen organisatorischen Voraussetzungen für die sofortige Durchführung einer *Notfallsectio*

---

In Grenzsituationen, wie sie bei einem Höhenstand der Leitstelle über „+2" oder einer Abweichung der Pfeilnaht über 45° bestehen und einer akuten fetalen Bedrohung (fetale Bradykardie), ist die sofortige Sectio caesarea vorzunehmen, insbesondere bei diagnostizierter fetaler Wachstumsretardierung. Wenn erst während der Operation eine Fehlbeurteilung des Höhenstandes oder der Einstellung des Kopfes erkannt wird, darf die vaginal-operative Entbindung nicht erzwungen werden. Daher müssen die generellen organisatorischen Voraussetzungen für die sofortige Durchführung einer Notfallsectio bei der Entscheidung zu einer vaginal-operativen Entbindung erfüllt sein.

In besonderen Fällen kann die Durchführung einer vaginal-operativen Entbindung in Anwesenheit von Anästhesie- und Operationspersonal im Operationssaal erforderlich sein. Allerdings sollte diese Situation, der Versuch einer vaginal-operativen Entbindung in absoluter Sectiobereitschaft, eine Ausnahme bleiben.

Die vaginal-operative Entbindung von Beckenboden wird als sicher angesehen. Der Eingriff weist die geringste Gefährdung für Mutter und Kind auf. Daher wird in vielen Lehrbüchern diese geburtsmechanische Situation als Voraussetzung für die vaginal-operative Entbindung angesehen.

## Tiefer Querstand

Die Problematik des tiefen Querstandes, also einem Verharren des Kopfes mit querer Pfeilnaht auf Beckenboden, erfordert vom Geburtshelfer die genaue Kenntnis der geburtsmechanischen Situation und die kunstgerechte operative Korrektur dieser Haltungs- und Einstellungsanomalie.

Beim tiefen Querstand ist die fehlende Rotation auf die ausgebliebene Beugung zurückzuführen. Der Kopf steht mit querer Pfeilnaht auf Beckenboden. Die Fontanellen finden sich aufgrund der ausgebliebenen Beugung auf gleicher Höhe.

Dem exzentrischen Anlegen der Saugglocke über der kleinen Fontanelle folgt die Traktion zur anderen Seite und dorsal, bis der tiefe Gradstand hergestellt ist (s. Übersicht). Der zunehmenden Beugung des Kopfes folgt die Drehung ohne weiteres Zutun (Martius 1986).

---

**Vakuumextraktion bei tiefem Querstand**

- Exzentrisches Anlegen über der kleinen Fontanelle
- Zug zur anderen Seite und nach dorsal
- Zunehmende Beugung des Kopfes
- Passive Drehung in den tiefen Geradstand

---

Die Zange ist im zweiten schrägen Durchmesser des kleinen Beckens beim ersten tiefen Querstand und im ersten schrägen Durchmesser beim zweiten tiefen Querstand anzulegen (s. Übersicht). Sie liegt damit nicht bipartal, sondern schräg. Während der Extraktion muß mit der Zange gleichzeitig eine Drehbewegung aus-

---

**Zange bei tiefem Querstand**

- Anlegen im 1. oder 2. schrägen Durchmesser
- Traktion und Drehung der kleinen Fontanelle unter die Symphyse
- Entwicklung aus vorderer HHL ohne Veränderung der Zangenstellung

---

**Aufklärungspflicht bei geburtshilflichen Operationen**

- Einwilligungsfähigkeit
- Behandlungsalternativen
- Notsituation/Voraussehbarkeit
- Eingriffsverzögerung
- Basisinformation (geburtshilfliche Eingriffe)
- Entbindungsversuch in Sectiobereitschaft

---

geführt werden und zwar in der Richtung, daß die kleine Fontanelle unter die Symphyse dirigiert wird. Die so erreichte vordere Hinterhauptslage wird ohne Veränderung der Zangenstellung durch Traktionen in der Führungslinie entwickelt (Abb. 10).

## Aufklärungspflicht

Sobald sich unter der Geburt die Möglichkeit abzeichnet, daß ein operativer Eingriff notwendig werden kann, soll der Geburtshelfer das Aufklärungsgespräch mit der Patientin führen und sie um ihre Entscheidung bitten. Je früher dies geschieht, desto eher ist damit zu rechnen, daß die Patientin noch *einwilligungsfähig* ist. Das bedeutet, daß sie dem Aufklärungsgespräch noch folgen und das Für oder Wider der empfohlenen Behandlung abwägen kann (s. Übersicht).

Der Arzt braucht der Patientin zwar im allgemeinen nicht ungefragt zu erläutern, welche Behandlungsmethoden in Betracht kommen und was für oder gegen die eine oder andere Methode spricht, denn die Wahl der Behandlungsmethode ist primär Sache des Arztes. Wenn allerdings verschiedene *Behandlungsalternativen* zu jeweils unterschiedlichen Belastungen der Patientin führen oder unterschiedliche Erfolgschancen bieten und diese Unterschiede von Bedeutung sind, besteht eine Verpflichtung zur Aufklärung über die Behandlungsalternativen. Ein klassisches Beispiel hierfür ist die Aufklärung über die verschiedenen geburtshilflichen Methoden: Vakuum, Zange und Sectio, da die Gefahren für Mutter und Kind bei diesen Verfahren ganz unterschiedlich sind und daher nach der Rechtsprechung die Mutter die Ent-

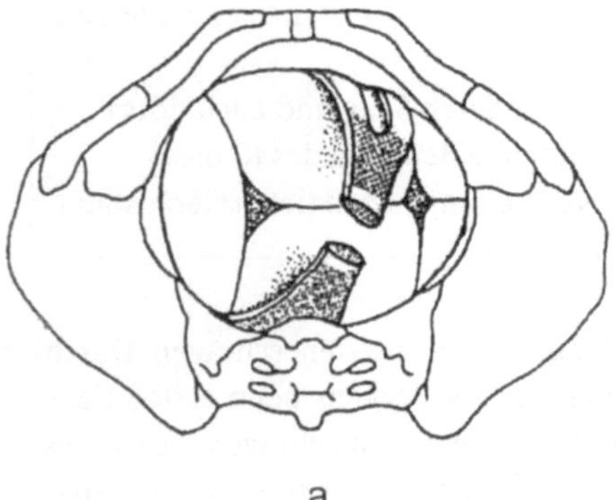

a

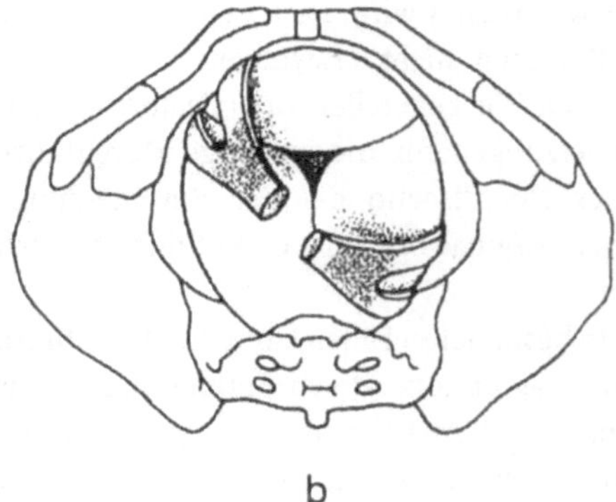

b

**Abb. 10 a, b.** Anlegen der Zange bei 2. tiefem Querstand in den 1. schrägen Durchmesser des Beckens (**a**) und Entwicklung aus vorderer Hinterhauptslage nach Rotation in den Geradstand (**b**)

scheidung zu treffen hat, ob sie den Interessen des Kindes oder ihren eigenen Interessen den Vorzug gibt.

Liegen Anzeichen dafür vor, daß die normale vaginale Entbindung nicht zu Ende geführt werden kann, sondern die Indikation für eine vaginal-operative oder abdominale Entbindung besteht, so ist der geburtsleitende Arzt verpflichtet, die erforderliche Aufklärung so rechtzeitig vor Eintritt dieser *(voraussehbaren) Notsituation* vorzunehmen, daß der Schwangeren noch eine Risikoabwägung möglich ist. Ist eine wirksame Aufklärung in einer Notsituation zwar noch möglich, wirkt sie aber *eingriffsverzögernd* (Hinausschieben eines dringlichen Eingriffes), so haftet der Arzt bei einer Schädigung ebenfalls (Weitzel 1996). Bei zu erwartenden Schwierigkeiten vaginal-operativer Entbindungen (Entbindungsversuch in Sectiobereitschaft), muß die Patientin über das höhere fetale Risiko orientiert werden. Es ist zu empfehlen, den Patientinnen schon in der Schwangerschaft eine Basisinformation über vaginale und abdominale geburtshilfliche Eingriffe zugängig zu machen.

## Literatur

1. ACOG (1994) Operative vaginal delivery. ACOG Technical Bulletin Number 196. Int J Gynaecol Obstet 47 : 179–85
2. Martius G (1986) Geburtshilflich-perinatologische Operationen. Thieme, Stuttgart
3. Weitzel H (1994) Die operative Entbindung aus Beckenmitte. TW Gynäkologie 7:91–98
4. Weitzel H (1996) Vaginal-operative Entbindungen aus Beckenmitte. Standardkommission der Deutschen Gesellschaft für Gynäkologie und Geburtshilfe und der Deutschen Gesellschaft für perinatale Medizin. Frauenarzt 37:1003–1006

# Probleme der Kaiserschnittindikation

E.-J. Hickl

**MERKE:**

1.  Die mütterliche Gesamtletalität bei Kaiserschnitten ist 7mal höher als bei vaginalen Geburten. Die Letalität beim primären Kaiserschnitt ist 4mal, die bei der sekundären Sectio 10mal höher als bei der vaginalen Entbindung.

2.  Die Sectiorate in Deutschland steigt weiter an (BPE 1995:18%). Bei einer Umfrage berichteten 45% der befragten Kliniken über eine Kaiserschnittrate von 20–37% (1995).

3.  Der Anteil der defensiven Kaiserschnittindikationen ist schwer zu schätzen; wahrscheinlich liegt er hoch.

4.  Im Interesse der besseren Adaptation des Sectioneugeborenen sollte ein primärer Kaiserschnitt am wehenlosen Uterus nach Möglichkeit vermieden werden.

5.  Die generelle Forderung nach einer E-E-Zeit von 20 min ist nicht realistisch.

6.  87% aller Beckenendlagen über 1.500g werden durch Sectio entbunden (BPE 1995). Die Mutter hat ein Mitspracherecht bei der Festlegung des Geburtsmodus.

7.  Die Sectio muß beim sehr kleinen Frühgeborenen nicht die schonendste Entbindungsart sein.

## Einleitung

Die Indikation zum Kaiserschnitt ist ein Thema, das ganze Kongresse ausfüllt. Es soll deshalb nur versucht werden, *diejenigen* Fakten und Probleme der Sectioindikation aufzuzeigen, die auch praktische Konsequenzen für unser klinisches Handeln haben bzw. Mißverständnisse beseitigen können:

- das Risiko des Kaiserschnittes für die Mutter;
- die Sectiofrequenz in deutschen Kliniken;
- die kritische Beurteilung der Sectioindikation;
- wie läßt sich bei gegebener Indikation die Sectio möglichst sicher machen?
- organisatorische Probleme der Sectioindikation.

*Wie ist die mütterliche Gefährdung durch Kaiserschnitt im Vergleich zur Vaginalgeburt?*
Hier herrschen immer noch viele Unklarheiten. Zur Definition:

Unter mütterlicher *Mortalität* verstehen wir alle mütterlichen Todesfälle während und innerhalb von 42 Tagen nach der Geburt. Unter *Letalität* (und nur sie ist klinisch von Bedeutung) verstehen wir alle Todesfälle im kausalen Zusammenhang mit der Sectio.

Harte Zahlen sind selten. Die beste Analyse der letzten Zeit stammt von Welsch (1994), der 1 Mio. Geburten innerhalb von 10 Jahren untersucht hat [18]. Die Letalität der vaginalen Entbindungen betrug 1:37000, die der Kaiserschnitte 1:5000. Damit ist die Letalität des Kaiserschnitts etwa 7mal höher als die der vaginalen Entbindung.

56% der Kaiserschnitte waren primäre Sectiones, 44% waren sekundäre bzw. Notfallkaiserschnitte. Betrachtet man die Letalität, so finden sich bei 85000 primären Kaiserschnitten 10 Todesfälle, bei 67000 sekundären Kaiserschnitten jedoch 19 mütterliche Todesfälle. Es fällt auf, daß alle Fälle von Verbluten bei den sekundären Kaiserschnitten gefunden wurden. Das bedeutet, daß der primäre Kaiserschnitt 4mal, der sekundäre Kaiserschnitt 10mal so gefährlich ist für das mütterliche Leben wie eine vaginale Entbindung oder, anders ausgedrückt, der sekundäre Kaiserschnitt hat eine 2,5mal höhere Letalität als die primäre Sectio.

Der sekundäre- oder Notfallkaiserschnitt ist also für die Mutter die gefährlichste geburtshilfliche Operation [6, 7].

## Indikation und Frequenz der Kaiserschnitte

*Welche Faktoren beeinflussen die Indikationsstellung zum Kaiserschnitt?*
Signifikant am häufigsten findet sich bei Haftpflichtverfahren die Frage, warum nicht oder nicht rechtzeitig ein Kaiserschnitt durchgeführt wurde. Noch nie wurde ein Arzt verurteilt, weil er einen Kaiserschnitt zuviel gemacht hätte. Ulsenheimer [8] sieht als Folge „einen stetigen Anstieg der Sectiofrequenz als Ausdruck einer defensiven ärztlichen Einstellung" an.

Was ist eine „defensive Sectio"? Der objektive Nachweis ist nicht zu führen. Im Krankenblatt wird man diese Diagnose nie finden. Vielleicht kann man sagen: ein Kaiserschnitt, der nicht ausschließlich klinisch indiziert ist, sondern bei dem noch zusätzliche Faktoren eine Rolle spielen.

*Wie ist die Situation bei uns?*
Um dies zu klären, wurde in einer Umfrage bei den 95 größten deutschen Frauenkliniken nach Parametern gefragt, die für die Kaiserschnittindikation eine Rolle spielen, nämlich Frühgeburtenhäufigkeit, Vorhandensein einer Neonataleinheit und Einstellung zur Leitung der BEL. Das Ergebnis war überraschend: Analysiert werden konnten 18000 Kaiserschnitte bei 90000 Geburten. In 24% der Kliniken lag die Sectiorate unter 15%, weitere 31% hatten 15–20% Kaiserschnitte. Aber: 50% der Kliniken, also knapp die Hälfte, stellten mit 20 bis maximal 37% einen unerwartet hohen Anteil an Kaiserschnitten. (Zum Vergleich: Die derzeitige Sectiorate liegt nach der bayerischen Perinatalerhebung bei 18%.) Die Annahme, daß ein hoher Frühgeborenenanteil auch eine hohe Sectiorate bedingt, ließ sich zwar im Gesamtkollektiv, nicht aber im Einzelfall erkennen:

Viele Kliniken mit niedriger Sectiofrequenz hatten einen hohen Frühgeburtenanteil und umgekehrt. Auch wenn die spezifische Situation der einzelnen Kliniken diese schwer übersehbare Vielfalt bedingen mag, so ist doch die Wahrscheinlichkeit groß, daß viele eine defensive Grundhaltung bei der Sectioindikation haben. Anders sind die Zahlen nicht zu erklären. Der Anteil an teilweisen oder vorwiegend defensiven Indikationen zum Kaiserschnitt in deutschen Kliniken ist allenfalls zu schätzen; möglicherweise liegt er hoch [5].

Bei der *Beckenendlage* (BEL) zeichnet sich immer mehr die Tendenz zur primären Sectio ab: 91% der Erstparae und 73% der Mehrparae mit Beckenendlage werden heute per Sectio entbunden. Dem entspricht auch die Einstellung der befragten Kliniken: 66% führen bei der Erstpara grundsätzlich eine Sectio durch, nur 27% versuchen es zunächst vaginal. Bei der Mehrpara empfehlen 18% die primäre Sectio, 73% streben zunächst eine vaginale Entbindung an. Trotzdem enden 60% auch dieser Geburten in einem (sekundären) Kaiserschnitt.

Die Sectioindikation bei der Beckenendlage wird immer noch kontrovers und emotional diskutiert.

Fast alle Analysen leiden unter dem Fehler der kleinen Zahl oder der heterogenen Kollektive, die meisten an beidem. Bei den meisten Geburtshelfern ist die Einstellung durch persönliche Erfahrung geprägt.

*Was sind die Fakten?*
Es gibt wenig große Kollektive; eine Analyse von Berg et al. [2] hat 17 000 Beckenendlagen bei 450 000 Geburten analysiert. Die vermehrte Frühgeborenen- und Fehlbildungsinzidenz des Beckenendlagenkollektivs wurde durch Standardisierung eliminiert. Es zeigte sich, daß vaginal geborene Kinder eine mehr als doppelt so hohe Sterblichkeit haben als sectioentbundene. Das gleiche gilt für die Morbidität [11]. In einer weiteren Analyse hat Thorpe-Beeston 3 500 Beckenendlagen bei ausgetragenen Einlingen ohne zusätzliche Risikofaktoren am Termin analysiert [17]. Er fand eine Sterblichkeit von 8 Promille bei vaginalen und 0,3 Promille bei Sectioentbindungen.

Häufig wird argumentiert, daß das höhere fetale Risiko der vaginalen Beckenendlagenentbindung durch die größere Sicherheit für die Mutter gerechtfertigt werde. Hier muß berücksichtigt werden, daß durch den hohen Prozentsatz an sekundären Kaiserschnitten nach primär geplanter vaginaler Entbindung die wesentlich höhere Gefahr des sekundären im Verhältnis zum primären Kaiserschnitt diesen Vorteil wieder weitgehend neutralisiert [4].

Im übrigen ist nach den Richtlinien der Deutschen Gesellschaft für Perinatalmedizin auch das Einverständnis der gut informierten Mutter über den geplanten Entbindungsmodus bei der Beckenendlage zwingend erforderlich. Sie muß wissen, daß die vaginale Geburt ein höheres Risiko für das Kind bedeutet als der Kaiserschnitt.

Ein weiteres Problem der Sectioindikation der Beckenendlage ist die Geburtsleitung durch einen erfahrenen Arzt. Durch die hohe Sectiofrequenz (1995: 87 % aller BEL) [10] bietet sich für den Geburtshelfer immer weniger Gelegenheit für eine vaginale Beckenendlagenentbindung. Bei 2 000 Geburten pro Jahr käme ein Arzt im Jahr maximal auf 3 vaginale Becken-

endlagengeburten. Dabei ist aber die Dezentralisierung der Geburtshilfe in der Bundesrepublik zu berücksichtigen. 20 % der deutschen Kliniken haben weniger als 300 Geburten und 43 % weniger als 500 Geburten pro Jahr, das bedeutet pro Arzt maximal eine Beckenendlagenentbindung im Jahr [13, 14].

Zusammenfassend muß man damit rechnen, daß nach den uns bisher bekannten Ergebnissen bei einer vaginalen Entbindung einer Beckenendlage auch bei ausgetragenen Kindern mit fehlenden Zusatzrisiken die Sterblichkeit 1 % beträgt. Sicher reduziert eine strenge Selektion der Kriterien für die vaginale Entbindung das Risiko. Trotzdem ist Zurückhaltung am Platz. Wenn die perinatale Sterblichkeit der vaginalen Beckenendlagenentbindung bei reifen Kindern ca. 1 % beträgt, so ist es statistisch durchaus möglich, daß 100 oder sogar 200 Geburten hintereinander ohne fetalen Todesfall ablaufen können. In einer Klinik mit 2 000 Geburten pro Jahr können deshalb auch 6–7 Jahre ohne fetalen Todesfall vergehen.

Auch wenn man den forensisch bedingten defensiven Gesichtspunkt nicht berücksichtigt, spricht bei der derzeitigen geburtshilflichen Situation in Deutschland viel für eine primäre Sectioindikation bei der Erstgebärenden mit Beckenendlage, zumindest aber für eine Konzentration der Beckenendlagenentbindungen auf entsprechend erfahrene Zentren.

Angesichts der hohen Kaiserschnittfrequenzen aus allen möglichen Indikationen erscheint die immer noch oft emotionale und polemische Diskussion über den Kaiserschnitt bei der Beckenendlage als obsolet.

*Wie kann man unnötige Kaiserschnitte vermeiden bzw., wenn sie unumgänglich sind, sie so sicher wie möglich machen?*
Hier haben sich einige klinische Regeln bewährt. Im Interesse des Kindes sollte nach Möglichkeit ein Kaiserschnitt am wehenlosen Uterus vermieden werden. Man findet bei Neugeborenen nach primärer Sectio ohne Wehen häufiger Atemdepressionen als bei Kaiserschnitten, bei denen eine regelmäßige Uteruskontraktion

bestand, oder nach vaginalen Entbindungen. Hier spielen die Katecholamine eine wichtige Rolle bei der Adaptation des Neugeborenen. Sie werden durch die Wehentätigkeit ausgelöst und stimulieren das sympathikoadrenale System des Feten [3, 19]. Diesen Mechanismus haben vor kurzem auch Albach et al. [1] aus der Gießener Klinik bestätigen können; sie fanden im Vergleich zur vaginalen Spontangeburt bei der primären Sectio wesentlich geringere Werte von Neuropeptid Y und Noradrenalin. Man sollte also, wenn genügend Zeit bleibt, im Interesse des Kindes bei der primären Sectio stets vorher eine Wehenstimulierung mit Oxytocin durchführen.

Hauptsächlich bei Fällen von *Schulterdystokie* wird forensisch immer wieder die Frage der primären Sectio bei Verdacht auf fetale Makrosomie diskutiert. Die Forderung ist nicht berechtigt. Erst vor kurzem konnten Schmitz et al. an 660 Fällen mit präpartalem Schätzgewicht des Feten von über 4000 g nachweisen, daß die sonographischen Gewichtsschätzungen nach dem Hansmannschen Nomogramm in diesem Bereich nicht die Erkennung makrosomer Kinder im erforderlichen Maße ermöglichen[16]. Da 63 % der Kinder mit einem Geburtsgewicht von über 4000 g spontan geboren wurden, ist eine primäre Sectioempfehlung nicht gerechtfertigt.

## Praktische Empfehlungen

Es hat sich gezeigt, daß bei der Risikogruppe der extrem fettleibigen Frauen ein sekundärer bzw. Notfall-Kaiserschnitt 4mal so häufig ist wie bei normalgewichtigen. Anästhesieprobleme bei der Intubation sind nicht selten. Da auch das Anlegen eines Periduralkatheters bei sehr adipösen Frauen schwierig sein kann, ist man gut beraten, wenn man bei allen hochadipösen Patientinnen bei Geburtsbeginn prophylaktisch in Ruhe einen Periduralkatheter anlegt, damit das höhere Risiko einer Allgemeinnarkose bei diesen Patientinnen vermieden werden kann [12].

Beim sehr kleinen Kind muß eine Sectio nicht immer die schonendste Entbindungsart sein. Bei wenig ausgebildetem unterem Uterinsegment kann die Operation das Kind traumatisch mehr belasten als eine vaginale Entbindung. Das gilt auch für die sehr fortgeschrittene Frühgeburt. Bei eröffnetem Muttermund und guten Wehen kann der vorangehende Teil zwischen der Vorbereitung zur Operation und der Inzision des Uterus sehr tief getreten sein. Die Entwicklung wird dann mechanisch sehr schwierig, das Kind wird traumatisiert [6, 7].

Bei der Frage nach der Organisation des Kaiserschnitts muß auch ein kritischer Kommentar zur Frage der E-E-Zeit gegeben werden: Hillemanns et al. konnten vor kurzem in einer sehr sorgfältigen Untersuchung nachweisen, daß eine E-E-Zeit von 20 min selbst bei optimalen Bedingungen (2 Geburtshelfer, 1 Neonatologe, 1 Anästhesist im Hause) in 10–20 % aller Notfälle nicht eingehalten werden kann [9]. Besonders in Abteilungen, bei denen der Facharzt Rufbereitschaft hat, sind 20 min zu wenig, wenn man Wert auf eine fachärztliche Indikation zur Sectio legt und vermehrt defensive Sectiones durch nichtfachärztliche Indikationen vermeiden möchte (in 90 % aller Entbindungsabteilungen ist der Oberarzt bei Rufbereitschaft zu Hause, in 20 % der Kliniken hat der Anästhesist in Rufbereitschaft eine Anfahrtszeit von durchschnittlich 12,5 min).

Da die Gerichte in ihren Entscheidungen den Standards folgen, ist es auch aus forensischen Gründen wichtig, daß diese Tatsachen gewürdigt werden, wenn es um die Frage der Schuldzuweisung bei hypoxiebedingten Schäden des Neugeborenen geht und wenn ein Organisationsverschulden diskutiert wird.

Hillemanns kam zu dem Schluß, daß eine E-E-Zeit von 30 min realistisch ist und auch den tatsächlichen Gegebenheiten entspricht.

Eine Notsectio ist ohnehin die Kaiserschnittart mit der höchsten Gefährdung der Mutter (s. oben); deshalb ist es wichtig, daß die Sicherheit der Mutter nicht durch zu große Hast unnötig beeinträchtigt wird [15].

## Zusammenfassung

- Der sekundäre bzw. Notfallkaiserschnitt ist die für die Mutter gefährlichste geburtshilfliche Operation.
- Während die Gesamtfrequenz der Kaiserschnitte in Deutschland etwa 18 % beträgt, schwankt diese Rate in den einzelnen Kliniken von 10–37 %. Ein Teil dieser Indikationen dürfte defensiver Art sein.
- Hauptindikation zum Kaiserschnitt ist nach der drohenden intrauterinen Asphyxie und der protrahierten Geburt die Beckenendlage. Hier wird noch viel kontrovers diskutiert. Die derzeit bei uns bestehenden Verhältnisse sprechen überwiegend für eine primäre Sectioindikation, zumindest bei der Beckenendlage bei Erstgebärenden.
- Wenn wir uns bemühen, bei gegebener Indikation die Sectio für Mutter und Kind möglichst sicher zu machen, so sollte ein sekundärer Kaiserschnitt möglichst vermieden werden. Im Interesse des Neugeborenen sollte eine primäre Sectio, wenn irgend möglich, nicht am wehenlosen Uterus durchgeführt werden. Eine Sectio beim sehr kleinen Frühgeborenen ist nicht unbedingt die sicherste Methode für Mutter und Kind.
- Unter den gegebenen Umständen in Deutschland ist die Forderung nach einer E-E-Zeit von 20 Min. mit fachärztlicher Indikation in vielen Fällen nicht durchführbar.

## *Literatur*


1. Albach J et al. (1996) Einfluß des Geburtsmodus auf die Konzentration von Neuropeptid Y bei Mutter und Kind. Kongreß der Deutschen Gesellschaft für Gynäkologie und Geburtshilfe, Dresden 1996. Posterpräsentation PIG, S 40
2. Berg D, Selbmann HK, Süss J, Galecki A (1994) Neonatale Mortalität bei Geburt aus BEL. TW Gynäkologie 7:79–84
3. Cohen M, Carson BS (1985) Respiratory morbidity benefit of awaiting onset of labor after elective caesarean Section. Obstet Gynaecol 65: 818–824
4. Gorsler C et al. (1996) Indikationen, Früh- und Spätmorbidität der Sectio caesarea in den 90er Jahren – Analyse von 1 127 Fällen. Kongreß der Deutschen Gesellschaft für Gynäkologie und Geburtshilfe, Dresden 1996. Posterpräsentation PIG, S 26
5. Hickl E-J (1995) Sectio – Ausdruck defensiver Geburtshilfe? Referat auf der Tagung der Bayrischen Gesellschaft für Gynäkologie und Geburtshilfe. 14. Juni 1995, Erlangen
6. Hickl E-J (1992) Der Kaiserschnitt im Spannungsfeld der Geburtshilfe. Gyn Geb Rundschau 32:35–46
7. Hickl E-J (1994) The safety of caesarean section. Women's health today. Perspectives on current research and clinical practice. Parthenon, New York/London, pp 65–70
8. Hickl E-J (1994) Geburtshilfe aus forensischer Sicht am Beispiel der Beckenendlage. Gynäkologe 27:184–190
9. Hillemanns P, Hepp H, Rebhahn H, Knitza R (1996) NotSectio – Organisation und E-E-Zeit. Geburtshilfe Frauenheilkd 56:423–430
10. Lack E (1996) BPE Jahresbericht (München 1996). Pers. Mitt. 1:997
11. Liedke B et al. (1996) Das Morbiditäts- und Mortalitätsrisiko bei Beckenendlagenentbindungen – Eine Analyse von 29.573 BEL-Geburten. Kongreß der Deutschen Gesellschaft für Gynäkologie und Geburtshilfe, Dresden 1996. Posterpräsentation P2G, S 39
12. Perlow JH, Morgan MA (1994) Massive maternal obesity and perioperative caesarean morbidity. Am J Obst Gynaecol 170:560
13. Römer VM (1994) Die Regionalisierung in der Geburtshilfe aus forensischer Sicht. Gynäkologe 27:29–238
14. Römer VM (1997) Hat die Struktur der Deutschen Geburtshilfe Einfluß auf ihre Qualität? Pers. Mitt (im Druck)
15. Salfelder A, Biel P, Kagerah M, Helling-Giese, Hickl E-J (1995) Der eilige Kaiserschnitt. Erkenntnisse aus 101 Fällen aus den Jahren 1986–1992. Perinatalmedizin 7:64–69
16. Schmitz S et al. (1996) Die sonografische Diagnose Makrosomie – eine Indikation zur primären Sectio caesarea? Kongreß der Deutschen Gesellschaft für Gynäkologie und Geburtshilfe, Dresden 1996. PlG, S 29
17. Thorpe-Beeston JG et al.(1992) Outcome of breech delivery at term. Br Med J 305:746–747
18. Welsch H (1994) Mütterliche Mortalität und Letalität im Vergleich zwischen vaginaler Entbindung und Sectio. Referat 3. Kongreß für Pränatal- und Geburtsmedizin, Berlin 1993. Persönliche Mitteilung 1994
19. Wenderlein JM (1996) „Primäre Sectio" zum „optimalen Zeitpunkt". Frauenarzt 37:453. Frauenarzt 37:1684

# Der protrahierte Geburtsverlauf – eine Analyse der Hessischen Perinatalerhebung 1990–1995*

W. KÜNZEL und R. STILLGER


**MERKE:**

1. Geburtsverlauf und Geburtsmodus werden von 4 Faktoren bestimmt und beeinflußt:
   - Geburtskanal: Beckenweite und Zervixerweiterung;
   - Geburtskräfte: Wehentätigkeit;
   - Geburtsobjekt: Größe, Stellung und Haltung des Kindes;
   - physiologischer Zustand des Kindes: CTG und pH-Wert.
2. Protrahierte Geburtsverläufe resultieren aus Störungen im Verhältnis von Geburtskanal, Geburtskräften und Geburtsobjekt.
3. Protrahierte Geburtsverläufe sind bisher nicht exakt definiert. Nach der vorliegenden Datenanalyse ist die Geburt protrahiert, wenn 12 h Geburtsdauer überschritten werden (90. Perzentile für Erstgebärende der 40./41. Schwangerschaftswoche).
4. Von 347 463 Entbindungen, die von 1990–1995 in Hessen stattfanden, erfolgten 299 889 aus Schädellage ab der 38. Schwangerschaftswoche (86,3 %) mit folgender Verteilung: 38./39. SSW = 68 138 (22,7 %), 40./41. SSW = 222 271 (74,1 %), 42./43. SSW = 9 284 (3,1 %) und > 44. SSW = 196 (0,1 %).
5. Mit steigendem Alter der Schwangerschaft nahmen Geburten mit mehr als 12 h Dauer bei vaginalen Entbindungen zu: 38./39. SSW: 5,4 %, 40./41. SSW: 6,6 %, 42./43. SSW: 10,0 %.
6. Der Anstieg der Schwangerschafts- und Geburtsdauer führte auch zur Zunahme operativer Entbindungen durch Sectio (S) und Vakuumextraktion/Forzeps (V): 38./39. SSW: 14,6 % (S)/ 5,9 % (V), 40./41. SSW: 12,3 % (S)/7,5 % (V), 42./43. SSW: 23,2 % (S)/9,4 % (V).
7. Im Kollektiv der 40./41. SSW (n = 222 271) beträgt der Median der Geburtsdauer bei Spontangeburten aus Schädellage 3–5 h. Nach 13 h Geburtsdauer sind 95 % der Frauen am Termin entbunden. Erstgebärende werden im Mittel nach 6 h, Mehrgebärende nach 3–4 h entbunden.
8. Der Geburtsmodus ist zur Geburtsdauer korreliert. In den ersten Stunden der Geburt werden 94,1 % Kinder spontan geboren, 3,2 % durch VE/F und 2,8 % durch Sectio entwickelt. Mit ansteigender Geburtsdauer steigt die operative vaginale Entbindungsfrequenz auf ca. 18 % und die Sectiorate auf 26 % an. Nach 18 h Geburtsdauer werden noch ca. 54,9 % der Kinder spontan geboren. Das sind jedoch nur 0,97 % des Gesamtkollektivs.
9. Erstgebärende werden häufiger operativ entbunden als Mehrgebärende: VE/Forzeps: 12,5 % vs. 3,3 %; sekundäre Sectio 16,1 % vs. 8,7 %.
10. Protrahierte Geburtsverläufe sind nicht generell mit der Ausbildung des fetalen Schocksyndroms assoziiert, jedoch steigt das Gefährdungspotential für den Feten an.


---

* Dieser Beitrag wurde vorabgedruckt in: GYN Praktische Gynkologie, Ausgabe 4/97.

## Einleitung

Im *Archiv für die Geburtshilfe, Frauenzimmer und neugeborener Kinder Krankheiten* schreibt der Professor und Aufseher des klinischen Instituts zu Jena, Johann Christian Stark, in einem Kapitel über „Zeichenlehre für Geburtshelfer" [1]:

Die allgemeinen Zeichen und Merkmale einer bevorstehenden Geburt dieser Art [er spricht von einer „unvollkommenen natürlichen Geburt"] sind kürzlich diese:

1) Wenn kurz vor der Geburt der untersuchende Finger den Kopf des Kindes ungewöhnlich hoch stehend findet, und zwar so, daß er kaum zu erreichen ist.
2) Wenn der Kopf, der wahren Wehen ungeachtet, ungemein langsam ins Becken steigt.
3) Wenn heftige Kreuz- und Lendenschmerzen sich einfinden.
4) Wenn auf dem Kopf des Kindes ein elastischer Tumor zu fühlen ist.
5) Wenn die ossa cranii sich mehr oder weniger übereinander schieben.
6) Wenn die Geburtstheile der Gebärerin statt schnell, wie bei vollkommen natürlichen Geburten zu geschehen pflegt, nur langsam anschwellen.
7) Wenn die Geburt selbst über den Termin, nämlich: statt 6–12, 24, 48 ja 72 Stunden dauert.
8) Wenn eine generelle oder partielle Atonie der Gebärmutter selbst, und ein daraus entstehendes Unvermögen, vermöge der Wehen, die Geburt zu befördern, zugegen ist."

Und weiter schreibt er:

Ich nehme bei allen unvollkommenen natürlichen Geburten, sechs Hauptepochen an, einer jeden Epoche gebe ich einen Grad und jeden Grad bezeichne ich mit einem wörtlichen Zeichen:

1) trödelnde Geburten. Diese haben ihren Verlauf, nämlich vom Anfang der wirklichen Geburtszeit an gerechnet, innerhalb 9 bis 10 Stunden.
2) verzögernde Geburten. Solche pflegen insgemein, vom Anfang an gerechnet, 12 bis 14 Stunden zu dauern.
3) langsame Geburten sind die, so in ihrem ganzen Verlauf wenigstens innerhalb 15 bis 20 Stunden, sich endigen.
4) beschwerliche Geburten. Bei diesen werden wenigstens 24 bis 30 Stunden Zeit erfordert.
5) langwierige oder mühsame Geburten. Bei diesen würde ihr ganzer Verlauf, in 36 bis 40 Stunden, bestehn.

6) natürlich schwere Kopfgeburten würden vom Anfang der Geburtzeit an gerechnet 72 Stunden, ja wohl 4 Tage, oder wohl noch länger, dauern."

Das war 1791.

In den letzten 200 Jahren hat sich die Behandlung der „langwierigen" oder „mühsamen" Geburt grundlegend geändert. Die schwindende Furcht vor dem Kaiserschnitt läßt uns heute schneller zum Messer greifen als damals, zu einer Zeit, in der der Kaiserschnitt einem Todesurteil gleichkam. Vor dem Hintergrund einer ansteigenden Kaiserschnittfrequenz müssen wir uns aber fragen, ob denn die Indikation, u. a. auch wegen protrahierter Geburtsverläufe, heute nicht zu großzügig gestellt wird [2].

Es besteht Übereinstimmung in der Auffassung, daß der Geburtsverlauf und somit auch der Geburtsmodus von 4 Faktoren bestimmt wird:

- Von der Beschaffenheit des Geburtskanals, d. h. von der Beckenweite und der Eröffnung des Muttermundes. Beckendystokie und Zervixdystokie gelten als Ursache verzögerter Geburtsverläufe.
- Von den Geburtskräften, d. h. von regelmäßiger und kräftiger Wehentätigkeit, die die Dilatation und das Tiefertreten des vorangehenden Teiles, Kopf oder Steiß, bewirken.
- Vom Geburtsobjekt, dem Kind selbst, das durch seine Größe und die Einstellung des Kopfes im Becken den Geburtsverlauf bestimmt, und schließlich
- vom Zustand des Kindes während der Geburt, der aufgrund der CTG-Registrierungen, der pH-Analysen und neuerdings auch durch die Pulsoxymetrie beurteilbar ist und den Modus der Geburt, d. h. Spontangeburt, Vakuumextraktion/Forzeps oder Kaiserschnitt beeinflußt.

Keine Übereinstimmung besteht über die mittlere zulässige Dauer einer Geburt, da nicht nur ihr Beginn mitunter schwer zu definieren ist, sondern eine prolongierte Geburt unterschiedlich definiert wird. Im allgemeinen ist der Beginn einer Geburt durch das Einsetzen regelmäßiger Wehentätigkeit bestimmt, d. h. wenn spürbare Wehen in Abständen von 2–3 min auftreten und zur Eröffnung des Muttermundes führen. Aus forensischer Sicht ist die Geburtsdauer jedoch von Bedeutung. Ein Blick in ältere und heute verfügbare Lehrbücher zeigt, daß die Angaben zur Dauer der Geburt sehr variieren (Tabelle 1). Für die Erstgebärende werden 6–24 h und für die Mehrgebärende 2–14 h genannt. Einige Autoren differenzieren zusätzlich in Eröffnungs- und Austreibungsperiode [3–8]. Die Austreibungsperiode, d. h. die Zeit, die vom vollständig eröffneten Muttermund bis zur Geburt des Kindes vergeht, wird wiederum in eine Phase unterteilt, in der der Kopf deszendiert, und in eine Phase, die der Preßperiode zugeordnet wird.

Die exakteste Definition gibt Martius [9]: Er unterscheidet zunächst zwischen Erstgebärenden und Mehrgebärenden und definiert die erreichbare Geburtsdauer mit einem Durchschnittswert bei Erstgebärenden mit 6–7 h und einem Medianwert von 5–6 h. Als zulässige Geburtsdauer werden für die Eröffnungsperiode bei Erstgebärenden 12 h und für Mehrgebä-

rende 8 h angegeben, während die Austreibungsperiode 1 h und die Preßperiode 1/2 h für Erst- und Mehrgebärende nicht überschreiten sollte.

## Hessische Perinatalerhebung (HEPE) 1995

Durch die jährlich verfügbare Perinatalstatistik in Hessen haben wir eine gute Information über die Dauer der Geburt und über die Dauer der Preßperiode. Danach sind 91,2 % aller vaginalen Entbindungen nach 12 h beendet. Nur 4,8 % der Entbindungen dauern 13–18 h und 3,5 % länger als 18 h. Auch die Dauer der Preßperiode ist in 92,6 % der Fälle innerhalb von 30 min abgeschlossen; nur 7,9 % sind über 30 min verlängert.

Mit dem Katalog C der Perinatalerhebung werden die Indikationen zur Geburtseinleitung und operativen Entbindung sowie Geburtsrisiken erhoben. Danach zeigt sich, daß 1995 die protrahierte Geburt in der Eröffnungsperiode in 56,2 % und in der Austreibungsperiode in

**Tabelle 1.** Geburtsdauer

|  |  | Erstgebärende Zeit [h] | Mehrgebärende Zeit [h] |
| --- | --- | --- | --- |
| Cotton u. Niswander 1980 [3] |  | 20 | 14 |
| Knörr et al. 1982 [4] |  | 12 | 8 |
| Pschyrembel, Klinisches Wörterbuch,1990 [5] | Geburtsdauer | 15–24 | 10–12 |
|  | Eröffnungsperiode | 12–18 | 6–9 |
|  | Austreibungsperiode | 2–3 | 0,5–1 |
| Schmidt-Matthiesen 1992 [6] |  | 6–12 | 2–6 |
| Valet et al. 1992 [7] |  | 7–10 | 4 |
| Dudenhausen u. Schneider 1994 [8] |  | 12 | 8 |
| Martius et al. 1994 [9] | Mittel | 6–7 | 3–4 |
|  | Median | 5–6 | 3–3,5 |
|  | Maximum | 12 |  |
| Hessische Perinatalerhebung 1990–1995 |  |  |  |
| Gesamtkollektiv | Median | 5 |  |
| 40./41. SSW | 10. Perzentile | 2 |  |
|  | 90. Perzentile | 10 |  |
| Spontangeburt | Median | 6 | 3–4 |
| 40./41. SSW | 10. Perzentile | 3 | 1,5 |
|  | 90. Perzentile | 12 | 8 |

10,4 % der Fälle die Indikation zur Sectio war. Für die operative Entbindung durch Vakuumextraktion oder Forzeps war in 60 % der Fälle die verzögerte Austreibungsperiode die Indikation, die Geburt zu beenden.

Wie unterschiedlich häufig jedoch protrahierte Geburtsverläufe angegeben werden, zeigt ein Blick in das Klinikprofil der Gießener Klinik. Es ist eine Verteilung der Häufigkeit an 81 an der HEPE beteiligten Kliniken in Hessen. Protrahierte Geburtsverläufe werden im Mittel mit 11,6 % angegeben. Der Bereich variiert jedoch von 6,6 % (10. Perzentile) bis 17,6 % (90. Perzentile) mit einem Minimalwert von 3,9 % und einem Maximum von 29,5 %. Die breite Streuung des Merkmals „protrahierte Geburt" ist überraschend. Sie läßt sich nicht nur durch ein unterschiedliches Patientenkollektiv erklären. Es ist denkbar, daß auch Faktoren des geburtshilflichen Managements als bestimmende Einflußgrößen eingehen.

Die protrahierte Geburt ist jedoch nicht exakt definiert. Im Roche-Lexikon Medizin (3. Aufl., 1993) heißt es: „die wegen Anomalien der Wehentätigkeit, der Geburtswege oder des Geburtsobjekts bei der Erstgebärenden länger als 18 Stunden, bei der Mehrgebärenden länger als 12 Stunden dauernde Geburt".

Die Datenanalyse der Perinatalerhebung nimmt die Unterscheidung zwischen Erstgebärender und Mehrgebärender nicht vor, sondern prüft die Plausibilität des Merkmals „Protrahierte Geburt" (Katalogeintrag C82/C83), wenn die Geburtsdauer (Zeile 45 des perinatologischen Erhebungsbogens) mehr als 18 h beträgt. Auch bei Durchsicht der verfügbaren Literatur werden variierende Angaben zur Definition der prolongierten Geburt gemacht. Für Erstgebärende wird eine obere Grenze von 12 h angegeben [11], wobei andere darauf hinweisen, daß eine zufriedenstellende Diagnose schwierig ist [12]. Übereinstimmung besteht generell bei den Ursachen protrahierter Geburtsverläufe. Geringe Zervixdilatationen bei Klinikaufnahme und Periduralanästhesie sind ebenso assoziiert [11] wie die Größe des Kindes [14], das Schwangerschaftsalter und Wehenschwäche [13].

## Fragestellung

Die Fragen, die anhand der Analyse des großen Geburtenkollektives der Hessischen Perinatalerhebung beantwortet werden sollen, sind folgende:

- Wie lange dauert im Mittel eine Geburt unter den heute gegebenen Bedingungen geburtshilflichen Managements?
- Welche Einflußgrößen bestimmen den Geburtsverlauf?
  - Schwangerschaftsalter,
  - Parität,
  - Risikofaktoren, die während der Geburt auftreten,
  - Gewicht des Kindes und Einstellungsanomalien,
  - Anästhesieverfahren.
- Hat eine verlängerte Geburt aufgrund einer verzögerten Eröffnungsperiode oder Austreibungsphase einen nachteiligen Einfluß auf den Zustand des Neugeborenen bei Geburt?

## Datenanalyse

Zur Beantwortung der gestellten Fragen wurden die Daten der Hessischen Perinatalerhebung von 1990–1995 analysiert. In diesem Zeitraum fanden 347 463 Entbindungen statt. Es wurde ein Kollektiv von 299 889 (86,3 %) Entbindungen betrachtet. Frühgeburten, Beckenendlagen, Querlagen und Mehrlingsschwangerschaften wurden von der Analyse ausgenommen (Abb. 1).

## Geburtsdauer von Einlingsgeburten aus Schädellage

### Geburtsdauer und Schwangerschaftsalter

Die Analyse bestimmter Merkmale im Hinblick auf die Geburtsdauer und die operative Entbindungsfrequenz ist nur möglich, wenn andere Einflußgrößen wie beispielsweise das Schwangerschaftsalter ausgeschaltet sind. Es zeigt sich nämlich, daß bei Frauen mit vaginalen Entbin-

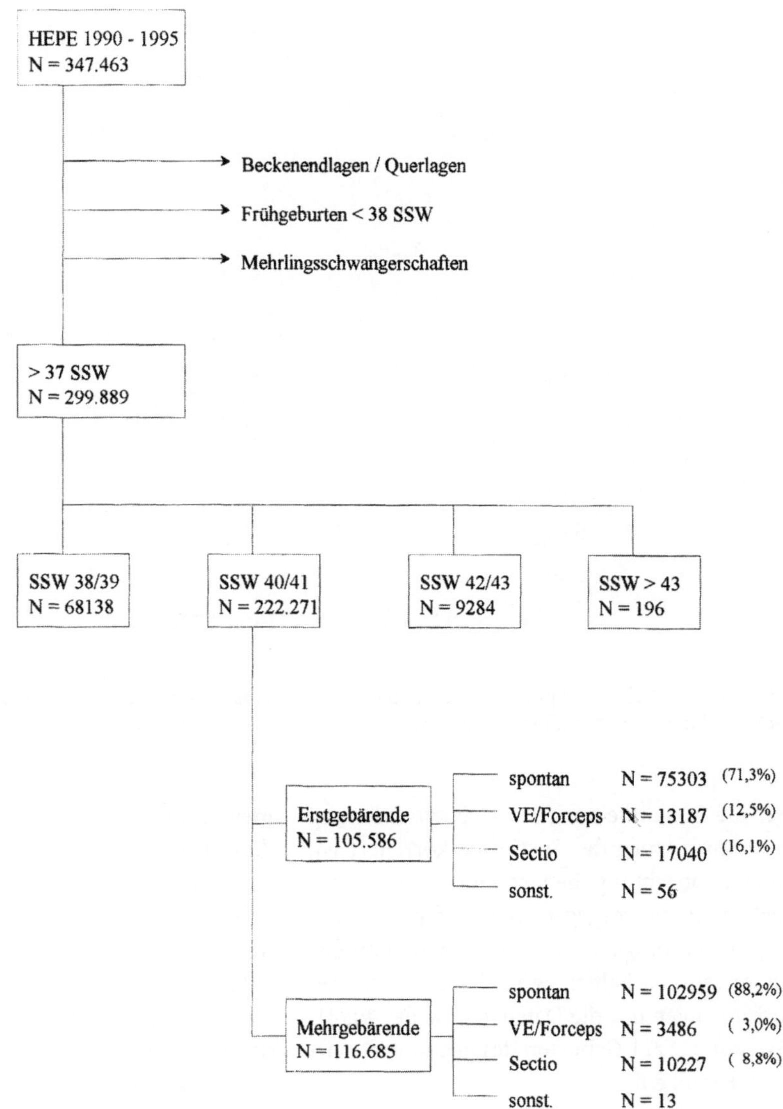


**Abb. 1.** Die Analyse des protrahierten Geburtsverlaufs auf der Basis der Daten der Hessischen Perinatalerhebung 1990–1995

dungen in der 38./39. SSW in 5,4 % eine Geburtsdauer von mehr als 12 h nachgewiesen wird und daß die Häufigkeit in der 40./41. SSW auf 6,6 % und in der 42./43. SSW auf 10,0 % ansteigt (Abb. 2). Dieser Zunahme der protrahierten Geburt geht der Anstieg der vaginal-operativen Entbindungen und der Sectio parallel: Vakuumextraktion und die Forzepsentbindung werden in der 38./39. SSW zu 5,9 %, in der 42./43. SSW zu 9,4 % durchgeführt und die Sectio erfolgt in der 38./39. SSW zu 14,6 % und in der 42./43. SSW zu 23,2 %.

Einen interessanten Einblick in die Ursache der protrahierten Geburt erhält man, wenn die „eingeleitete Geburt" dem spontanen Wehenbeginn gegenübergestellt wird. Es zeigt sich, daß mit ansteigendem Schwangerschaftsalter die Häufigkeit der protrahierten Geburten ansteigt,

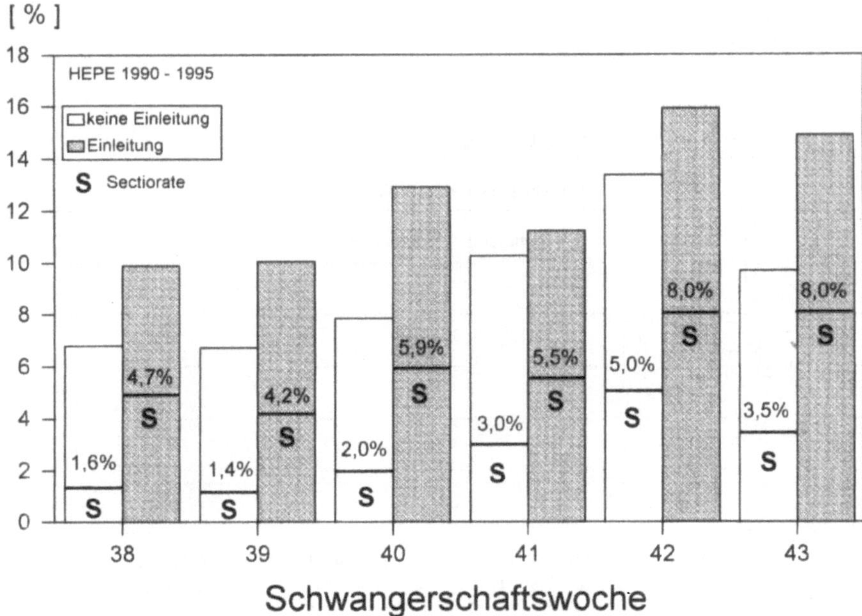


**Abb. 2.** Die Häufigkeit der protrahierten Geburt von mehr als 12 h in Abhängigkeit von der Schwangerschaftswoche und der Geburtseinleitung. Bei Geburtseinleitungen ist die Rate der Kaiserschnitte (S) erhöht

aber die Zunahme auch zur Geburtseinleitung und zum Anstieg der Sectiorate korreliert ist. Diese Beobachtung bedarf einer besonderen Analyse, die im vorgegebenen Umfang des Beitrags nicht möglich ist. Um andere Einflußgrößen auszuschalten, wird in den weiteren Ausführungen nur die Datenanalyse der 40./41. SSW mit 222271 Geburten des genannten Zeitraumes erfolgen.

Das Kollektiv besteht aus 105586 Erstgebärenden und 116685 Mehrgebärenden, einer nahezu gleichmäßigen Verteilung zwischen beiden Gruppen. Auffallend ist die unterschiedliche Inzidenz der operativen Entbindungen in beiden Gruppen (Abb. 1), die noch eingehender analysiert werden soll.

### Geburtsdauer in der 40. und 41. Schwangerschaftswoche

In Abb. 3 ist die Geburtsdauer für das gesamte Kollektiv der HEPE 1990–1995 in einer Sum-

menkurve dargestellt. Sie enthält alle Entbindungen, die spontan erfolgten oder durch vaginale operative Eingriffe oder durch den sekundären Kaiserschnitt beendet wurden. Danach werden 50 % der Frauen innerhalb von 5 h und 90 % der Frauen innerhalb von 11 h entbunden. Die Kurve der gesamten Population unterscheidet sich nur wenig von der Kurve, die für die Spontangeburt ermittelt wurde. Nur die 90. Perzentile ist um eine Stunde gegenüber dem Gesamtkollektiv verschoben.

Orientiert man sich bei der Ermittlung der normalen Geburtsdauer an der 10. und 90. Perzentile, so kann als „normal" eine Geburtsdauer betrachtet werden, die zwischen 2 und 11 h erfolgt. Damit ergeben sich bereits erhebliche Abweichungen der normalen Geburtsdauer und dem Beginn der protrahierten Geburt gegenüber den Daten, die in den Lehrbüchern referiert werden.

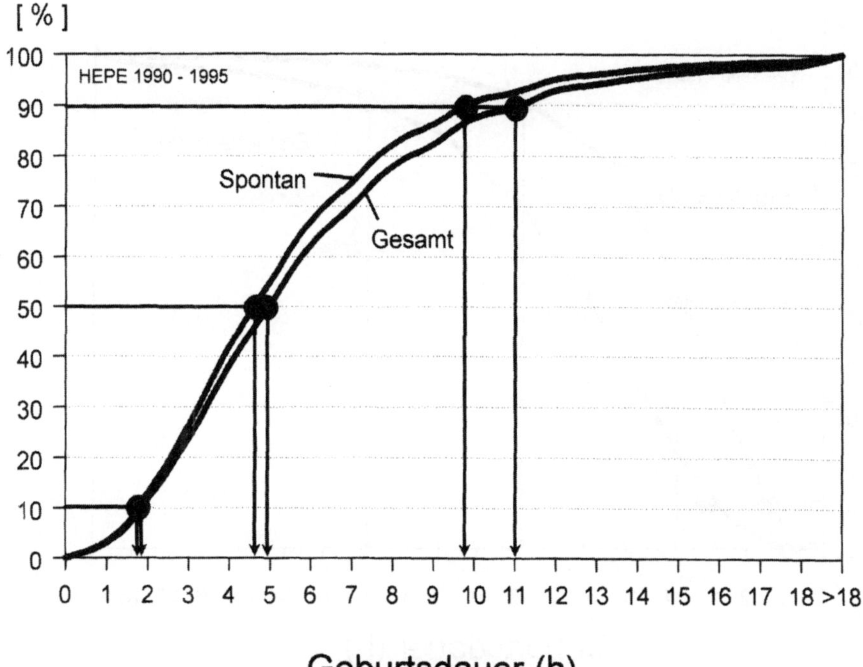



**Abb. 3.** Die mittlere Geburtsdauer im Kollektiv der 40./41. Schwangerschaftswoche (n = 222 271) und die Grenzbereiche der 10. und 90. Perzentile in Relation zu den Spontangeburten (n = 178 262). Die mittlere Geburtsdauer beträgt 5 h. Die 90. Perzentile (10–11 h) stellt die Grenze zur protrahierten Geburt dar

## Parität, operative Entbindung und Geburtsdauer

Den größten Einfluß auf die Dauer einer Geburt hat die Parität (Abb. 4 und Tabelle 2). Das ist bekannt und auch im vorliegenden Kollektiv belegt. Erstgebärende wurden im Mittel nach 6 h, Mehrgebärende nach 3–4 h entbunden. Auch der Bereich zwischen der 10. und 90. Perzentile variierte verständlicherweise für Erstgebärende zwischen 3 und 12 h und für Mehrgebärende zwischen 1,5 und 8 h. Abweichungen finden sich zwangsläufig für die vaginalen operativen Entbindungen für beide Gruppen. Etwa 50 % der Erstgebärenden werden bis zu 8 h entbunden, während dies bis zu 6 h bei den Mehrgebärenden geschieht.

Für die Entbindung durch sekundäre Sectio caesarea ist die Zeit für die Erstgebärende im Mittel auf 8–9 h verlängert, während Mehrge-

**Tabelle 2.** Die Geburtsdauer von Einlingsschwangerschaften in Schädellage der 40./41. Woche (n = 222 271) in Abhängigkeit vom Entbindungsmodus bei Erstgebärenden und Mehrgebärenden. (Hessische Perinatalerhebung 1990–1995)

|  | Erst-gebärende | Mehr-gebärende |
|---|---|---|
| *Spontangeburt* [n] | 74 533 | 101 715 |
| Median | 6 | 4 |
| 10. Perzentile | 3 | 1,5 |
| 90. Perzentile | 12 | 8 |
| *Vakuumextraktion/ Forzeps* [n] | 13 060 | 3 496 |
| Median | 8 | 6 |
| 10. Perzentile | 3,5 | 2,5 |
| 90. Perzentile | 15 | 12 |
| *Sectio caesarea (sekundär)* [n] | 10 376 | 4 271 |
| Median | 8,5 | 6,5 |
| 10. Perzentile | 3 | 2 |
| 90. Perzentile | 18 | 14 |

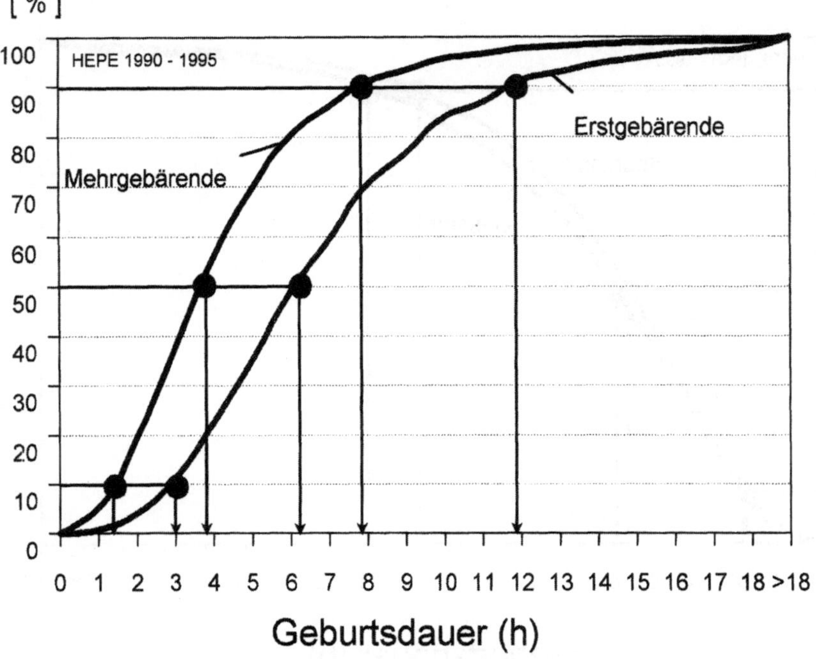


**Abb. 4.** Die mittlere Geburtsdauer und die 10. bzw. 90. Perzentile bei Erst- und Mehrgebärenden in der 40./41. Schwangerschaftswoche. Die 90. Perzentile ist für Mehrgebärende 8 h und für Erstgebärende 12 h. Sie gilt als die Grenze zur protrahierten Geburt

**Tabelle 3.** Risikofaktoren während der Geburt als Ursache der frühzeitigen operativen Entbindung (u. a. wegen Plazentainsuffizienz, Gestose, Nabelschnurvorfall) und Lageanomalien oder nach protrahiertem Geburtsverlauf. Die Häufigkeit der Risikofaktoren ist zur Spontangeburt nach 1–5 h in Beziehung gesetzt (ODDS-Ratio). Damit wird die Bedeutung der Risikomerkmale für den Modus der Entbindung deutlich. (Hessische Perinatalerhebung 1990–1995)

| Erstgebärende 40./41. SSW ODDS -Ratio | Geburtsdauer | | | | | |
|---|---|---|---|---|---|---|
| | 1–5 h (n = 33 357) | | | >15 h (n = 6 105) | | |
| | Spontan | VE/F | Sectio | Spontan | VE/F | Sectio |
| Plazentainsuffizienz | 1,0 | 1,0 | 3,7 | 0,7 | 0,8 | 0,8 |
| Gestose/Eklampsie | 1,0 | 1,9 | 3,5 | 1,0 | 0,7 | 1,8 |
| Vorzeitige Plazentalösung | 1,0 | 4,5 | 43,5 | 2,3 | 50,0 | 6,3 |
| Pathologisches CTG | 1,0 | 7,6 | 7,3 | 1,5 | 5,6 | 4,9 |
| Nabelschnurvorfall | 1,0 | 9,0 | 30,5 | 1,5 | 0 | 0,5 |
| Nabelschnurkomplikation | 1,0 | 2,2 | 2,1 | 1,4 | 2,6 | 2,0 |
| Amnioninfektionssyndrom | 1,0 | 4,8 | 33,1 | 5,7 | 20,2 | 77,2 |
| Fieber unter der Geburt | 1,0 | 3,6 | 16,1 | 7,4 | 24,6 | 30,4 |
| Mißverhältnis | 1,0 | 20,2 | 348,6 | 1,7 | 19,9 | 510,0 |
| Hintere HHL | 1,0 | 8,3 | 2,7 | 2,3 | 9,1 | 5,7 |
| Vorder-HL | 1,0 | 8,1 | 2,9 | 3,2 | 10,3 | 7,9 |
| Gesichts-/Stirnlage | 1,0 | 1,6 | 19,1 | 0,4 | 5,9 | 7,0 |
| Hoher Gradstand | 1,0 | 0,1 | 10,0 | 0 | 0 | 13,0 |

bärende im Mittel bereits nach 6–7 h operativ entbunden werden, wobei die Häufigkeit verlängerter Geburtsverläufe ansteigt.

### Geburtsrisiko, Entbindungsmodus und Geburtsdauer

Der protrahierte Verlauf der Eröffnungsperiode und der Austreibungsperiode sind die häufigsten Gründe, die Geburt durch Vakuumextraktion/Forzeps oder durch Sectio zu beenden. In den ersten Stunden erfolgt in etwa 90 % der Fälle die Spontangeburt (Abb. 5). Nur in weniger als 5 % der Fälle erfolgen vaginal-operative Entbindungen wegen Nabelschnurkomplikationen (7,2 %), pathologischem CTG (60,4 %) und mangelnder Kooperation der Mutter (10,1 %), und in 5 % erfolgen Kaiserschnitte vorwiegend

wegen eines pathologischen CTGs. In Tabelle 3 gibt die Odds-Ratio die maternalen und fetalen Risikohäufigkeiten bezogen auf Spontangeburten, die innerhalb von 5 h stattfanden, bei der Vakuumextraktion/Forzeps und der Sectio wieder.

Für den protrahierten Geburtsverlauf von > 15 h sind jedoch immer noch die klassischen Ursachen verantwortlich, die dann auch zur Entbindung durch Vakuumextraktion/Forzeps oder Sectio führen: das relative Mißverhältnis (VE/F 1,39/Sectio 35,7 %), die hintere Hinterhauptslage (VE/F 8,8 %/Sectio 5,6 %), die Vorderhauptslage (VE/F 3,6 %/Sectio 2,8 %) und der hohe Gradstand (VE/F 0/Sectio 13,0 %).

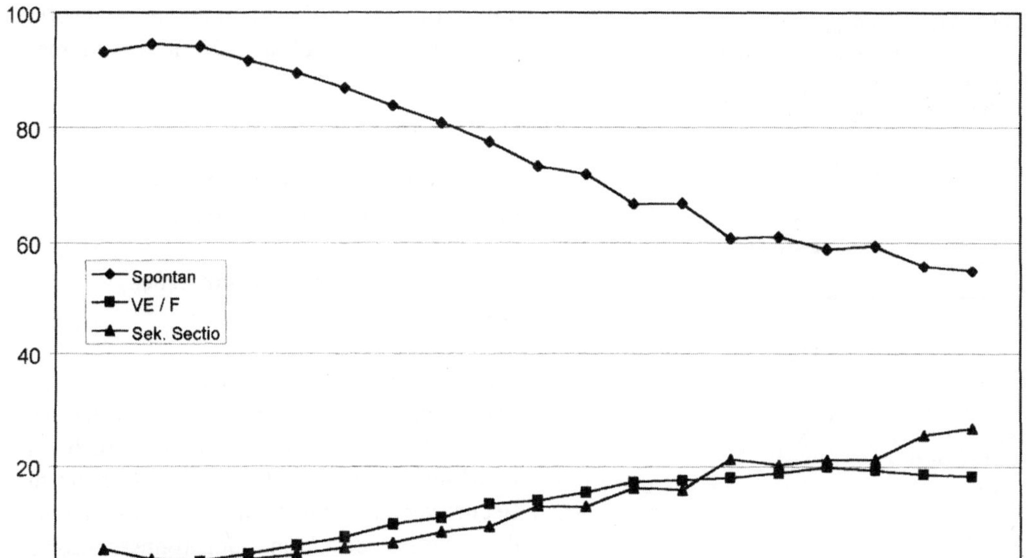


**Abb. 5.** Die Häufigkeit von Spontangeburten und operativen Entbindungen in Relation zur Geburtsdauer. Bei Überschreiten der Geburtsdauer von 13 h werden nur noch ca. 50 % spontan und 20 % vaginal durch VE/Forzeps entbunden, während die Sectiorate von 18 % auf 28 % ansteigt

## Geburtsgewicht, Haltungs- und Einstellungsanomalien

Der Zusammenhang zwischen Geburtsgewicht des Kindes und Geburtsdauer ist in Tabelle 4 wiedergegeben. Gemessen an einer protrahierten Geburt von mehr als 12 h tritt bei Erstgebärenden eine signifikante Verlängerung der Geburtsdauer auf, wenn das Gewicht des Kindes erhöht ist. Frauen, deren Kinder weniger als 2500 Gramm wiegen, werden bereits im Mittel innerhalb von 5 h entbunden, während bei Kindern ab 4000 Gramm die Geburtsdauer im Bereich der 50. Perzentile auf 7 h und im Bereich der 90. Perzentile auf 15 h verlängert ist. Bei Mehrgebärenden ist die mittlere Geburtsdauer auf 3,5 h verkürzt, bei übergewichtigen Kindern aber nur um 0,5 h verlängert.

Die Anomalien der Haltung und Einstellung des kindlichen Kopfes sind wesentliche Ursachen für den protrahierten Verlauf der Geburt

**Tabelle 4.** Die Häufigkeit der protrahierten Geburt von > 12 h bei Einlingsschwangerschaften in SL der 40./41. SSW in Abhängigkeit von Geburtsmodus, Anästhesie, Geburtsgewicht, Haltungs- und Einstellungsanomalien sowie Geburtseinleitung. (Hessische Perinatalerhebung 1990–1995)

|  | Erst- gebärende [%] | Mehr gebärende [%] |
|---|---|---|
| Spontangeburt | 9,8 | 2,4 |
| Vakuum/Forzeps | 15,3 | 7,7 |
| Sectio | 24,8 | 13,1 |
| Anästhesie (PDA) | 13,8 | 10,6 |
| Keine Anästhesie | 8,4 | 2,2 |
| Geburtsgewicht |  |  |
| < 2500 | 6,7 | 2,9 |
| 3000–3499 | 10,1 | 2,9 |
| > 4000 | 15,3 | 3,8 |
| Haltungs- und Einstellungsanomalien |  |  |
| Hintere HHL | 19,8 | 5,1 |
| Vorder-HL | 20,9 | 7,3 |
| Tiefer Querstand | 8,8 | 15,0 |
| Hoher Gradstand | 10,2 | 9,6 |
| Einleitung | 12,0 |  |
| O Einleitung | 9,0 |  |

(Tabelle 4). Wenige Kinder werden spontan geboren. Die Entbindung durch Sectio erfolgt insbesondere bei hohem Gradstand und bei Stirn- und Gesichtslagen. Der zeitliche Unterschied ist zwischen Erst- und Mehrgebärenden zu vernachlässigen.

## Periduralanästhesie

Die Periduralanästhesie ist sowohl bei Erstgebärenden als auch bei Mehrgebärenden mit einer Verlängerung der Geburtsdauer verbunden. Erstgebärende werden ohne Periduralanästhesie im Mittel nach 6 h und mit Periduralanästhesie nach 9 h entbunden. Bei Mehrgebärenden ist die Geburtsdauer im Mittel insgesamt verkürzt, jedoch findet sich auch hier eine Differenz zwischen der Entbindung ohne Periduralanästhesie (3,5 h) und der Entbindung mit Periduralanästhesie (6 h). Eine weitere Analyse zeigt jedoch, daß nicht die PDA Ursache der protrahierten Geburt ist, sondern Haltungsanomalien und das Mißverhältnis die verzögerte Geburt bewirken und die PDA notwendig machen.

## Morbidität und Mortalität von Mutter und Kind bei protrahierter Geburt

### Amnioninfektionssyndrom und Fieber unter der Geburt

Die Öffnung des unteren Eipols, die spontane oder artifizielle Amnionruptur induzierten die Gefahr der aufsteigenden Infektion. Auch im Kollektiv der HEPE zeigt sich bei protrahiertem Geburtsverlauf von mehr als 15 h eine Zunahme der Inzidenz des Amnioninfektionssyndroms und der Häufigkeit von Fieber unter der Geburt (Tabellen 3 und 5). Die Analyse macht deutlich, daß das Auftreten von Fieber auch schon bereits nach wenigen Stunden entweder zur operativen vaginalen Entbindung oder zum Kaiserschnitt führt, insbesondere wenn die Geburt protrahiert verläuft.

**Tabelle 5.** Die Häufigkeit von Amnioninfektionssyndrom und Fieber unter der Geburt bei Patientinnen mit protrahiertem Geburtsverlauf von mehr als 15 h in Abhängigkeit vom Entbindungsmodus. (Hessische Perinatalerhebung 1990–1995)

| | | Erstgebärende [%] | Mehrgebärende [%] |
|---|---|---|---|
| Amnioninfektionssyndrom | Spontan | 0,86 | 0,68 |
| | VE/F | 3,03 | 1,91 |
| | Sectio | 11,59 | 3,71 |
| Fieber unter der Geburt | Spontan | 1,04 | 0,68 |
| | VE/F | 3,44 | 2,55 |
| | Sectio | 4,25 | 2,00 |

### *Morbidität des Kindes*

Der Apgar-Score ist ein unscharfes, jedoch hinreichend gutes Kriterium, um den Zustand des Kindes bei Geburt beurteilen zu können. Insbesondere die Bewertung nach 10 min belegt, ob die vollständige Adaption an das extrauterine Leben erfolgt ist oder ob sich das Neugeborene noch im Schockzustand befindet.

Vergleicht man den Apgar-Score von Kindern, die nach 1–5 h Geburtsdauer oder nach mehr als 15 h Geburtsdauer geboren wurden,

lassen sich gravierende Unterschiede nicht nachweisen (Tabelle 6). Somit scheint nicht die Geburtsdauer, sondern die Leitung der Geburt, d.h. die rechtzeitige Entscheidung, die Geburt zu beenden, einen größeren Einfluß auf den Zustand des Neugeborenen bei Geburt zu haben.

## Schlußfolgerungen

Die Definition der protrahierten Geburt sollte sich an der 90. Perzentile des Geburtsverlaufs für Erstgebärende orientieren, die in der 40./41. Schwangerschaftswoche spontan aus Schädellage entbunden werden. Danach wäre eine protrahierte Geburt ein Geburtsvorgang von mehr als 12 h Dauer.

Die Inzidenz der protrahierten Geburt ist mit dem Schwangerschaftsalter und den klassischen Faktoren Parität, Entbindungsmodus, Gewicht des Kindes und Haltungs- sowie Einstellungsanomalien assoziiert.

Die Gefahr protrahierter Geburtsverläufe für Mutter und Kind besteht in der aufsteigenden Infektion, die dann häufig zur operativen Geburtsbeendigung zwingt.

Es gelten daher auch noch heute die Empfehlungen des Altmeisters unseres Faches, Albert

**Tabelle 6.** Der Apgar-Score nach 1 min und nach 10 min bei einer Geburtsdauer von 1–5 h und nach 15 h bei spontaner Entbindung und nach Vakuumextraktion/Forzeps und sekundärer Sectio. Es besteht eine erhöhte Inzidenz eines reduzierten Apgar-Scores von 0 und von 1–6 nach operativer Entbindung, aber nicht nach protrahierter Geburt

| | Apgar-Score | Geburtsdauer 1–5 h | | Geburtsdauer >5 h | |
|---|---|---|---|---|---|
| | | 1 min | 10 min | 1 min | 10 min |
| Spontangeburt | 0 | 0,10 | 0,09 | 0,14 | 0,17 |
| | 1– 6 | 0,98 | 0,06 | 1,97 | 0,19 |
| | 7–10 | 98,81 | 99,74 | 97,81 | 99,56 |
| Vakuum/Forzeps | 0 | 0,18 | 0,23 | 0,17 | 0,29 |
| | 1– 6 | 5,42 | 0,23 | 6,64 | 0,06 |
| | 7–10 | 94,24 | 99,33 | 93,13 | 99,60 |
| Sek. Sectio | 0 | 0,42 | 0,25 | 0,13 | 0,09 |
| | 1– 6 | 8,82 | 0,59 | 6,47 | 0,47 |
| | 7–10 | 90,64 | 98,96 | 93,40 | 99,40 |

Döderlein, die er als Leitsätze seinen Schülern mit auf den Lebensweg gab:

- *„Eine glatt verlaufende Geburt soll am 1. Tag nach richtigem Wehenbeginn beendet sein"*; und:
- *„Die Sonne darf nicht zweimal über einer Kreißenden untergehen"*.

## Literatur


1. Stark JC (1791) Zeichenlehre für Geburtshelfer. Archiv für Geburtshilfe, Frauenzimmer und neugebohrener Kinder Krankheiten, Dritten Bandes, S 48–57
2. Roemer FJ, Rowland DY, Nuamah IF (1991) Retrospective study of fetal effects on prolonged labor before cesarean delivery. Obstetr Gynecol 77(5):653–658
3. Cotton DB, Niswander KR (1980) Manual of obstetrics, diagnosis and therapy, Part III. Little, Brown & Company, Boston, pp 333–340
4. Knörr K, Knörr-Gärtner H, Beller FK, Lauritzen C (1982) Lehrbuch der Geburtshilfe und Gynäkologie, 2. Aufl. Springer, Berlin Heidelberg New York, S 200–365
5. Pschyrembel (1990) Klinisches Wörterbuch, 256. Auflage
6. Schmidt-Matthiesen H (1992) Gynäkologie und Geburtshilfe. Kurzlehrbuch für Studium und Praxis unter Berücksichtigung des Lernzielkatalogs, 8. Aufl. Schattauer, Stuttgart New York, S 274–277
7. Valet A, Goerke K, Steller J (1992) Klinikleitfaden Gynäkologie und Geburtshilfe, 2. Aufl. Jungjohann, Neckarsulm, S 179–195
8. Dudenhausen JW, Schneider HPG (1994) Frauenheilkunde und Geburtshilfe. De Gruyter, Berlin 3.8.7:121
9. Martius G, Breckwoldt M, Pfleiderer A (1994) Lehrbuch der Gynäkologie und Geburtshilfe. Thieme, Stuttgart, S 195–197
10. Hessische Perinatalerhebung (1990–1995)
11. Malone FD, Geary M, Chelmow D, Stronge J, Boyland P, D'Alton ME (1996) Prolonged labor in nulliparas: lessons from the active management of labor. Obstet Gynecol 88 (2):211–215
12. Kruse J (1993) The physiology of labor and management of prolonged labor. Prim Care 20 (3):685–704
13. Ryo E, Kuo TM, Okai T, Kuwabara Y, Mizuno M (1992) Clinical study of post-term pregnancy. Nippon-Sanka-Fujinka-Gakkai-Zasshi. 44 (6):669–675
14. Nesheim BI (1988) Duration of labor. An analysis of influencing factors. Acta Obstet Gynecol Scand 67 (2):121–124

# Die Indikationen zur Sectio bei der Beckenendlage*

M. Kirschbaum, M. Hermsteiner und I. Brockmann

> **MERKE:**
>
> 1. Frühgeburten ≤ 35 SSW in BEL sollen durch Kaiserschnitt entbunden werden.
> 2. Bei Reifgeborenen in BEL ist das pathologische CTG die häufigste Indikation bzw. Mitindikation (27 %) zur Sectio.
> 3. Die kernspintomographische Messung des kindlichen Steißes und des mütterlichen Beckens reduziert die Häufigkeit von Kaiserschnitten aufgrund protrahierter Geburtsverläufe zugunsten einer erhöhten Rate primärer Sectiones.
> 4. Liegt eine BEL bei Status nach Sectio vor, so liefert dies die Indikation zur Sectio.
> 5. In 6,8 % der Fälle ist der Wunsch der Mutter Indikation zur Sectio bei BEL.

## Einleitung

Das geburtshilfliche Vorgehen bei der Beckenendlage hat sich in Deutschland in den letzten zehn Jahren wenig geändert. Die Daten der Hessischen Perinatalerhebung aus den Jahren 1994 und 1995 zeigen immer noch:

- Im Vergleich zu Entbindungen aus Schädellage werden Beckenendlagen am Wochenende viel seltener entbunden.
- Im Vergleich zu Entbindungen aus Schädellage ist der bevorzugteste Entbindungszeitpunkt der Beckenendlage der Vormittag.
- Im Vergleich zu Entbindungen aus Schädellage ist die Dauer des stationären Aufenthaltes nach Beckenendlageentbindung viel länger.
- Im Vergleich zu Entbindungen aus Schädellage ist die mütterliche Morbidität bei Beckenendlageentbindungen 2- bis 3mal so hoch.

Die Ursache dieser Phänomene der Beckenendlage liegt auf der Hand: Es liegt an der hohen Rate abdominaler Schnittentbindungen von 87 %, die bei der Beckenendlage durchgeführt werden. Für Erstgebärende ist die Rate an abdominalen Schnittentbindungen bei Beckenendlage kaum noch zu steigern: Sie liegt mittlerweile bereits bei über 90 % (Abb. 1).

Aber gerade da, wo die Sectio erforderlich wäre, nämlich bei den Frühgeburten vor der 36. SSW, erfolgen nur 55 % primäre Kaiserschnitte bei Beckenendlage. Bei 75 % der reif geborenen Kinder in Beckenendlage wird gar kein vaginaler Entbindungsversuch vorgenommen, sondern ein primärer Kaiserschnitt.

* Frau Rosi Stillger sei für ihren wertvollen Einsatz bei der Bearbeitung der Daten aus der HEPE und aus der UFK Gießen herzlich gedankt

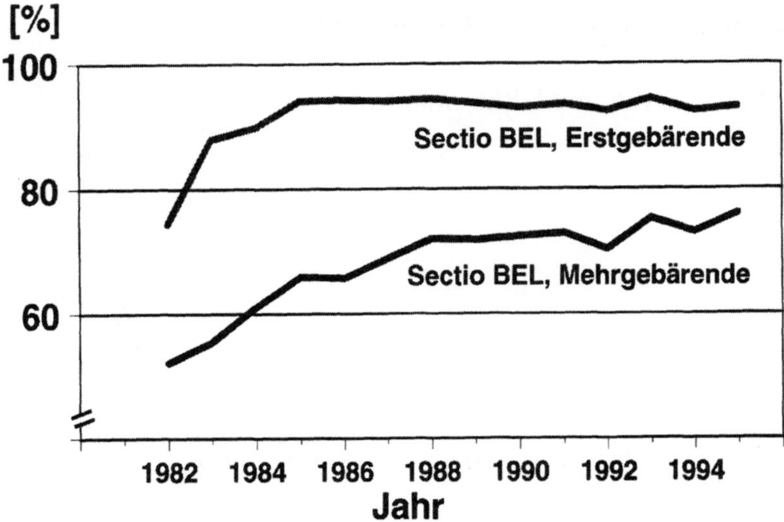


**Abb. 1.** Entwicklung der Sectiofrequenz 1982–1994 im Bereich der Hessischen Perinatalerhebung bei Beckenendlagengeburten, aufgeteilt nach Erstgebärenden und Mehrgebärenden

## Geburtshilfliches Vorgehen bei der Beckenendlage

Die Gießener Gynäkologische Fortbildung 1997 ist Anlaß zu einer kritischen Bestandsaufnahme hinsichtlich des aktuellen Vorgehens bei der Beckenendlage: Es soll nicht einer nostalgischen Geburtshilfe der 50er und 60er Jahre das Wort geredet werden, sondern eine Geburtshilfe der Beckenendlage vorgestellt werden, die aufgrund einer gewissenhaften Risikoselektion eine hohe Rate vaginaler Entbindungen ermöglicht, ohne jedoch das fetale Risiko gegenüber den abdominalen Schnittentbindungen zu erhöhen.

Eine neue Wertung der Kriterien ist erforderlich, da seit der letzten Analyse der Universitätsfrauenklinik Gießen vor rund 10 Jahren die Kernspintomographie und die äußere Wendung neu eingeführt wurden. Das hat die Ergebnisse deutlich beeinflußt. Auf folgende Kriterien und ihre Wertigkeit bei der Indikation zur Sectio bei der Beckenendlage wird im einzelnen eingegangen:

- Schwangerschaftsalter,
- Fußvorfall,
- pathologisches CTG,
- protrahierter Geburtsverlauf,
- Status nach Sectio,
- Parität.

## Schwangerschaftsalter

Das Schwangerschaftsalter ist das wichtigste Kriterium, nach dem sich das Vorgehen bei der Beckenendlage richtet. Die Rate an vaginalen Entbindungen von 25 % vor der 36. SSW in Hessen erscheint nicht akzeptabel. Gerade bei den Frühgeburten sind die geburtsmechanischen Gegebenheiten für den nachfolgenden Kopf ungünstig. Die mangelnde Vordehnung der mütterlichen Weichteile durch den kleineren kindlichen Steiß kann zu einer hohen mechanischen Beanspruchung des nachfolgenden Kopfes führen. Dies ist bei den Frühgeburten zudem mit der Unreife des kindlichen Gehirns verknüpft. Hierbei führt die vaginale Entbindung vor allem zu einer höheren Rate von intrazerebralen Traumatisierungen, wie dies an der Universitätsfrauenklinik Gießen in Zusammenarbeit mit der Kinderklinik durch sonographische Reihenuntersuchungen nach der Geburt nachgewiesen wurde [4]. Die mechanische Belastung insbesondere der unreifen Gehirnstrukturen hat uns sogar veranlaßt, vor der 30. SSW die Sectio nicht vom isthmischen Querschnitt aus vorzunehmen, sondern einen korporalen Längsschnitt bzw. einen „Fischmaulschnitt" zu wählen.

Das geburtshilfliche Vorgehen bei Beckenendlage ab der 36. SSW ist sehr viel differenzierter (Abb. 2). Hier fallen 5 Indikationsgruppen zur Sectio auf:

- der Fußvorfall mit 10 %,
- die protrahierte Eröffnungsperiode und die protrahierte Austreibungsperiode mit zusammen 20 %,
- das pathologische CTG mit etwa 30 % und
- eine Gruppe sonstiger Indikationen, auf die weiter unten noch eingegangen wird.

## Fußvorfall

Die Indikation zur Sectio beim Fußvorfall ist klar. Hier ist das Risiko des Steckenbleibens der Hüfte bzw. der Schulter oder gar des nachfolgenden Kopfes unkalkulierbar hoch, so daß der vaginale Entbindungsversuch zugunsten einer abdominalen Schnittentbindung abgebrochen wird.

## Pathologisches CTG

Die Hauptindikation zur Sectio beim reifen Kind ist mit fast 30 % (28,9 %) das pathologische CTG. Das hat sich auch seit unserer letzten Analyse 1986/89 nicht geändert [6]. Durch das bekannte Phänomen, daß bei der Beckenendlage der Nabelschnuransatz sehr viel früher in die Enge des mütterlichen Beckens gelangt als bei Schädellage, gibt es häufig wehenabhängige Dezelerationen – manchmal schon in der Eröffnungsperiode. Hier ist ein sorgfältiges Abwägen zwischen dem Geburtsfortschritt und dem CTG bei der Indikationsstellung zur Sectio erforderlich.

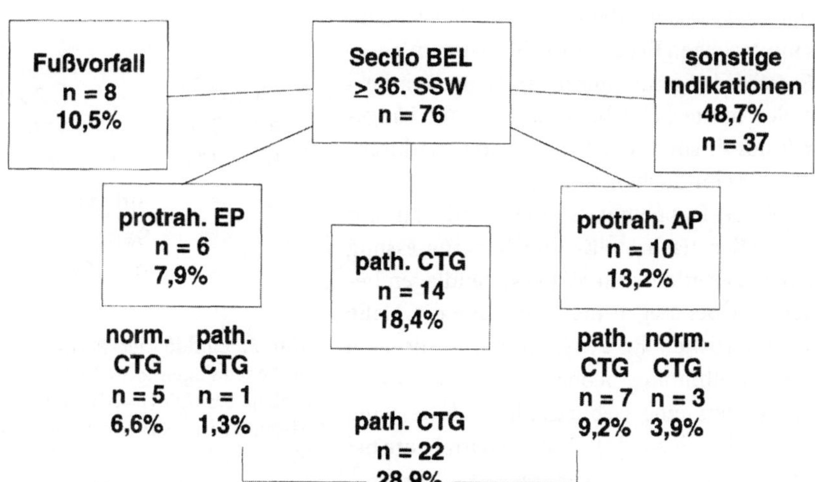


**Abb. 2.** Indikationen zur abdominalen Schnittentbindung bei Geburten aus Beckenendlage ab der 36. SSW, Universitätsfrauenklinik Gießen 1994/95 (n = 76). Das pathologische CTG ist Mitindikation zur Sectio bei der protrahierten Eröffnungsperiode (protrah. EP) (n = 1) und bei der protrahierten Austreibungsperiode (protrah. AP) (n = 7). Sonstige Indikationen sind in Abb. 7 aufgeschlüsselt

## Protrahierter Geburtsverlauf

Unbefriedigend war vor 10 Jahren bei dem sog. exspektativen Vorgehen die hohe Zahl sekundärer Kaiserschnitte von 33 % aufgrund eines Geburtsstillstandes sowohl in der Eröffnungsperiode als auch in der Austreibungsperiode [6]. Es gab schon in der Vergangenheit Ansätze, die hohe Zahl sekundärer Kaiserschnitte nach protrahiertem Geburtsverlauf zu reduzieren. Die sonographische Gewichtsschätzung hat hier nicht weitergeholfen [5], denn sie liefert kein Kriterium, um zu klaren prognostischen Aussagen über den zu erwartenden Geburtsverlauf zu kommen. Selbst eine 100 % exakte Gewichtsbestimmung ließe keine Aussage über den zu erwartenden Geburtsverlauf zu. Noch 1984 gab die Deutsche Gesellschaft für Gynäkologie und Geburtshilfe die Empfehlung, bei einem Schätzgewicht von 3500 g und darüber eine Sectio durchzuführen [1]. An der Gießener Frauenklinik können noch 40 % aller Beckenendlagen über 3500 g vaginal entbunden werden. Nicht das Geburtsgewicht, sondern vielmehr das Verhältnis von mütterlichem Becken und kindlichem Steiß entscheidet über den Geburtsverlauf.

Deshalb wird in Gießen die kernspintomographische Messung des kindlichen Steißes und des mütterlichen Beckens als Kriterium in unsere Entscheidung miteinbezogen. Gemessen werden der mütterliche Beckenquer- und Längsdurchmesser sowie der Längs- und Querdurchmesser des kindlichen Steißes.

In einer Doppelblindstudie wurde an der UFK Gießen nach Steiß- und Beckenmessung der Geburtsverlauf von 30 Beckenendlagen beobachtet. Überstiegen die Steißmaße die Maße des mütterlichen Beckens, so wurde nie eine vaginale Entbindung beobachtet, sondern es resultierte stets eine Geburtsstillstand, der eine Sectio nach sich zog [2]. Deshalb wird heute bei all diesen Fällen eine primäre Sectio durchgeführt. Damit sank die Rate an protrahierten Geburtsverläufen mit anschließender Sectio von 33 % auf 10,5 %.

## Status nach Sectio

In keinem Fall konnte in dem jüngsten Beobachtungszeitraum 1994/95 eine vaginale Entbindung erzielt werden, wenn ein Status nach Sectio vorlag. Das pathologische CTG, der Geburtsstillstand oder die drohende Uterusruptur haben immer zu einem Kaiserschnitt geführt. Deshalb ist die *primäre* Resectio bei Status nach Sectio und Vorliegen einer Beckenendlage gerechtfertigt! Im Kollektiv der UFK Gießen sind dies 13,2 % der Fälle aller Indikationen zur Sectio bei Beckenendlage.

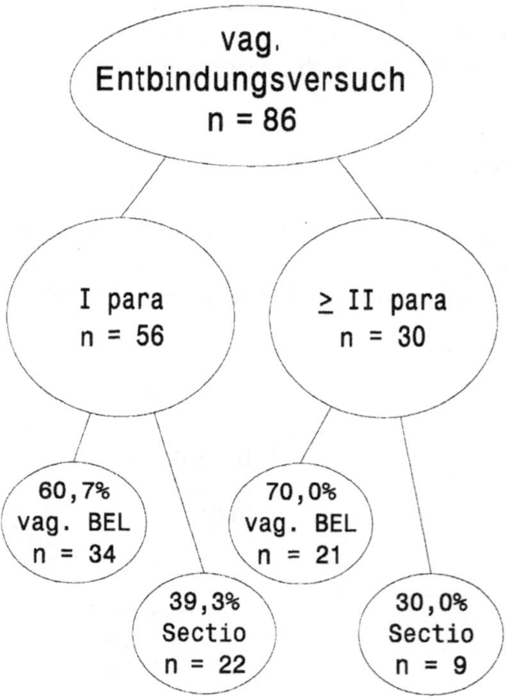


**Abb. 3.** Einfluß der Parität auf die Sectiorate bei Beckenendlagen ≥ 36. SSW, Universitätsfrauenklinik Gießen 1994/95 (n=86). Die Sectiorate bei Mehrgebärenden ist zwar um 10 % geringer als bei Erstgebärenden. Eine prognostische Aussage leitet sich bei 60,7 % vaginalen Entbindungen bei Erstgebärenden und 70,0 % vaginalen Entbindungen bei Zweit- und Mehrgebärenden aus der Parität nicht ab

## Parität

In Deutschland wird das Vorgehen bei Beckenendlage immer noch stark von der Parität abhängig gemacht (Abb. 1). Bei der Aufschlüsselung der Daten der UFK Gießen in Erst- und Mehrgebärende kann gezeigt werden (Abb. 3): Gegenüber 70 % vaginaler Entbindungsrate bei Zweit- und Mehrgebärenden ist mit 60 % vaginaler Entbindungsrate bei Erstgebärenden die Chance zur vaginalen Entbindung bei Mehrgebärenden zwar um 10 % höher, hinsichtlich der prognostischen Aussage ist die Parität jedoch nur von untergeordneter Bedeutung.

## Zustand des Kindes bei der Geburt – Ergebnisse

Die Beckenendlage ist stets mit einem höheren Risiko behaftet als die Schädellage. Dies ließe sich auch durch eine Sectiorate von 100 % nicht beseitigen. Auch bei abdominalen Schnittentbindungen ist eine schonende Entwicklung des Kindes nicht zwangsläufig gegeben, abgesehen von den präpartal unerkannten Begleiterkrankungen der Beckenendlage. Ein Vergleich des kindlichen Zustands bei verschiedenen Entbindungsmodi ist deshalb nur *innerhalb* des Beckenendlagenkollektivs sinnvoll. Verglichen wurden der pH-Wert und der Apgar-Wert der Kinder nach einer und 5 min, und zwar aus den Gruppen „vaginale Beckenendlagenentbindung", „sekundäre Sectio" und „primäre Sectio".

Die Mediane der pH-Werte liegen für alle drei Entbindungsmodi der Beckenendlage bei 7,3 (Abb. 4). Der mittlere Apgar-Wert nach 1 min liegt bei vaginaler Beckenendlage bei 9, genau wie der mittlere Apgar-Wert bei sekundärer Sectio. Bei der primären Sectio liegt der Eine-Minute-Apgar bei 8 (Abb. 5). Nach 5 min sind kleinere Unterschiede im Apgar-Wert gänzlich verschwunden (Abb. 6). Langzeitergebnisse in der Literatur bestätigen unsere Befunde bei der Geburt [3].

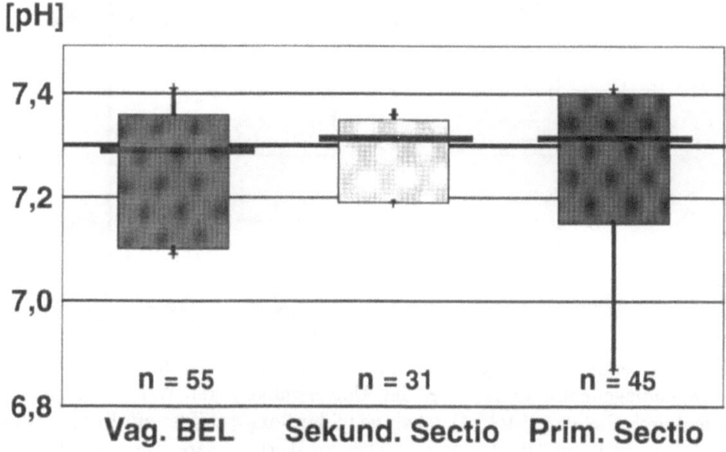



**Abb. 4.** Verteilung der pH-Werte nach Beckenendlagenentbindungen aus der Universitätsfrauenklinik Gießen 1994/95. Darstellung in der Box-and-Whiskers-Form. Die Box enthält 90 % der Werte (Grenze 95. und 5. Perzentile), die vertikalen Linien („whiskers") geben die Extremwerte (100. und 0. Perzentile) an. Die horizontale Linie markiert den mittleren Wert (Median, 50. Perzentile). Die 0. Perzentile bildet ein Kind, das postpartal verstarb: Sectio caesarea wg. massiver vaginaler Blutung aufgrund einer Abruptio placentae und Entwicklung eines asphyktischen Kindes mit Apgar 0-0-1, pH 6,87

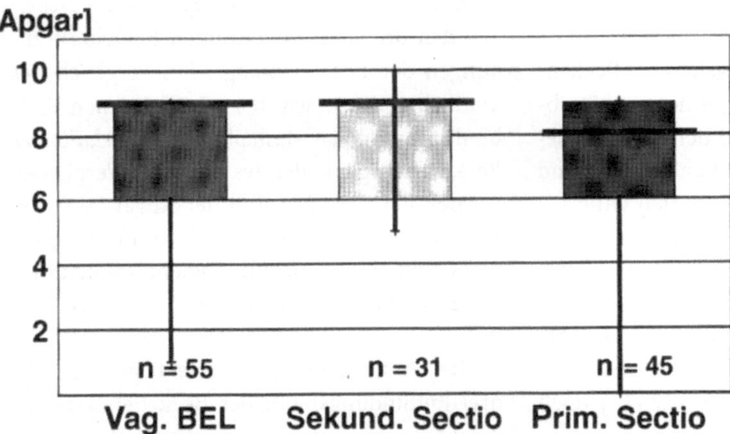


**Abb. 5.** Verteilung der Apgar-Werte nach 1 min bei Beckenendlagenentbindungen an der Universitätsfrauenklinik Gießen 1994/95. Darstellung in der Box-and-Whiskers-Form. Die Box enthält 90 % der Werte (Grenze 95. und 5. Perzentile), die vertikalen Linien („whiskers") geben die Extremwerte (100. und 0. Perzentile) an. Die horizontale Linie markiert den mittleren Wert (Median, 50. Perzentile). Die 0. Perzentile bildet ein Kind, das postpartal verstarb: Sectio caesarea wg. massiver vaginaler Blutung aufgrund einer Abruptio placentae und Entwicklung eines asphyktischen Kindes mit Apgar 0-0-1, pH 6,87

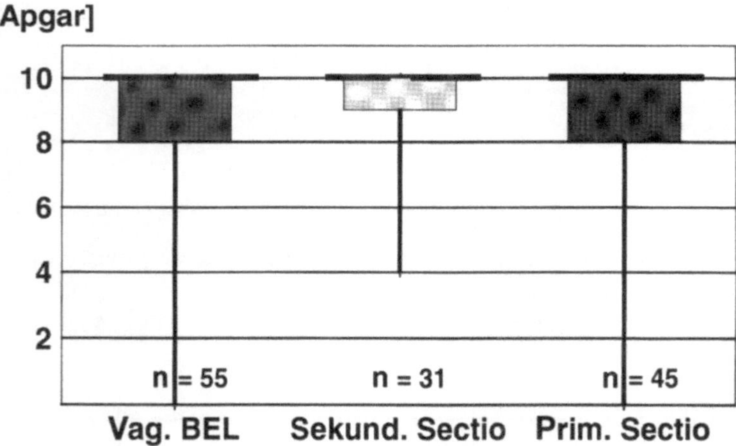


**Abb. 6.** Verteilung der Apgar-Werte nach 5 min bei Beckenendlagenentbindungen an der Universitätsfrauenklinik Gießen 1994/95. Darstellung in der Box-and-Whiskers-Form. Die Box enthält 90 % der Werte (Grenze 95. und 5. Perzentile), die vertikalen Linien („whiskers") geben die Extremwerte (100. und 0. Perzentile) an. Die horizontale Linie markiert den mittleren Wert (Median, 50. Perzentile). Die 0. Perzentile bildet ein Kind, das postpartal verstarb: Sectio caesarea wg. massiver vaginaler Blutung aufgrund einer Abruptio placentae und Entwicklung eines asphyktischen Kindes mit Apgar 0-0-1, pH 6,87

## Zusammenfassung

Im Zeitraum 1994/95 wurden an der Gießener Frauenklinik 195 Beckenendlagen behandelt. Ein Viertel hiervon (47/195 = 24,1 %) waren Beckenendlagen vor der 36. SSW. Hier wurde grundsätzlich eine primäre Sectio durchgeführt.

Ab der 36. SSW ist das Vorgehen bei der Beckenendlage differenzierter: Ein Teil der Schwangeren mit Beckenendlage (48/148 = 32,4 %) macht von dem Angebot der äußeren Wendung Gebrauch. Um 11,5 % (17/148) reduzierte sich die Zahl der Beckenendlagenkinder durch erfolgreiche äußere Wendungen. Danach wurden 37,2 % (55/148) der Beckenendlagen vaginal entbunden. In 51 % der Fälle (76/148) wurden Kaiserschnitte erforderlich.

Hauptindikation mit und ohne protrahierten Geburtsverlauf ist das pathologische CTG. Protrahierte Geburtsverläufe als alleinige Sectioindkation gibt es nur noch in 10 % der Fälle.

Sonstige Indikationen (Abb. 7) zur Sectio beinhalten fast ausschließlich primäre Sectiones wegen Mißverhältnis und Status nach Sectio. Hier gehen auch all jene Patientinnen mit ein, die aufgrund der Kernspintomographie vom vaginalen Entbindungsversuch ausgenommen werden.

Nur 6,6 % der Patientinnen konnten von dem differenzierten Vorgehen nicht überzeugt werden. Sie bestanden auf dem Wunsch nach primärer Sectio. Die übrigen Indikationen bedingten unabhängig von der Lage des Kindes die Indikation zur Sectio.

Das geburtshilfliche Vorgehen an der Universitätsfrauenklinik Gießen gewährleistet eine sorgfältige Risikoselektion, die bei unreifen Kindern immer eine Sectio erfordert und beim reifen Kind in vielen Fällen eine vaginale Entbindung ermöglicht. Durch die Zunahme der Indikation zur primären Sectio bei Mißverhältnis und bei Status nach Sectio sind protrahierte Verläufe mit sekundärer Sectio deutlich reduziert. Die Gesamtrate der Sectiones beim reifen Kind ( ≥ 36. SSW) in Beckenendlage liegt an der Universitätsfrauenklinik Gießen konstant bei etwa 50 % (51,3 %) gegenüber sonst 88,3 % in Hessen.

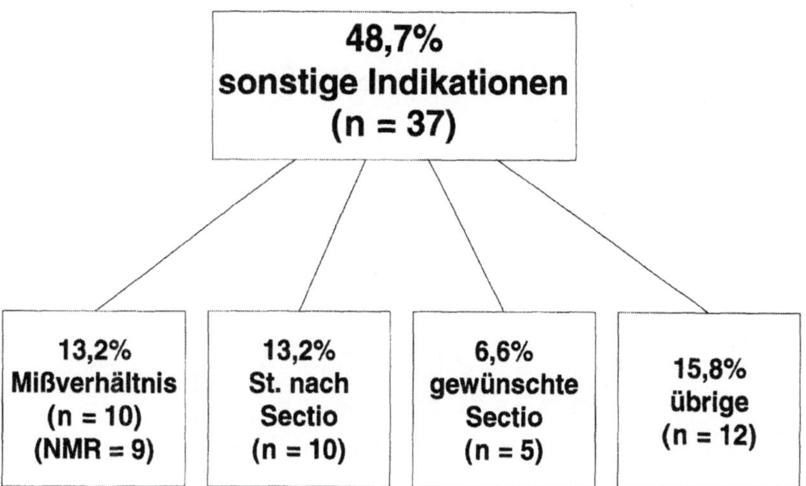


**Abb. 7.** Sonstige Indikationen zur Sectio bei Beckenendlagenentbindungen ab der 36. SSW (s. Abb. 2) Universitätsfrauenklinik Gießen 1994/95, (n = 37). In die Gruppe „Mißverhältnis" gehen die Fälle ein (n = 9), die aufgrund der Kernspintomographie diagnostiziert werden. „Übrige Indikationen" sind lageunabhängige Indikationen zur Sectio (z. B. Placenta praevia etc.)

## *Literatur*

1. Berg D, Albrecht H, Dudenhausen JW et al. (1984) Bericht der Standardkommission „Beckenendlage". Z Geburtshilfe Perinatol 188:100
2. Berger R, Sawodny E, Bachmann G, Herrmann St, Künzel W (1994) The prognostic value of magnetic resonance imaging for the management of breech delivery. Eur J Obstet Gynecol Reprod Biol 55:97–103
3. Danielian PJ, Wang J, Hall MH (1996) Long term outcome by method of delivery of fetuses in breech presentation at term: population based follow up. BMJ 312:1451–1453
4. Jensen A, Klingmüller V, Künzel W, Sefkow S (1992) Das Hirnblutungsrisiko bei Früh- und Reifgeborenen. Geburtshilfe Frauenheilkd 52:6–20
5. Kirschbaum M, Bödeker RH, Münstedt K, Künzel W (1992) Der Stellenwert der präpartualen sonographischen Gewichtsschätzung bei Beckenendlagen. Geburtshilfe Frauenheilkd 52:264–269
6. Kirschbaum M, Künzel W (1995) Geburtsleitung bei Status nach Sectio. In: Künzel W, Kirschbaum M (Hrsg) GGF 1995. Springer, Berlin Heidelberg New York Tokyo, S 235–242

# Die Geburtsleitung des zweiten Zwillings

J. W. Dudenhausen

> **MERKE:**
>
> 1. Lage oder Einstellungsanomalien des 2. Zwillings sind keine Indikation für eine primäre Sectio.
>
> 2. Sollte das Ultraschallschätzgewicht des 2. Zwillings mehr als 20% über dem Ultraschallschätzgewicht des 1. Zwillings liegen, so ist eine primäre Sectioindikation gegeben.
>
> 3. Ein pathologisches CTG beim 2. Zwilling während der Schwangerschaft oder während der Geburt indiziert die Indikationsstellung einer Schnittentbindung.
>
> 4. Nach Geburt des 1. Zwillings wird bei der vaginalen Geburtseinleitung die Ultraschalldiagnostik zur Lage und Einstellungsdiagnostik genutzt. Die Herzfrequenz wird extern registriert, und die Wehentätigkeit wird durch eine Oxytocininfusion gefördert.
>
> 5. Solange die Herzfrequenzmuster normal sind, wird das Tiefertreten des vorangehenden Teils abgewartet, dann die Blase eröffnet und die zügige, aber nicht überhastete Entwicklung des 2. Zwillings abgewartet.
>
> 6. Bei Querlage des 2. Zwillings wird die kombinierte Wendung und Extraktion durchgeführt. Bei Schwierigkeiten der Wendung wird auf gewagte vaginale Manöver verzichtet und eine Schnittentbindung unverzüglich durchgeführt.

## Einleitung

Der optimale Geburtsmodus bei Mehrlingsschwangerschaften ist nicht allgemeinverbindlich akzeptiert. Wir müssen hier den Geburtsmodus bei Drillingen und anderen höhergradigem Mehrlingen von dem Geburtsmodus bei Zwillingen trennen.

## Drillinge und höhergradige Mehrlinge

Der Geburtsmodus von Drillingen und höhergradigen Mehrlingen variiert stark. Während in Amerika bei diesen Mehrlingen die abdominale Schnittentbindung bevorzugt wird (Newman et al. 1989) wird aus Südafrika eine Sectiorate von 14% mitgeteilt (Pheiffer u. Golan 1979). Der größte Teil der beschriebenen Fälle wurde allerdings erst während der Geburt entdeckt, so daß für die heutige Situation aus diesen Zahlen keine Schlüsse gezogen werden können. Lipitz et al. haben 1989 über 78 Drillingsentbindungen zwischen 1975 und 1988 berichtet; sie hatten eine Sectiorate von 78%. Die vaginal geborenen Drillinge hatten eine höhere Rate an niedrigen Apgar-Werten und respiratorischen Problemen.

Dagegen hat Olofsson 1990 über 14 Drillinge und Vierlinge berichtet, wobei er ab der 34. SSW eine vaginale Entbindung anstrebte, sogar wenn der vorangehende Mehrling in Beckenendlage lag. Bei 3 Geburten mußte er wegen einer fetalen Notsituation durch Notfallkaiserschnitt die vaginale Geburt abbrechen.

Über die größte Gruppe von Drillingen haben Newmann, Hamer u. Miller 1989 berichtet. Es handelt sich um die Auswertung von 198 Drillingen in 24 verschiedenen Kliniken. 94 % wurden abdominal entbunden, 12 nur vaginal.

In einer Literaturübersicht haben Petrikovsky u. Vintzileos 1989 eine Zusammenstellung des Geburtsmodus bei höhergradigen Mehrlingen dargelegt. Abgesehen von den häufigen Lageanomalien und regelwidrigen Einstellungen zeigt sich die große Breite von Komplikationen, die bei einer vaginalen Geburt höhergradiger Mehrlinge möglich sind: vorzeitige Plazentalösungen, intrauterine Sauerstoffmangelversorgung, Nabelschnurvorfall, vaginale Blutungen. Eine elektive Operation läßt einen großen Teil dieser Komplikationen vermeiden und ermöglicht auch eine Terminierung von Geburtshelfer und neonatologischem Team. Gerade bei höhergradigen Mehrlingen sind die Organisation der Neonatologie und die Verfügbarkeit neonataler Intensivbetten ein nicht zu unterschätzendes Problem. Sollte die Entscheidung zu einer vaginalen Geburt fallen, so sollte darauf geachtet werden, daß nicht nur ein Geburtshelfer bei der Geburt anwesend ist; mindestens müßte ein Geburtshelfer vorhanden sein, der erfahren ist in der Diagnostik von Lageanomalien und Fehleinstellungen und deren operative Konsequenzen. Darüber hinaus müßte ein weiterer Geburtshelfer vorhanden sein, um während der Austreibungsperiode der Mehrlinge die Bewegungen der Kinder sonographisch zu verfolgen.

In der Regel wird heute die Entscheidung bei Drillingen und höhergradigen Mehrlingen aus den dargelegten Gründen zu einer Entbindung durch abdominale Schnittentbindung getroffen. Die Operation muß von Geburtshelfern durchgeführt werden, die sowohl erfahren sind in geburtshilflichen Operationen zur Entwicklung der Mehrlinge aus verschiedenen Lageanomalien und Fehleinstellungen als auch in der Behandlung einer unstillbaren postpartalen Blutung mit der Möglichkeit der Hysterektomie. Auch aus anästhesiologischer Sicht ist ein erfahrenes Team zu fordern, da sehr akut lebensgefährliche Kreislaufsituationen beherrscht werden müssen.

Es ist selbstverständlich, daß eine großzügige Gabe von Oxytozin nach der Entwicklung der Kinder zur prophylaktischen Abwendung einer Uterusatonie verabreicht werden sollte.

## Zwillinge

Bei Überlegungen zum optimalen Geburtsmodus bei Zwillingen müssen immer die verschiedenen Einstellungen der Zwillinge berücksichtigt werden. Nach Czervenak (1986) ergeben sich folgende Verteilungen:

- Schädellage–Schädellage 42,5 %,
- Schädellage–Nichtschädellage 38,4 %,
- Nichtschädellage–Schädellage oder Nichtschädellage 19,1 %.

Diese Einteilung berücksichtigt die klinisch wichtigen Entscheidungskriterien und wird daher für die Überlegungen zum Geburtsmodus verwendet. Sollte es sich um monoamniotische Zwillinge handeln, und dies gilt für Zwillinge in verschiedenen Lagen und Einstellungen, so wird in der Literatur häufig zur Vermeidung von Komplikationen wie Nabelschnurkomplikationen und Kollision der Köpfe eine abdominale Schnittentbindung empfohlen (Nissen 1958). Ein großes Risiko bei monoamnioten Zwillingen ist in Nabelschnurbehinderungen durch die zwei Nabelschnüre zu sehen, entsprechend der Möglichkeit des nachfolgenden intrauterinen Todes. Diese Nabelschnurkomplikationen treten vor allem durch das Tiefertreten eines Zwillings in eine akute Phase ein. Die Kollisionskomplikationen sind sicherlich selten und werden mit einmal auf 1000 Zwillingsgeburten angegeben (Bryan 1992). Auf jeden Fall sind die Kollisionskomplikationen bei monochorioten und monoamnioten Zwillingen häufiger als bei dichoriaten bzw. diamnioten, allerdings sind sie auch bei diesen und bei kleinen Kindern sowie Oligohydramnion möglich.

Einer besonderen Betrachtung bedürfen die Conjoined Twins (siamesische Zwillinge), bei denen nach differenzierter ultrasonologischer Diagnostik eine Hoffnung auf ein Überleben gegeben ist. Auch zur Abwendung einer Dystokie und der damit für die Mutter gegebenen Gefahren sollte in solchen Fällen eine elektive abdominale Schnittentbindung erfolgen.

## Schädellage–Schädellage

Es gibt eine reichhaltige Literatur über die vaginale Geburt bei dieser Konstellation (Keith u. Hughey 1981). Die Literatur erlaubt die Aussage, daß 3 Viertel aller Zwillinge in dieser Konstellation vaginal problemlos geboren werden können (Chervenak et al. 1985). Andererseits weisen Autoren darauf hin, daß bei Frühgeburtlichkeit und einem Geburtsgewicht unter einer bestimmten Grenze auch bei dieser Konstellation eine abdominale Schnittentbindung indiziert ist (Barret et al. 1982). Die hier angegebene Gewichtsgrenze bzw. die dahinterstehende Schwangerschaftswoche unterscheiden sich. In einem Konsensuspapier (Dudenhausen 1990) wird die Gewichtsgrenze von 1800 g empfohlen.

Es gibt eine weitere Ausnahme von der Regel, daß Schädellagen-Schädellagen-Zwillinge jenseits von 1800 g vaginal entbunden werden sollten. Sollte bei dieser Konstellation im Ultraschallschätzgewicht der 2. Zwilling ein Gewicht aufweisen, das 20 % höher ist als das Gewicht des 1. Zwillings, so ist die Indikation zur vaginalen Geburt zugunsten einer abdominalen Schnittentbindung zu stellen

### *Geburtsleitung nach Geburt des 1. Zwillings*

Nach Geburt des 1. Zwillings tritt in der Regel eine kurze physiologische Wehenpause ein. Es ist sinnvoll, diese durch eine intravenöse Oxytozininfusion zu verkürzen. Bevor die Infusion begonnen wird, erfolgt durch äußere Untersuchung und durch Ultraschalldiagnostik eine Lage- bzw. Einstellungsdiagnostik. Außerdem wird die Herzfrequenz des 2. Zwillings – ebenso wie vor der Geburt des 1. Zwillings – kardiotokographisch kontinuierlich möglichst lückenlos registriert. Sodann wird durch eine vaginale Untersuchung festgestellt, ob eine Fruchtblase steht, welcher Teil des Kindes vorangeht und ob dieser vorangehende Teil tiefer tritt. Nach Beginn einer erneuten Wehentätigkeit und Tiefertreten des vorangehenden Teiles kann die Fruchtblase eröffnet werden. Das Warten auf die Wehentätigkeit und das Tiefertreten des Kindes ist vor allem dann angezeigt, wenn die Ableitung der kindlichen Herzfrequenz zeigt, daß das Kind keine Sauerstoffmangelversorgung erleidet. Ist das CTG allerdings pathologisch, so ist eine operative Entwicklung des Kindes angezeigt.

Über das Zeitintervall zwischen dem 1. und 2. Zwilling ist eine jahrzehntelange Diskussion geführt worden. Während in den 60er Jahren in Europa die Einstellung zu einer strengen Festlegung des Zeitintervalls eher zurückhaltend war, kamen aus dem angelsächsischen Sprachraum Regeln, nach denen das Zeitintervall nicht mehr als 30 min betragen dürfe, um die Sauerstoffmangelversorgung des 2. Zwillings, den Nabelschnurvorfall, die Plazentalösung und die Wiederbildung der Zervix zu vermeiden. Kein Zweifel besteht daran, daß man eine deutliche Korrelation zwischen der Differenz der Nabelarterien-pH-Werte (Zwilling I minus Zwilling II) mit der Dauer dieses Zeitintervalls aller Zwillinge ohne Berücksichtigung der Herzfrequenz findet (Müller-Holve u. Saling 1976). Bei der heutigen Geburtshilfe muß diese Korrelation aber unter dem Aspekt der kardiotokographisch registrierten Herzfrequenzmuster überdacht werden. Die enge Beziehung zwischen der Häufigkeit des Sauerstoffmangels des 2. Zwillings und dem Zeitintervall ergibt sich vor allem bei den Zwillingen, die eine pathologische Herzfrequenz haben. In diesen Fällen ist daher eine zügige Beendigung der Geburt des 2. Zwillings, häufig operativ, anzustreben.

Sollten die Herzfrequenzmuster des 2. Zwillings nach Geburt des 1. Zwillings normal sein, ist diese Korrelation nicht gegeben. Diese bei normalem Herzfrequenzmuster eher abwartende Haltung soll nicht dazu führen, daß größere Zeitintervalle in Kauf genommen werden, die beispielsweise eine Wiederbildung des Muttermundes erlauben. Auf diese geburtsmechanische Komplikation hat Stucki hingewiesen (1980).

## Schädellage–Nichtschädellage

Die Geburtsleitung der Zwillingsgeburt bei Schädellage–Beckenendlage oder Schädellage–Querlage wird in der Literatur kontrovers besprochen. Aus der amerikanischen Literatur ist in diesem Zusammenhang die Forderung nach einer generellen abdominellen Schnittentbindung erhoben worden (Cetrulo 1986). Diese Meinung wird im europäischen Schrifttum und auch in der praktizierten Geburtshilfe nicht geteilt.

Im Falle einer Lage- oder Einstellungsanomalie des 2. Zwillings wird bei der Geburtsleitung an die Möglichkeit einer äußeren Wendung des 2. Zwillings, an die kombinierte Wendung und Extraktion sowie die vaginale Geburtsleitung aus Beckenendlage gedacht werden müssen.

## *Externe Wendung des 2. Zwillings*

Die Berichte über die Wendung des 2. Zwillings sind widersprüchlich. Während einige (Chervenak et al. 1983) die externe Wendung des 2. Zwillings empfehlen und auch erfolgreich angewandt haben, stehen andere diesem Verfahren kritisch gegenüber wegen der Möglichkeit des Nabelschnurvorfalles und des Zeitverlustes.

Alternativ kommt bei der Beckenendlage des 2. Zwillings die vaginale Geburt aus Beckenendlage in Frage. Die Rate an deprimierten Neugeborenen ist bei der komplikationslosen vaginalen Geburt aus Beckenendlage nicht erhöht (Acker et al. 1982). Blickstein et al. (1987) berichteten über 39 Schädellage-Beckenendlage-Zwillingspaare nach vaginaler Geburt. Die Autoren fanden keinen Unterschied im Zustand zwischen der ausgewerteten Gruppe und einer Kontrollgruppe, bei der der 2. Zwilling in Schädellage bei der vaginalen Geburt war. Göcke et al. (1989) verglichen in einer prospektiven Studie die abdominale Schnittentbindung, die äußere Wendung und die vaginale Geburt mit Extraktion des Kindes. Sie untersuchten nur Zwillingskinder mit einem Ultraschallschätzgewicht von > 1 500 g. Die besten Ergebnisse zeigten sich bei der vaginalen Geburt: keine Erhöhung von neonataler und mütterlicher Morbidität. Die äußere Wendung war in 20 von 41 Fällen erfolgreich, einmal mußte eine Notfall-Sectio gemacht werden.

Die Extraktion des 2. Zwillings bei Beckenendlage ist nach Literaturmeinung ein wenig belastender Eingriff (bei einem Geburtsgewicht >1 800 g). Auch die kombinierte Wendung eines 2. Zwillings aus Querlage in Beckenendlage und anschließender Extraktion gelingt in der Regel dem erfahrenen Operateur ohne Schwierigkeiten. Bei gegebener Situation (Oligohydramnie, dorsoinferiore Querlage, makrosomes Kind) kann die kombinierte Wendung unter Umständen Schwierigkeiten bereiten. In diesen Fällen ist die Schnittentbindung der schwierigen vaginal-operativen Manipulation vorzusehen.

## Nichtschädellage–Schädellage oder Nichtschädellage

In dieser Situation ist allgemein die Durchführung der abdominalen Schnittentbindung akzeptiert. Die Kollision der fetalen Köpfe ist eine unter diesen Umständen letale Komplikation der vaginalen Geburt der Zwillinge beim 1. Zwilling in Beckenendlage. Es muß allerdings gesagt werden, daß valide Daten aus Studien zu der Sicherheit einer vaginalen Geburt in dieser Gruppe nicht vorliegen.

**Literatur beim Verfasser**

# Löst die Pulsoxymetrie die fetale pH-Metrie ab?

M. KÜHNERT

> **MERKE:**
>
> 1. Die fetale Reflexionspulsoxymetrie verbessert mittels kontinuierlicher direkter Echtzeitmessung der fetalen Oxygenierung erheblich die fetale Zustandsdiagnostik sub partu.
>
> 2. Der kritische Schwellenwert für die fetale Sauerstoffsättigung ($SpO_2$) zeichnet sich tendenziell bei $< 30\,\%$ für $> 10$ min kontinuierlicher Registrierdauer ab.
>
> 3. Bei pathologischem Kardiotokogramm (CTG) und $SpO_2$-Werten $< 30\,\%$ für $> 10$ min zeigen sich bei zunehmender Dauer bei fetalen Mikroblutuntersuchungen (MBU) im Mittel pH-Werte von pH $< 7,20$ und präazidotische bis azidotische arterielle Nabelschnur-pH-Werte.
>
> 4. Bei pathologischem CTG und $SpO_2$-Werten $> 30\,\%$ betragen die pH-Werte der MBU im Mittel $> 7,20$, die arteriellen Nabelschnur-pH-Werte liegen im Normbereich.
>
> 5. Die fetale Reflexionspulsoxymetrie verbessert die Spezifizität des Kardiotokogramms deutlich und ermöglicht eine frühzeitige Diagnostik einer fetalen Gefährdung sub partu.
>
> 6. Eine Reduktion der Anzahl von Mirkoblutuntersuchungen zeichnet sich ebenfalls bereits ab.

## Enleitung

Eine der schwierigsten Aufgaben der modernen Geburtshilfe besteht in der früh- und rechtzeitigen Diagnose einer wirklichen Hypoxie des Fetus unter der Geburt. Dies gestaltet sich besonders schwierig bei sog. suspekten oder Borderline-Veränderungen des fetalen Herzfrequenzmusters. Die fetale Pulsoxymetrie verspricht als neue Methode der intrapartualen Überwachung dieses Ziel besser zu erreichen [12].

Sie ist nichttraumatisch für Mutter und Fetus, noninvasiv für den Fetus, und erlaubt dem Geburtshelfer die fetale arterielle Sauerstoffsättigung ($FSpO_2$) kontinuierlich zu registrieren.

Gegenwärtig besteht der Goldstandard zur Evaluierung des fetalen Zustands sub partu in der intermittierenden Anwendung der Fetalblutentnahme zur pH-Bestimmung. Die Methode wurde zuerst von Saling im Jahre 1962 [13] beschrieben und ein paar Jahre später von Hon [4].

Diese Technik erlaubt einen direkten Zugang am Fetus zur Säure-Basen-Analyse und kann nützliche Informationen in bezug auf fetale Hypoxie oder Asphyxie geben [2]. Das ACOG (American College of Obstetricians) Technical Bulletin sagt aus, daß die häufigste Indikation für eine Fetalblutanalyse darin besteht, ein potentiell abnormales fetales Herzfrequenzmuster besser einschätzen zu können. Die Fetalblutanalyse kann ebenfalls hilfreich sein, die Bedeutung des Fehlens der fetalen Herzfrequenzvariabilität (beat to beat) zu bewerten, speziell wenn es sich um eine nicht erklärbare fehlende Variabilität handelt. Sie kann außerdem bedeutsam sein bei der Entscheidung, eine vaginale Entbindung trotz abnormalem fetalem Herzfrequenzmuster anzustreben.

Gemäß diesem Bulletin wird ein Skalp-pH-Wert von $< 7,20$ als pathologisch eingestuft und als Indikation für eine medizinische oder operative Intervention betrachtet.

Tierversuche haben gezeigt, daß fetale Sauerstoffsättigungswerte von $> 30\%$ nicht mit einem pathologischen Baseexcess einhergehen, während fetale Sauerstoffsättigungswerte unter $30\%$ zur Entwicklung einer fetalen Azidose führen können [8–10].

Anhand von eigenen Beobachtungen unter der Geburt haben wir festgestellt, daß die Entwicklung einer fetalen Azidose eine Exposition des Fetus gegenüber niedrigen Sättigungswerten für mindestens 10 min kontinuierliche Zeitdauer erforderlich macht, bevor eine signifikante fetale Azidose entsteht [5, 6].

Die Definition von $30\%$ als kritischem Schwellenwert zwischen unauffälliger und auffälliger fetaler Sauerstoffsättigung menschlicher Feten unter der Geburt wird bestätigt durch eine kürzliche Veröffentlichung von Dildy et al. über Nabelschnurarterien- und -venenblutanalysen bei der Geburt [3].

Basierend auf diesem aktuellen Wissen aus Tier- und Humanstudien haben wir den 30%-Wert der fetalen $SpO_2$ als Grenze zwischen normaler und auffälliger fetaler Sauerstoffsättigung gewählt.

Unsere Untersuchung besteht aus dem Vergleich einer standardisierten Analyse von Kardiotokogrammen mittels des Hammacher-Scores und der fetalen Sauerstoffsättigung und aus dem Quantifizieren der prädiktiven Übereinstimmung (wenn es eine gibt) von fetaler $SpO_2$ und fetalen Skalp-pH-Werten bei der Beurteilung des fetalen Zustandes während Perioden von auffälligen fetalen Herzfrequenzmustern unter der Geburt.

Ein weiterer wichtiger Punkt dieser Studie besteht darin zu testen, ob ein kritischer Schwellenwert der fetalen $SpO_2$ von $30\%$ für einen Zeitraum von $\geq 10$ min ebenfalls als prädiktiv für eine fetale Azidose angesehen werden kann, wie dies bei einem Skalp-pH-Wert von $< 7,20$ der Fall ist.

## Material und Methode

Untersucht wurden 46 Feten am Entbindungstermin, um das prädiktive Verhältnis zwischen fetaler $SpO_2$ und dem fetalen Säure-Basen-Status mittels fetaler Skalp-pH-Bestimmungen zu definieren.

Bei allen Feten wurde unter der Geburt ein fetales Pulsoxymeter vom Typ Nellcor N 400 und der zugehörige Sensor FS 14 B eingesetzt; ferner erhielten alle Kinder eine routinemäßige kardiotokographische Überwachung mit Geräten der Firma Hewlett-Packard vom Typ 8040 A und 50 XM. Bei auffälligem Kardiotokogramm wurde eine Fetalblutanalyse zur Bestimmung des fetalen Skalp-pH-Wertes durchgeführt. Diese pH-Werte und die fetalen $SpO_2$-Werte zum Zeitpunkt der Fetalblutanalyse sowie die Apgar-Scores, die Gaswerte von Nabelschnurarterie und -vene nach der Geburt und der unmittelbare neonatale Verlauf gingen in unsere Untersuchungen ein. Insgesamt wurden 50 Datenpaare von Skalp-pH- versus fetale $SpO_2$-Werte anhand von 46 Patienten gewonnen. Ein Patient brachte 5 Datenpaare in die Untersuchung ein, die übrigen 45 Patienten jeweils ein Datenpaar. Die fetale $SpO_2$ wurde dann gegen die fetalen Skalp-pH-Werte graphisch dargestellt und die Sensitivität und die Spezifität für die $SpO_2$ $< 30\%$ als Prädiktor für einen Skalp-pH von $< 7,20$ festgelegt.

Mit dem Ziel, die Datenanalyse von pH versus $SpO_2$ zu standardisieren und zu validisieren, entwickelten wir strenge Kriterien für die zu verwendenden Daten. Diese beinhalten folgenden Algorithmus:

Die fetalen $SpO_2$-Werte wurden nur dann verwendet, wenn sie unmittelbar 30 s vor der Fetalblutanalyse auf dem CTG-Streifen ablesbar waren. Innerhalb der letzten 10 min vor der Fetalblutanalyse durfte in der $SpO_2$-Registrierung keine Lücke von mehr als 3 min bestehen. Die fetalen $SpO_2$-Werte wurden dann über diesen Zeitraum von 10 min gemittelt und das Ergebnis daraus zu dem jeweiligen Skalp-pH-Wert in Beziehung gesetzt.

Eine „Receiver-Operating Characteristic (ROC-) Analyse" wurde anhand dieser resultierenden Datenpaare von Skalp-pH-Werten und fetalen $SpO_2$-Werten durchgeführt [7, 14]. Eine ROC-Analyse ist eine verläßliche Methode, die Genauigkeit zu beschreiben, mit der ein diagnostischer Test (in diesem Fall die fetale $SpO_2$) das Stadium einer Erkrankung vorhersagt (in diesem Fall eine fetale Azidose definiert durch einen fetalen Skalp-pH-Wert von $< 7,20$).

In einer ROC-Analyse kann der diagnostische Schwellenwert ($FSpO_2$) variiert werden, indem der Anteil der richtig als krank Erkannten (Sensitivität) auf der vertikalen Achse aufgetragen wird und der Anteil der fälschlicherweise als krank Erkannten (1-Spezifität) auf der horizontalen Achse.

## Ergebnisse

### Fetale Skalp-pH-Werte, fetale $SpO_2$-Werte und klinische Resultate

Von den 50 Datenpaaren, bestehend aus fetalem Skalp-pH und fetaler $SpO_2$, die anhand von 46 Feten gewonnen wurden, sind 13 Datenpaare gesammelt worden in einem Zeitraum, in dem die $SpO_2$ $< 30\%$ für mindestens 10 min war. Die restlichen 37 Datenpaare stammten von Feten, deren $SpO_2$-Werte über 30% lagen. Die Rohdaten aller Studienpatienten gibt Tabelle 1 wieder.

Tabelle 2 zeigt die Meßwerte in Zusammenhang mit dem unmittelbaren postpartalen klinischen Zustand und wie diese Meßwerte zwischen Feten mit $SpO_2$-Werten $< 30\%$ und solchen mit $SpO_2$ $> 30\%$ divergieren. Die Feten mit $SpO_2$-Werten $< 30\%$ hatten niedrigere Skalp-pH-Werte und niedrigere pH-Werte in der Nabelschnurarterie und -vene. Der 1- und

5-min-Apgar-Score sowie die Verlegungsrate der Kinder in eine neonatale Intensivstation ergaben keine statistisch signifikanten Unterschiede in beiden Kollektiven.

Eine Darstellung der fetalen Skalp-pH-Werte versus simultanen fetalen $SpO_2$-Werte zeigt Abb. 1. Eine vertikale Linie ist bei einem pH von 7,20 und eine horizontale bei einer $SpO_2$ von 30% gezogen worden, um die Grenzlinie zwischen azidotischem Skalp-pH (pH $< 7,20$) und vermutlichem kritischem Schwellenwert für die fetale $SpO_2$ von 30% zu ziehen.

Wenn das Vorliegen eines Skalp-pH-Wertes von $< 7,20$ als bestehende klinische Azidose definiert wird und ein fetaler $SpO_2$-Wert von 30% als Grenze zwischen normaler und auffälliger fetaler $SpO_2$, dann kann jeder Quadrant dieses Graphen wie folgt definiert werden:

TN = True Negative = wirklich negativ ($SpO_2$ $\geq 30\%$ und pH $\geq 7,20$), FP = False Positive = falsch-positiv ($SpO_2$ $< 30\%$ und pH $\geq 7,20$), TP = True Positive = wirklich positiv ($SpO_2$ $< 30\%$ und pH $< 7,20$) und FN = False Negative = falsch-negativ ($SpO_2$ $\geq 30\%$ und pH $< 7,20$). Daraus ergeben sich für alle vier Quadranten folgende Anzahlen von Datenpaaren: TN $= 34$, FP $= 0$, TP $= 13$ und FN $= 3$.

Wenn eine $SpO_2$ $< 30\%$ als diagnostisches Kriterium für die Voraussage einer Azidose (pH $< 7,20$) definiert wird, dann ergeben diese Daten eine Sensitivität für die fetale $SpO_2$ zur Voraussage einer Azidose von 13/16 $= 81\%$ und eine Spezifität von 34/34 $= 100\%$.

In Abb. 1 finden sich 3 Patienten im oberen linken Quadranten (FN = falsch-negativ). Ihre Daten weisen eine $SpO_2$ von $\geq 30\%$ aber einen Skalp-pH-Wert von $< 7,20$ auf.

Tabelle 3 präsentiert ihre pH- und $SpO_2$-Daten zusammen mit ihrem unmittelbaren postpartalen „fetal outcome".

Eine signifikante Azidose, bestimmt anhand des pH-Wertes der Nabelschnurarterie, kann laut Literatur für einen pH von $< 7,13$ definiert werden, einen pH-Wert, der 2 Standardabweichungen unterhalb des Median einer Population von Kindern unausgewählter Patientinnen liegt, die vaginal geboren worden sind [11].

**Tabelle 1.** Rohdaten aller Studienpatienten  (Skalp-pH versus fetale SpO$_2$)

| Fall-Nr. | Skalp-pH | FSpO$_2$ | pH-NA | pH-NV | Apgar 1 | Apgar 5 | Neonatale Intensiv Einheit |
|---|---|---|---|---|---|---|---|
| 3 | 7,28 | 32 | 7,18 | 7,33 | 10 | 10 | |
| 62 | 7,36 | 48 | 7,23 | | 9 | 10 | |
| 62 | 7,34 | 73,2 | 7,23 | | 9 | 10 | |
| 62 | 7,35 | 39 | 7,23 | | 9 | 10 | |
| 62 | 7,282 | 37 | 7,23 | | 9 | 10 | |
| 62 | 7,312 | 76,8 | 7,23 | | 9 | 10 | |
| 4 | 7,2 | 46,4 | 7,13 | | 8 | 9 | |
| 2 | 7,26 | 32,3 | 7,1 | | 8 | 10 | |
| 7 | 7,35 | 43 | 7,251 | 7,38 | 8 | 10 | |
| 1 | 7,16 | 21,7 | 7,161 | 7,258 | 7 | 9 | |
| 2 | 7,185 | 26,5 | 7,198 | | 8 | 9 | |
| 5 | 7,18 | 26 | 7,256 | 7,303 | 8 | 9 | |
| 6 | 7,186 | 9,8 | 7,19 | 7,278 | 9 | 10 | |
| 8 | 7,144 | 20,4 | 7,14 | | 6 | 8 | |
| 11 | 7,173 | 35,1 | 7,166 | 7,241 | 9 | 10 | |
| 12 | 7,194 | 24 | 7,211 | 7,278 | 9 | 10 | |
| 13 | 7,195 | 32,5 | 7,21 | 7,29 | 7 | 9 | |
| 14 | 7,175 | 17,5 | 7,174 | 7,262 | 7 | 9 | |
| 15 | 7,155 | 29,15 | 7,152 | 7,229 | 9 | 10 | |
| 16 | 7,176 | 22,3 | 7,196 | | 8 | 9 | |
| 18 | 7,196 | 24,5 | 7,266 | 7,328 | 9 | 10 | |
| 21[a] | 7,196 | 32,1 | 7,267 | 7,272 | 4 | Intubation | ja |
| 22 | 7,159 | 12,6 | 7,142 | 7,249 | 7 | 8 | |
| 23 | 7,196 | 28,4 | 7,216 | 7,241 | 8 | 9 | |
| 24 | 7,2 | 41,8 | 7,226 | 7,264 | 8 | 9 | |
| 33 | 7,176 | 28,8 | 7,192 | | 9 | 10 | |
| 34 | 7,304 | 65 | 7,32 | 7,343 | 9 | 10 | |
| 35 | 7,25 | 58 | 7,269 | 7,303 | 9 | 10 | |
| 36 | 7,388 | 61 | 7,347 | 7,434 | 9 | 10 | |
| 37 | 7,246 | 43 | 7,237 | 7,346 | 6 | 9 | |
| 38 | 7,34 | 52 | 7,331 | 7,352 | 8 | 10 | |
| 39 | 7,299 | 49 | 7,275 | 7,312 | 9 | 10 | |
| 40 | 7,355 | 58 | 7,36 | 7,401 | 8 | 9 | |
| 41 | 7,241 | 50 | 7,24 | 7,297 | 9 | 10 | |
| 42 | 7,243 | 56 | 7,226 | 7,264 | 8 | 9 | |
| 43 | 7,264 | 54 | 7,273 | 7,37 | 9 | 10 | |
| 44 | 7,295 | 55 | 7,297 | 7,366 | 9 | 10 | |
| 45 | 7,253 | 56 | 7,252 | 7,272 | 9 | 10 | |
| 46 | 7,21 | 51 | 7,22 | 7,333 | 9 | 10 | |
| 47 | 7,24 | 56 | 7,243 | 7,354 | 9 | 10 | |
| 48 | 7,311 | 51 | 7,305 | 7,336 | 9 | 10 | |
| 49 | 7,301 | 42 | 7,294 | 7,341 | 9 | 10 | |
| 50 | 7,211 | 54 | 7,219 | 7,285 | 9 | 10 | |
| 51 | 7,359 | 54 | 7,349 | 7,375 | 6 | 8 | |
| 52 | 7,288 | 49 | 7,282 | 7,34 | 9 | 10 | |
| 53 | 7,36 | 58 | 7,381 | 7,433 | 9 | 10 | |
| 54 | 7,337 | 49 | 7,345 | 7,411 | 9 | 10 | |
| 55 | 7,327 | 57 | 7,32 | 7,396 | 9 | 10 | |
| 56 | 7,275 | 52 | 7,255 | 7,371 | 7 | 7 | |
| 57 | 7,341 | 54 | 7,335 | 7,347 | 8 | 9 | |

[a] Patient 21 wurde wegen Verdacht auf eine kongenitale Infektion in die Neonatale Intensiveinheit verlegt.

**Tabelle 2.** Klinischer Zustand post partum und fetale $SpO_2$- ($=FSpO_2$-) versus pH-Daten

|  | $FSpO_2$ < 30 %<br>Median + SD | $FSpO_2$ > 30 %<br>Median + SD | P-Werte erstellt mittels<br>des 2-Stichproben-T-Tests |
|---|---|---|---|
| Anzahl der Fälle | 13 | 33 |  |
| Median Skalp-pH | 7,7176 ± 0,017 | 7,279 ± 0,058 | P < 0,0001 |
| Median<br>Nabelschnurarterien-pH | 7,192 ± 0,039 | 7,265 ± 0,066 | P = 0,0006 |
| Median<br>Nabelschnurvenen-pH | 7,270 ± 0,031 | 7,339 ± 0,051 | P = 0,0005 |
| Median<br>1 Minute Apgar Score | 8,0 ± 1,0 | 8,3 ± 1,2 | Nicht signifikant |
| Median<br>5 Minuten Apgar Score | 9,2 ± 0,7 | 9,6 ± 0,7 | Nicht signifikant |
| Neonatale Intensiveinheit<br>(Verlegung) | 1 Baby wegen V.a.<br>kongenitale Infektion | – | Nicht signifikant |

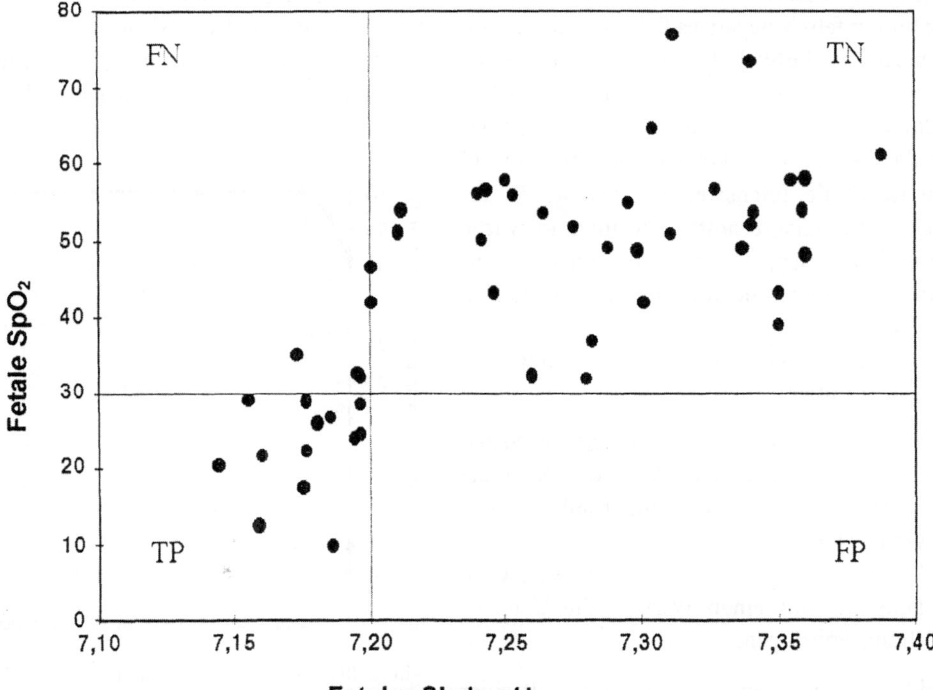


**Abb. 1.** Kombiniertes Datenset von Skalp-pH versus fetale $SpO_2$ (50 Datenpaare von 46 Patienten, 1 Patient mit 5 Datenpaaren). Die Quadranten sind bezeichnet mit: TP, FN, TN, FP für „true-positive", „false-negative", „true-negative" und „false-positive", um die Korrelation zwischen $SpO_2$ < 30 % und pH < 7,20 zu beschreiben

**Tabelle 3.** Skalp-pH und fetale $SpO_2$ Daten von 3 Fetus mit $SpO_2$-Werten $>30\%$ und Skalp-pH $<7{,}20$    n

| Fall-Nr | Skalp-pH | $FSpO_2$ | pH-NA | pH-NV | Apgar 1 | Apgar 5 | Neonatologie | Status |
|---|---|---|---|---|---|---|---|---|
| 11 | 7,173 | 35,1 | 7,166 | 7,241 | 9 | 10 | Nein | o. B. |
| 13 | 7,195 | 32,5 | 7,21 | 7,29 | 7 | 9 | Nein | o. B. |
| 21[a] | 7,196 | 32,1 | 7 ,267 | 7,272 | 4 | Intubation | Ja | o. B. |

[a] Fall 21 wurde wegen Verdacht auf eine kongenitale Infektion verlegt.

Andere Autoren definieren eine „pathologische Azidämie" mittels eines Nabelschnurarterien-pH von $<7{,}00$ [1]. Diese Definition miteinbeziehend, trifft für die besagten 3 Patienten bezüglich ihrer Nabelschnur-pH-Werte eine signifikante Azidose nicht zu, obwohl eine solche für einen Skalp-pH-Wert von $<7{,}20$ für die Untersuchung angenommen wurde.

Patient 21 (Skalp-pH $= 7{,}196$ und $SpO_2 = 32{,}1\%$) stellt einen Fall dar, den man folgerichtig für ein falsch-negatives Beispiel halten kann in bezug auf die $SpO_2$. Das Kind war bei Geburt nicht azidotisch (arterieller Nabelschnur-pH $= 7{,}267$), aber es wurde intubiert und wegen des Verdachts auf eine kongenitale Infektion in die neonatale Intensiveinheit verlegt. Es erhielt Antibiotika, erholte sich gut und wurde gesund entlassen, d. h. es gab keinerlei Hinweis auf eine hypoxische Störung im postnatalen Verlauf.

Die Daten in Abb. 1 lassen 2 interessante Fragen aufkommen:

- Was passiert im Zusammenhang von Sensitivität und Spezifität, wenn der kritische Schwellenwert ober- oder unterhalb von 30% variiert wird?
- Was passiert hinsichtlich der Analyse, wenn Patienten nur einen Wert in die Untersuchung einbringen?

Beide Fragen lassen sich am besten mit einer ROC-Analyse beantworten.

Um eine ROC-Kurve für den kompletten Datensatz zu erstellen, ist es sinnvoll, eine Aufstellung zu machen, die die Ergebnisse von variierenden kritischen Schwellenwerten für die $SpO_2$ enthält, um einen positiven und negativen Vorhersagewert zu definieren. Tabelle 4 enthält diese Aufstellung für die ROC-Kurve der kompletten 50 Datenpaare von 46 Patienten.

Anhand der ROC-Kurve in Abb. 2 kann man erkennen, daß ein kritischer Schwellenwert der $SpO_2$ von 30% eine vernünftige Balance zwischen Sensitivität und Spezifität für die Vorhersage einer fetalen Azidose repräsentiert (definiert als Skalp-pH $<7{,}20$).

Die 2. Frage bezieht sich auf mehrere Datenpaare von ein und demselben Patienten. Man könnte argumentieren, daß die Ergebnisse übermäßig von den Daten eines Einzelfalles be-

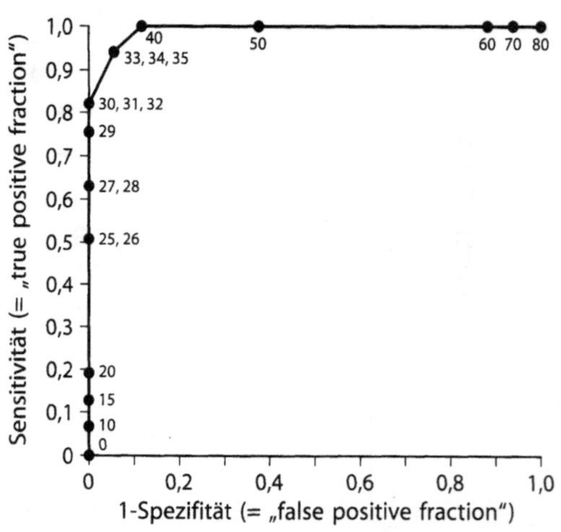


**Abb. 2.** ROC-Kurve aller 50 Datenpaare von Skalp-pH versus fetale SpO2 von 46 Patienten. Die kleinen Zahlen neben den dicken Punkten repräsentieren die SpO2-Schwellenwerte, die zur Kalkulation der gepaarten Spezifitäts- und Sensitivitätswerte verwendet wurden, um die ROC-Kurve zu erstellen. Kritische Schwellenwerte zwischen 30 und 33% erscheinen optimal als Fixpunkt zwischen Sensitivität und Spezifität

**Tabelle 4.** Werte zur Erstellung einer ROC-Kurve aus 50 Datenpaaren von 46 Patienten

*Spalte 1:*    Variierende Schwellenwerte für die $SpO_2$.
*Spalte 2–5:* Für jede Schwelle die zugehörigen Werte für:
      TP = True Positive ($SpO_2$ < Schwelle und pH < 7,20),
      FN = False Negative ($SpO_2$ ≥ Schwelle und pH < 7,20),
      TN = True Negative ($SpO_2$ ≥ Schwelle und pH ≥ 7,20),
      FP = False Positive ($SpO_2$ < Schwelle und pH ≥ 7,20),
*Spalte 6–9:* 1-Spezifität (false-positive fraction, FPF),
      Sensitivität (true-positive fraction, TPF),
      Spezifität (true-negative fraction, TNF) und die false-negative fraction FNF für den einzelnen
      Schwellenwert.

Die ROC-Kurve ist eine Darstellung der Sensitivität versus die 1-Spezifität für die einzelnen Schwellenwerte der fetalen $SpO_2$ (sie wird in Abb. 2 gezeigt).

| $SpO_2$ Schwellenwert | TP | FN | TN | FP | 1-Spezifität (FPF) | Sensitivität (TPF) | Spezifität (TNF) | FNF |
|---|---|---|---|---|---|---|---|---|
| 0 | 0 | 16 | 34 | 0 | 0,000 | 0,000 | 1,000 | 1,000 |
| 10 | 1 | 15 | 34 | 0 | 0,000 | 0,063 | 1,000 | 0,938 |
| 15 | 2 | 14 | 34 | 0 | 0,000 | 0,125 | 1,000 | 0,875 |
| 20 | 3 | 13 | 34 | 0 | 0,000 | 0,188 | 1,000 | 0,813 |
| 25 | 8 | 8 | 34 | 0 | 0,000 | 0,500 | 1,000 | 0,500 |
| 26 | 8 | 8 | 34 | 0 | 0,000 | 0,500 | 1,000 | 0,500 |
| 27 | 10 | 6 | 34 | 0 | 0,000 | 0,625 | 1,000 | 0,375 |
| 28 | 10 | 6 | 34 | 0 | 0,000 | 0,625 | 1,000 | 0,375 |
| 29 | 12 | 4 | 34 | 0 | 0,000 | 0,750 | 1,000 | 0,250 |
| 30 | 13 | 3 | 34 | 0 | 0,000 | 0,813 | 1,000 | 0,188 |
| 31 | 13 | 3 | 34 | 0 | 0,000 | 0,813 | 1,000 | 0,188 |
| 32 | 13 | 3 | 34 | 0 | 0,000 | 0,813 | 1,000 | 0,188 |
| 33 | 15 | 1 | 32 | 2 | 0,059 | 0,938 | 0,941 | 0,063 |
| 34 | 15 | 1 | 32 | 2 | 0,059 | 0,938 | 0,941 | 0,063 |
| 35 | 15 | 1 | 32 | 2 | 0,059 | 0,938 | 0,941 | 0,063 |
| 40 | 16 | 0 | 30 | 4 | 0,118 | 1,000 | 0,882 | 0,000 |
| 50 | 16 | 0 | 21 | 13 | 0,382 | 1,000 | 0,618 | 0,000 |
| 60 | 16 | 0 | 4 | 30 | 0,882 | 1,000 | 0,118 | 0,000 |
| 70 | 16 | 0 | 2 | 32 | 0,941 | 1,000 | 0,059 | 0,000 |
| 80 | 16 | 0 | 0 | 34 | 1,000 | 1,000 | 0,000 | 0.000 |

einflußt werden könnten, wenn ein Patient mit mehreren pH- versus $SpO_2$-Werten in die Untersuchung eingeht (s. Tabelle 4 und Abb. 2).

Aus diesem Grund wiederholten wir die ROC-Analyse, indem wir nur das letzte Datenpaar Scalp-pH versus fetale $SpO_2$ verwendeten. Die Ergebnisse waren identisch mit der Analyse aller Datenpaare.

## Diskussion

Fetale $SpO_2$-Werte unter 30 % für länger als 10 min korrelieren gut mit den traditionellen Bewertungen des klinischen fetal outcome wie sinkender intrapartualer Skalp-pH-Wert und sinkende postpartale pH-Werte von Nabelschnurarterie und -vene. Die graphische Darstellung des fetalen Skalp-pH versus fetale $SpO_2$ demonstriert eine gute diagnostische Differenzierung von azidotischen und nichtazidotischen Skalp-pH-Werten bei Zugrundelegen eines kritischen Schwellenwertes von 30 % für die fetale $SpO_2$. Wir schließen daraus, daß eine fetale $SpO_2$ von < 30 %, die länger als 10 min anhält, eine Azidose verläßlich voraussagt, wenn diese für einen Skalp-pH-Wert von weniger als 7,20 definiert ist.

Die ROC-Analyse demonstriert, daß ein über 10 min gemittelter kritischer $SpO_2$-Schwellenwert von 30 % ein vernünftiges Gleichgewicht zwischen Sensitivität (81 %) und Spezifität (100 %) für die Diagnose einer intrapartalen fetalen Azidose darstellt.

Unsere Daten unterstützen die Anwendung der 30 %-Grenze für die fetale $SpO_2$ über eine Zeitspanne von $\geq$ 10 min als kritischen Schwellenwert zwischen unauffälligen und auffälligen fetalen arteriellen Sauerstoffsättigungswerten. Bis zur Einführung der fetalen Pulsoxymetrie haben wir die Fetalblutanalyse zur Bestimmung des fetalen Skalp-pH-Wertes als den „gold standard" angesehen, um fetales Wohlbefinden unter der Geburt nachzuweisen, wenn das Kardiotokogramm suspekt oder präpathologisch ist. Wir glauben, daß durch das fetale Pulsoxymetrie-Monitoring eine leicht anwendbare, quantifizierende und bedeutende neue Methode hinzugekommen ist, um die fetale Überwachung und die Spezifität des Kardiotokogrammes unter der Geburt zu verbessern.

## Zusammenfassung

Weitere Studien sollten durchgeführt werden, um diese Ergebnisse anhand größerer Zahlenkollektive zu validisieren. Erst dann ist es gerechtfertigt, die fetale Pulsoxymetrie als kontinuierliches Monitoring in der täglichen intrapartualen geburtshilflichen Praxis einzusetzen und möglicherweise die fetale pH-Metrie zumindest teilweise durch dieses neue Verfahren abzulösen.

## Literatur

1. American College of Obstetricians and Gynecologists (1995) Umbilicalartery blood acid-base analysis. Technical Bull 216, November 1995, Washington DC
2. Committee on Technical Bulletins of the American College of Obstetricians and Gynecologists (1989) Assessment of fetal and newborn acid-base status. ACOG Technical Bulletin 127, pp 1–4
3. Dildy G et al. (1996) The relationship between oxygen saturation and pH in umbilical blood; implications for intrapartum fetal oxygen saturation monitoring. Am J Obstet Gynecol 175: 682–687
4. Hon EH et al. (1969) Biochemical studies of the fetus. II. Fetal pH and apgar scores. Obstet Gynecol 33(2): 237–255
5. Kühnert M (1994) Der Stellenwert der fetalen Pulsoxymetrie bei pathologischem CTG. In: Knitza R (Hrsg) Hypoxische Gefährdung des Fetus sub partu. Steinkopff, Darmstadt, S 95
6. Kühnert M (1996) Evaluierung der fetalen Pulsoxymetrie bei pathologischem Kardiotokogramm. Eine kritische Auswertung unter Verwendung des Hammacher-Scores. In: Butterwegge M (Hrsg) Fetale Pulsoxymetrie sub partu. Enke, Stuttgart, S 49–61
7. Metz CE (1978) Basic principles of ROC-analysis. Semin Nucl Med 8 (4): 283–298
8. Nijland R et al. (1995) Arterial oxygen suturation in relation to metabolic acidosis in fetal lambs. Am J Obstet Gynecol 172: 810–819
9. Oeseburg B et al. (1992) Fetal oxygenation in chronic maternal hypoxia: what's critical? In: Erdmann W, Bruley DF (eds) Oxygen transport to tissue XIV. Plenum, New York, pp 499–502
10. Richardson B et al. (1992) Electrocortical activity, electroocular activity and breathing movements in fetal sheep with prolonged and graded hypoxemia. Am J Obstet Gynecol 167: 553–558
11. Riley RJ, Johnson JWC (1993) Collecting and analyzing cord blood gases. Clin Obstet Gynecol 36: 13–23
12. Saling E (1996) Fetal pulse oxymetry during labor: issues and recommendations for clinical use. J Perinatal Med 24: 467–478
13. Saling E, Schneider D (1967) Biochemical supervision of the fetus during labor. J Obstet Gynecol Br Commonw 74(6): 799–811
14. Vining DJ, Gladish GW (1992) Receiver operating characteristic curves: a basic understanding. Radiographics 12(6): 1147–1154

# Mütterliche und kindliche Risiken der protrahierten Geburt

H. Schneider

> **MERKE:**
>
> 1. Dystokie und Kopf-Becken-Mißverhältnisse sind häufige Ursachen für protrahierte Geburten.
>
> 2. Der anhaltende Wehenstreß kann im Laufe einer protrahierten Geburt zu einer Abnahme des Sauerstoffgehalts und einem Absinken des pH-Wertes im fetalen Blut führen.
>
> 3. Die Akut- und auch Langzeitmorbidität bei der Mutter im körperlichen und psychischen Bereich als Folge protrahierter schwieriger Geburten rückt immer stärker in das Bewußtsein.
>
> 4. Ansätze zur Lösung dieses zentralen Problems der Geburtshilfe sollten sich auf eine klinische Forschung zur Verbesserung des Verständnisses der Wehenphysiologie und insbesondere der Wehenpathologie, der Methoden zur Wehenstimulation und auf die Diagnostik der Beziehung von Kopfvolumen zum Beckenvolumen konzentrieren.

## Definition und allgemeine Bedeutung

Die protrahierte Geburt ist durch eine verlängerte Eröffnungs- oder Austreibungsphase gekennzeichnet. Die Normwerte für die mittlere Dauer dieser beiden Abschnitte der Geburt sind umstritten, und die Schwierigkeit bei der genauen Bestimmung liegt in der Definition des Beginns der aktiven Phase der Zervixeröffnung. In einer neueren Untersuchung wurde die mittlere Dauer der Eröffnungsperiode (EP) für Erst- und Mehrgebärende eines Normalkollektivs mit 7,7 und 5,7 h angegeben [1]. Die obere Grenze der Normwerte, definiert als Mittelwert $+2$ SD, liegt mit 19,4 bzw. 13,7 h deutlich oberhalb der von Friedman angegebenen Grenze von 12 bzw. 6 h für Erst- und Mehrgebärende. Für die Austreibungsperiode (AP) lagen die entsprechenden Werte bei 53 ($+2$ SD $=147$) und 17 ($+2$ SD $=57$) min und entsprachen den Angaben von Friedman (2,5 und 1 h) [2].

Für die Diagnose des protrahierten Geburtsverlaufes dient die Eröffungsgeschwindigkeit des Muttermundes, die durch wiederholte vaginale Untersuchungen erfaßt wird, als Grundlage. Als Normwert gilt in der aktiven Phase allgemein eine Eröffnungsgeschwindigkeit von 1 cm pro Stunde, wobei kein Unterschied in Abhängigkeit von der Parität gemacht wird [3]. Das auf dieser mittleren Eröffnungsgeschwindigkeit basierende Partogramm, in dem sich der zeitliche Verlauf der Muttermundseröffnung als gerade Linie darstellt, wurde von der WHO für die Dokumentation des Geburtsverlaufes und insbesondere auch für die frühzeitige Erfassung von protrahierten Geburten auch für Drittweltländer empfohlen [4].

Als Hauptursachen für eine protrahierte Geburt werden die Wehenpathologie im Sinne der Dystokie sowie das Kopf-Becken-Mißverhältnis genannt. Nicht selten liegt eine Kombination dieser beiden Störungen vor.

Die protrahierte Geburt hat einen beträchtlichen Anteil an dem dramatischen Anstieg der Sectiorate der letzten 3 Jahrzehnte [5]. Nach amerikanischen Statistiken ist die Dystokie direkt und in Form von Resectiones in nachfolgenden Schwangerschaften auch indirekt für bis zu 60 % aller Sectiones verantwortlich und es ist keine Frage, daß ein Teil der nicht gerechtfertigten Sectiones auf diese Indikation entfällt.

## Fetale Risiken

Eine protrahierte Geburt ist mit Risiken sowohl für den Feten als auch für die Mutter verbunden. Der Wehenstreß des normalen Geburtsverlaufes ist mit einem Abfall von pH- und PO2-Werten im fetalen Blut bei gleichzeitigem Anstieg von PCO2 mit fortschreitender Geburtsdauer verbunden. Bei der protrahierten Geburt können die Blutgaswerte als Folge einer prolongierten Beeinträchtigung des Gasaustausches in der Plazenta in den pathologischen Bereich abfallen, und man spricht von einer Hypoxämie und Azidämie.

Hypoxämie und Azidämie sind keineswegs gleichbedeutend mit Hypoxie und Azidose. Erst wenn die Sauerstoffzufuhr im Gewebe ungenügend ist, liegt eine Hypoxie vor, die wegen einer gesteigerten anaeroben Glykolyse eine Azidose zur Folge hat. Wenn auch ein Zusammenhang zwischen Hypoxämie einerseits und Hypoxie andererseits besteht, so sind doch nur die schwere Hypoxämie und Azidämie als Hinweis auf eine Störung der Versorgung mit der Gefahr von Zerstörung von Gewebe und entsprechenden funktionellen Ausfällen verschiedener Organe zu verwerten. Erst wenn als Ausdruck eines Organversagens klinische Symptome beim Neugeborenen erkennbar sind, darf von einer Asphyxie gesprochen werden, und erst dann ist die Gefahr einer Hirnschädigung mit entsprechenden Entwicklungsstörungen deutlich erhöht [6].

Bei der protrahierten Geburt werden Hypoxämie und Azidämie durch Veränderungen des Herzfrequenzmusters im CTG bzw. durch direkte Messung im Kopfschwartenblut in der Regel frühzeitig erkannt, und durch eine rechtzeitige Geburtsbeendigung kann die Hypoxie mit ihren Folgen für die Akutmorbidität des Neugeborenen sowie für die Langzeitentwicklung des Kindes vermieden werden. Schwere Sauerstoffmangelzustände, die schließlich auch zu einer Enzephalopathie mit den Symptomen der spastisch motorischen Bewegungsstörung im Sinne der Zerebralparese führen können, enstehen intrapartal nicht so sehr als Folge von protrahierten Geburten, sondern treten bei schweren, meist akut entstehenden Störungen der Sauerstoffversorgung wie bei einer anhaltenden Kompression der Nabelschnur oder bei einer ausgedehnten vorzeitigen Plazentalösung auf.

## Mütterliche Risiken

Im Gegensatz zum fetalen Asphyxierisiko, das häufig überschätzt wird und bei protrahierten Geburten sehr gering ist, spielen traumatische Schäden der Mutter eine sehr viel größere Rolle. Die Akutmorbidität im Wochenbett in Form von Infektionen oder Gewebstraumen im Zusammenhang mit vaginaloperativen Geburtsbeendigungen sei nur am Rande erwähnt. Es sind vor allem langdauernde Schäden im physischen wie auch im psychischen Bereich, die eine erhebliche Beeinträchtigung der Lebensqualität darstellen können und häufig verkannt werden oder in ihrer Bedeutung möglicherweise auch für die Entwicklung der Bindung und Beziehung von Mutter und Kind unterschätzt werden.

Gewebszerstörungen als Folge von Drucknekrosen mit Fistelbildungen im Genitalbereich oder Neuropathien, wie sie früher als Folge verschleppter Geburten beobachtet wurden, dürften in unseren Breitengraden große Seltenheiten sein. In der Geburtshilfe der Drittweltländer spielen diese schwerwiegenden Komplikationen allerdings noch eine erhebliche Rolle [7]. Die permanente Invalidität dieser Frauen führt zusätzlich zu einer sozialen Isolierung und Verarmung. Bei uns treten dagegen weniger gravierende, aber dennoch ernstzunehmende Schäden als Folge von protrahierten Geburten auf, die vermehrt beachtet werden sollten.

*Schäden des Beckenbodens* können eine funktionelle Beeinträchtigung des Analsphinkters mit Inkontinenz von Stuhl oder Flatus zur Folge haben und werden vermehrt nach Forzepsentbindungen bei protrahierten Geburten beschrieben [8, 9]. *Chronische Schmerzen* im Bereich des Dammes und der Vagina können zu einer schweren Belastung des Sexuallebens werden. Bei einer Nachuntersuchung von über 700 Frauen 18 Monate nach der Geburt wurden auf Befragung von über 50 % der Frauen mit protrahierter vaginaler Geburt Sexualstörungen genannt im Vergleich zu 29 % bzw. 2 % nach normalen vaginalen Entbindungen oder nach elektivem Kaiserschnitt (Tabelle 1) [10]. Besonders bedenklich ist die Häufigkeit der negativen Verarbeitung von protrahierten schwierigen Geburten. 60 % dieser Frauen verbanden mit dem Geburtserlebnis negative Erinnerungen; bei Frauen mit sekundärem Kaiserschnitt nach einem protrahierten Verlauf lag dieser Prozentsatz mit 87 % noch deutlich höher. Im Vergleich

dazu fanden sich derartige negative Erinnerungen nur bei 20 % der Frauen mit normalen Vaginalgeburten. Mehr als 70 % der Frauen mit schwierigen vaginalen Geburten und über 90 % der Frauen mit Geburtsbeendigung durch Sectio nach protrahiertem Verlauf äußerten sich noch nach 18 Monaten gegenüber einer weiteren Schwangerschaft ablehnend.

Es wird somit deutlich, daß in der heutigen Zeit die protrahierte Geburt in verstärktem Maße ein mütterliches Problem und weniger eine Problematik des Feten oder Neugeborenen darstellt.

## Ansätze zur Vermeidung der protrahierten Geburt

Die verschiedenen Strategien zur Vermeidung von protrahierten Geburtsverläufen dürfen nicht zu einem weiteren Anstieg der Sectiorate führen. Das übergeordnete Ziel sollte die Vermeidung unnötiger Sectiones sein. Allerdings sollten Kaiserschnitte, die wegen eines Kopf-Becken-Mißverhältnisses indiziert sind, frühzeitig durchgeführt werden, nicht erst bei einem Geburtsstillstand oder ungenügendem Fortschritt über mehrere Stunden. Die mangelnde Belastbarkeit der Gebärenden wie auch des werdenden Vaters sind vielfach ausschlaggebend

**Tabelle 1.** Häufige Beschwerden 18 Monate nach der Geburt. [Mod. nach Abitor et al. (1996) Perinat Neonat Med 1:64–70]

| | Unkomplizierte vaginale Geburt | Protrahierte vaginale Geburt | Elektive Sectio | Sectio nach protrahiertem Verlauf |
|---|---|---|---|---|
| n | 350 | 275 | 52 | 75 |
| Blasenbeschwerden | 6 (1,7) | 39 (15,2) | 0 | 8 (10,7) |
| Schmerzen bei vaginaler Untersuchung | 53 (15,1) | 60 (23,3) | 0 | 10 (13,3) |
| Sexualbeschwerden | 100 (28,6) | 133 (51,8) | 1 (1,9) | 20 (26,7) |
| Negative Assoziationen mit der Geburt | 70 (20) | 155 (60,3) | 18 (34,6) | 70 (93,3) |
| Ablehnung weiterer Geburten | 56 (16,0) | 187 (72,8) | 18 (34,6) | 70 (93,3) |
| Anzahl Beschwerden pro Frau | 2,03 | 5,12 | 1,98 | 5,03 |

---

**Vermeidung der protrahierten Geburt**

- Abbau von Angst und Streß
- Optimierung der Analgesie
- Diagnostik und Therapie dysfunktioneller Wehentätigkeit
- Frühe Erkennung des Kopf-Becken-Mißverhältnisses mit frühzeitigem Entschluß zur Sectio

---

für die Entscheidung für eine Sectio. Die Vermeidung der protrahierten Geburt muß an den Ursachen angreifen, die allerdings vielschichtig sind (s. Übersicht).

Der Zusammenhang zwischen Angst, Streß, Anspannung und Wehentätigkeit ist seit langem bekannt, und Abbau von Angst durch Geburtsvorbereitung, einfühlsame Betreuung und Begleitung durch die Hebamme zusammen mit einer Vertrauensperson der Frau sind von zentraler Bedeutung [11]. Die negative Auswirkung von Streß und Angst auf die Wehen wird mit erhöhten mütterlichen Adrenalinspiegeln und deren wehenhemmender betaadrenerger Wirkung erklärt [12]. Der kombinierte Einsatz von Betablockern und Oxytocin scheint verglichen mit Oxytocin und Placebo eine verstärkte Stimulation der Wehen zu bewirken. Beim kombinierten Einsatz von Oxytocin mit Propranolol zur Behandlung von protrahierten Geburtsverläufen bei einer dysfunktionellen Wehentätigkeit war die Sectiorate mit 26,5 % signifikant niedriger als mit Oxytocin allein (51,1 %). Das relative Sectiorisiko konnte in der kombinierten Gruppe auf 0,58 (95 % Vertrauensbereich 0,35–0,93) gesenkt werden [13]. Betablocker scheinen durch die Neutralisierung der betaadrenergen Wirkung von Streßhormonen stimulierend auf die Wehentätigkeit zu wirken und somit den Effekt des Oxytocins zu verstärken. Eine angemessene Analgesie wirkt ohne Frage durch die Unterbrechung des Zyklus von Schmerz, Angst, Streß und Anspannung unterstützend. Die Kontroverse über den Einfluß der Periduralanästhesie auf die Sectiorate dauert unvermindert an. Dabei scheinen Unterschiede

im Zeitpunkt des Legens sowie in der Ausdehnung des Blocks, die Art und Konzentration des verwendeten Lokalanästhetikums sowie der Zusatz von Epinephrin oder Opiaten von Bedeutung zu sein.

Interessante Ergebnisse der neueren klinischen Forschung könnten den Weg zu einer besseren Erkennung dysfunktioneller Wehentätigkeit sowie zu einer prospektiven Diagnose eines Kopf-Becken-Mißverhältnisses weisen. Die Effektivität der Wehentätigkeit wird traditionell an der Dilatationsgeschwindigkeit der Zervix sowie dem Tiefertreten und der Rotation des Kopfes gemessen. Sie hängt von einer Vielzahl von Faktoren ab, wie die Kontraktionsstärke des Myometriums, die als Zugkraft auf die Zervix und das untere Uterinsegment wirksam wird, die Dehnbarkeit oder Compliance des Zervixgewebes sowie der übrigen Gewebsbestandteile des Weichteilkanals einschließlich des Beckenbodens, der Größe und Formbarkeit des Kopfes und des Widerstands des knöchernen Geburtskanals.

Angesichts der Vielzahl von Einflußfaktoren erstaunt es nicht, daß der klinisch meßbare intrauterine Druck als alleiniges Kriterium für die Gesamteffektivität der Wehentätigkeit nur von begrenzter Aussagekraft ist. Kürzlich wurde eine Methode zur lokalen Messung der Druckkräfte, die sich vom Kopf als dem vorangehenden Teil auf die Zervix fortpflanzen, beschrieben, und diese Größe wurde mit den gleichzeitig gemessenen intrauterinen Druckwerten in ihrem prädiktiven Wert für die Dilatationsgeschwindigkeit der Zervix sowie für den Geburtsausgang verglichen [14, 15]. Für die Druckwirkung des Kopfes auf die Zervix sind bestimmte absolute Werte erforderlich, um effektiv im Sinne der Dilatation zu sein. Wenn die gemessenen Werte unzureichend sind und gleichzeitig der intrauterine Druck niedrig ist, sind gute Voraussetzungen für eine erfolgreiche Stimulation der Wehentätigkeit mit einer entsprechenden Steigerung des intrauterinen Druckes gegeben. Wenn andererseits trotz guter intrauteriner Druckwerte während der Wehe die vom Kopf auf die Zervix weitergeleiteten

Spitzendruckkräfte deutlich unterhalb der Normwerte liegen, sind die Chancen für eine Beschleunigung des Geburtsverlaufes und für eine vaginale Geburt durch eine weitere Stimulation der Wehentätigkeit schlecht. Auch wenn es sich hierbei vorläufig um einen wissenschaftlichen Ansatz handelt und die Umsetzung derartiger Messungen in die geburtshilfliche Praxis problematisch sein dürfte, sind die durch derartige Untersuchungen gewonnenen theoretischen Erkenntnisse für die Verbesserung des Gesamtverständnisses des Zusammenspiels der verschiedenen Kräfte von großer Bedeutung und wichtige Grundlagen für mögliche Ansätze einer gezielten Wehenstimulation.

Von der Gruppe in Dublin wird seit mehreren Jahren das aktive Management der EP mit frühzeitigem Einsatz von hochdosiertem Oxytocin und routinemäßiger Eröffnung der Fruchtblase propagiert. Die im Quervergleich erstaunlich niedrige Sectiorate wurde auf dieses Programm zurückgeführt [16]. Neuere prospektive randomisierte Studien haben eine gewisse Verkürzung der Geburtsdauer, aber keinen Einfluß auf die Sectiorate gezeigt, so daß zumindest der agressive Einsatz von Oxytocin und die frühzeitige Blaseneröffnung als Routinemaßnahmen heute nicht mehr empfohlen werden [17–19].

Eine Verbesserung der diagnostischen Möglichkeiten zur prospektiven Erfassung des Kopf-Becken-Mißverhältnisses könnte in bestimmten Risikogruppen zur Vermeidung protrahierter Geburten beitragen. Bei Entbindungen durch Sectio wegen Geburtsstillstand wurde postpartal das Kopfvolumen des Neugeborenen auf Grund direkter Messungen berechnet und das Volumen des Beckens mit Hilfe der Kernspintomographie bestimmt [20]. Wenn nach vorausgegangener maximaler Stimulation der Wehentätigkeit kein deutlicher Geburtsfortschritt erzielt werden konnte, fand sich in der großen Mehrzahl ein Kopfvolumen, das deutlich größer als das Beckenvolumen war. In einer zweiten Gruppe, bei der eine ausreichende Stimulation der Wehentätigkeit wegen zunehmend pathologischem CTG nicht möglich war und die Sectio wegen drohendem fetalem Distreß bei Geburtsstillstand notwendig wurde, lag nur etwa in der Hälfte der Fälle ein Kopf-Becken-Mißverhältnis vor. In der Kontrollgruppe mit problemlosen vaginalen Spontangeburten war in allen Fällen das Kopfvolumen kleiner als das Beckenvolumen. Es bleibt abzuwarten, wie weit bei einem prospektiven Einsatz dieser Evaluation der Relation von Kopf- zu Beckenvolumen, z. B. bei Risikofrauen mit vorausgegangener Sectio oder protrahiertem Geburtsverlauf mit vaginal-operativer Entbindung, eine frühzeitige Sectioindikationsstellung zur Vermeidung protrahierter Verläufe vorgenommen werden kann, ohne daß damit ein Anstieg der Sectiorate verbunden ist. Der entsprechende Beweis ist durch eine prospektiv randomisierte Studie zu erbringen.

### Literatur


1. Albers LL, Schiff M, Gorwoda JG (1996) The length of active labor in normal pregnancies. Obstet Gynecol 87:355–359
2. Friedman EA (1954) The graphic analysis of labor. Am J Obstet Gynecol 68:1568–1575
3. Philpott RH, Castle WN (1972) Zervico graphs in the management of labor in primigravidae: The alert line for detecting abnormal labor. J Obstet Gynecol Br Commonw 79:592–598
4. Dujardin B, De Schampheleier I, Sene H, Ndiaye F (1993) Value of the alert and action lines on the partogram. Lancet 339:1336–1338
5. NIH Consensus Development Task Force (1981) Statement on cesarean child birth. Am J Obstet Gynecol 139:902–909
6. American College of Obstetricians and Gynecologists (1992) Fetal and neonatal neurologic injury. ACOG Tech Bull 163, Washington DC
7. Arrowsmith S, Hamlin WC, Wall LL (1996) Obstructive labor injury complex: obstetric fistular formation and the multifaceted morbidity of maternal birth trauma in the developing world. Obstet Gynecol Surv 51:568–574
8. Sultan AA, Kamm MA, Hudson CN, Bartram CL (1993) Anal sphincter disruption during vaginal delivery. N Engl J Med 329:1905–1911
9. Sultan AA, Kamm MA, Bartram CL, Hudson CN (1994) Third-degree obstetric anal sphincter tears: risk factor and outcome of primary repair. BMJ 308:887–891

10. Abitdol MM, Taylor UB, Karimi A (1996) Long-term sequelae of prolonged labor and difficult deliveries. Perinat Neonat Med 1:64–70
11. Kennell J, Klaus M, McGrath S, Robertson S, Hinkley C (1991) Continuous emotional support during labor in an US hospital: a randomized controlled trial. JAMA 265:2197–2201
12. Lederman RP, Lederman E, Work BA, McCann DS (1975) Anxiety and epinephrin in multiparous women in labor: relationship to duration of labor and fetal heart rate pattern. Am J Obstet Gynecol 121:446
13. Sanchez-Ramos L, Quillen MJ, Kaunitz AM (1996) Randomized trial of oxitocin alone and with propranolol in the management of dysfunctional labor. Obstet Gynecol 88:517–520
14. Allman ACJ, Genevier ESF, Johnson MR, Steer PJ (1996) Head-to-cervix force: an important physiological variable in labour. 1. The temporal relation between head-to-cervix force and intrauterine pressure during labour. Br J Obstet Gynecol 103:763–768
15. Allman ACJ, Genevier ESF, Johnson MR, Steer PJ (1996) Head-to-cervix force: an important physiological variable in labour. 2. Peak active force, peak active pressure and mode of delivery. Br J Obstet Gynecol 103:769–775
16. O'Dricoll K, Jackson JA, Gallagher JT (1969) Prevention of prolonged labour. BMJ 2:477–480
17. Frigoletto Jr FD, Lieberman E, Lang JM, Cohen A, Barss V, Ringer S, Datta S (1995) A clinical trial of active management of labor. N Engl J Med 333:745–50
18. Cammu H, Van Eeckhout E (1996) A randomised controlled trial of early versus delayed use of amniotomy and oxytocin infusion in nulliparous labour. Br J Obstet Gynaecol 103:313–318
19. Thornton JG (1996) Active management of labour. BMJ 313:378
20. Spoerri St, Hänggi W, Braghetti A, Vock P, Schneider H (1997) Perlvimetry by magnetic resonance imaging as a diagnostic tool to evaluate dystocia. Obstet Gynecol 89:902–908

# Bedingungen der Reduktion der Müttersterblichkeit in Entwicklungsländern

B. E. KWAST

**MERKE:**

1. Jährlich sterben 585000 Frauen im Zusammenhang mit Schwangerschaft und Entbindung, davon 99 % in den Entwicklungsländern.

2. Die immense Aufgabe der Entschärfung dieser Katastrophe steht seit den 80er Jahren auf der internationalen Tagesordnung und führte zur „Safe-Motherhood-Initiative" (Nairobi 1987). Trotzdem sind bisher nur wenige Fortschritte zu verzeichnen. Nicht nur die Höhe, sondern auch die Richtung der Bemühungen und Investitionen werden diskutiert.

3. Unterdessen geschieht keineswegs nichts. Internationale und bilaterale Entwicklungsorganisationen sowie nationale Instanzen entwickeln Programme und leiten Projekte ein, die den lokalen technisch-wirtschaftlichen und sozial-kulturellen Möglichkeiten entsprechen und an diese anknüpfen.

4. Anhand von Beispielen aus Bangladesh, Bolivien, Indonesien, Nigeria und Tansania wird gezeigt, daß durch integrierte Maßnahmen auf allen Ebenen der Gesundheitspflege Verbesserungen zu erzielen sind.

5. Unsere Verpflichtung ist und bleibt es, die Gesundheit und das Leben der Mütter zu retten und zu verbessern, denn ohne Mütter sind die Familien gefährdet und ohne lebensfähige Familien fehlt der Entwicklung der Völker eine feste Grundlage.

## Einleitung

Die Lebensqualität der Frauen hat in den letzten 20 Jahren Fortschritte insofern gemacht, als sie länger leben, weniger Kinder bekommen, besser ausgebildet sind und ihnen moderne Antikonzeptiva zugänglicher geworden sind.

Die Teilnahme der Frauen am wirtschaftlichen Leben hat gleichfalls zugenommen. Trotzdem besteht ein großer Unterschied zwischen Frauen in reichen und in armen Ländern, der durch Indikatoren wie Müttersterblichkeit gemessen werden kann. Die Müttersterblichkeit ist immer noch die häufigste Todesursache bei Frauen in Entwicklungsländern. Extreme Armut, zusammen mit großer Ungleichheit zwischen Frauen und Männern, beschränkt die Chancen der Frauen, die soziale und ökonomische Entwicklung richtig auszunutzen.

Die Reduktion der hohen Müttersterblichkeitsrate hat seit den 80er Jahren auf der internationalen Tagesordnung gestanden; trotzdem sind seither nur wenige Fortschritte zu verzeichnen. Die finanzielle Investition in die Gesundheitspflege für Mütter hat leider eine niedrige Priorität. Das spezielle Budget für Mütter-

und Kinderfürsorge wurde deshalb meist auf Maßnahmen beschränkt, die wenig kosteten und die vor allem den Kindern zugute kamen.

In der Eröffnungsansprache der 1994 in Kairo abgehaltenen internationalen Bevölkerungs- und Entwicklungskonferenz bemerkte die norwegische Ministerpräsidentin Gro Harlem Brundtland folgendes: „It is also tragic that so many women had to die from pregnancies before we realized that the traditional mother-child health programmes, effective in saving lives of so many children, have done so little to save the lives of women." Der Vorsitzende des Internationalen Gynäkologenverbandes (FIGO), Professor Mahmud Fathalla, sagte, daß „maternal mortality deserves the designation of the health scandal of our time" (Fathalla 1994).

In dieser Präsentation möchte ich auf folgende 4 Themen eingehen:

1. den Umfang der Müttersterblichkeit;
2. die Krankheitsbürde, die den Frauen im Zusammenhang mit Reproduktion auferlegt ist;
3. einige Beispiele internationaler Reaktionen, die den Umfang der Müttersterblichkeit betreffen;
4. die Implementierung und Evaluierung der Safe-Motherhood-Programme, zu deutsch etwa: Programme für ungefährdete Mutterschaft.

Weltweit sterben jährlich 585 000 Frauen während der Schwangerschaft, der Entbindung und der Post-partum-Periode, davon beinahe 99 % in den Entwicklungsländern. Dies sind WHO-Zahlen vom Februar 1996 (World Health Organization/UNICEF 1996). Der höchste Prozentsatz an Müttersterblichkeit von 55 % wird aus Asien berichtet, wo 61 % aller Geburten stattfinden. In Afrika sind es 40 % der gesamten Müttersterblichkeit, während auf diesem Kontinent 20 % aller Geburten registriert werden. Zum Kontrast: In den entwickelten Ländern, wo 11 % aller Geburten stattfinden, beträgt die mondiale Gesamtsumme der Müttersterblichkeit weniger als 1 %. In den Entwicklungsländern erstreckt sich die Müttersterblichkeit von 200 pro 100 000 lebend Geborenen in Latein-

amerika und im karibischen Gebiet bis zu 870 pro 100 000 in Afrika. Es ist klar ersichtlich, daß eine Korrelation besteht zwischen Müttersterblichkeit und verschiedenen Faktoren, z. B. der gesamten Fruchtbarkeitszahl, dem Prozentsatz der von geschultem Personal unterstützten Geburten, dem Alphabetisierungsgrad der Frauen und dem Prozentsatz der in ruralen Gebieten ansässigen Frauen. Das Risiko für Frauen, im Zusammenhang mit ihrer Mutterschaft zu sterben, ist 1 zu 18 in Afrika südlich der Sahara, 1 zu 71 in Asien, 1 zu 131 in Lateinamerika, 1 zu 4 006 in Nordamerika und 1 zu 7 153 in Nordeuropa. Die wichtigsten medizinischen Ursachen der Müttersterblichkeit sind: Blutungen (28 %), Fehlgeburten (19 %), Gestose/Eklampsie im Zusammenhang mit Schwangerschaft (17 %), Sepsis (11 %) und verzögerter Geburtsstillstand (11 %) (Maine 1991).

An der Schwelle zum 21. Jahrhundert werden nur etwa 50 % der 150 Mio. Entbindungen pro Jahr von geschulten Geburtshelferinnen und -helfern unterstützt (World Health Organization 1993). Ungefähr 80 % der Entbindungen in den Entwicklungsländern finden zuhause statt, oft ohne jeden Beistand, isoliert in einer zu diesem Zweck an einem abgesonderten Ort gebauten Hütte, weit entfernt von Komfort und Unterstützung. Das Geschehen ist eingebettet in eine „Kultur des Schweigens".

Müttersterblichkeit ist nur die Spitze des Eisbergs von Krankheit und Leiden der Mütter. Der World Bank Development Report bezeichnet Schwangerschaft als das Gesundheitsproblem Nummer eins für Frauen in Entwicklungsländern während ihrer reproduktiven Periode; es macht 18 % der totalen Krankheitsbelastung in diesen Ländern aus (World Bank 1993). 15 Mio. Frauen leiden an chronischen Problemen infolge der Entbindung, z. B. an chronischen Fisteln. Bei mehr als 20 Mio. Frauen jährlich findet eine provozierte Fehlgeburt infolge unerwünschter und ungeplanter Schwangerschaft statt (Henshaw 1990). Es werden weltweit schätzungsweise 36–53 Mio. Abtreibungen pro Jahr durchgeführt, und täglich finden 500 Frauen während dieses Eingriffs den Tod, hauptsächlich durch gefährliche Praktiken. Die WHO schätzt, daß bei 64 der 150 Mio. Entbindungen pro Jahr Komplikationen erfolgen wie Blutung, Hypertension und Sepsis. Zumindest die Hälfte davon bedarf ärztlichen Eingreifens, soll die Mutter ohne chronische Krankheiten und langjährige Invalidität überleben.

Im Verhältnis zu jeder gestorbenen Mutter gibt es 14 tot geborene oder kurz nach der Geburt gestorbene Kinder, meistens infolge mangelhafter Lebensweise und Versorgung der Frauen während der Schwangerschaft und der Entbindung. Von 150 Mio. Entbindungen pro Jahr werden 4 Mio. Babies tot geboren, und von 4,3 Mio. innerhalb des 1. Lebensmonats Gestorbenen starben 3 Mio. in der 1. Woche, davon 600 000 durch Tetanus. Dieser ernste Verlust bildet eine enorme Belastung für die Frau: erstens, weil er sie zu einer neuen Schwangerschaft zwingt, damit ein lebendes Kind geboren wird, und zweitens, weil durch diese traumatische Erfahrung ihre Verfassung noch anfälliger wird (Türmen u. AbouZhar 1994).

## Internationale Reaktionen

Seitdem 1987 in Nairobi von der internationalen Gemeinschaft (WHO, World Bank, UNICEF, UNFPA u. a.) die Safe-Motherhood-Initiative lanciert wurde, sind international Maßnahmen zur Verminderung der Müttersterblichkeit ergriffen worden. Hauptelemente dieser Intitative sind:

- Primäre Gesundheitsfürsorge,
- allgemein verfügbare Antikonzeptiva,
- gute Schwangerschaftsüberwachung,
- Begleitung aller Entbindungen durch ausgebildetes Personal,
- Zugang zu essentieller Entbindungsfürsorge, die Notfälle behandeln kann.

Die internationale Bevölkerungs- und Entwicklungskonferenz (ICPD) (Kairo 1994) hat in ihrem Aktionsprogramm die Wichtigkeit dieser Elemente abermals betont (United Nations 1994).

Außerdem sollen Programme entwickelt werden zur Aufklärung und Aktivierung der Männer, damit sie der Frauengesundheitsfürsorge und einer ungefährdeten Mutterschaft Unterstützung bieten.

Die 4. UNO-Frauenkonferenz (Beijing, September 1995) hat eine Erklärung und Aktionsgrundlage angenommen, durch die 189 Delegationen einstimmig ihre Regierungen auffordern, die Menschenrechte der Frauen zu respektieren und zu schützen, einschließlich ihrer reproduktiven Rechte und des Rechts der Verfügung über ihre eigene Sexualität (Par. 232F), und des weiteren zu gewährleisten, daß diese Rechte frei von Zwang, Diskriminierung und Gewalt ausgeübt werden können (Par. 97) (Timmermans 1994). Diese Punkte sind für die Verwirklichung der Gesundheitsprogramme hinsichtlich ungefährdeter Mutterschaft und Reproduktion unerläßlich.

Internationale und nationale Organisationen erstreben in wachsendem Ausmaß gemeinschaftliche Ziele, die von nationalen und internationalen Konferenzen, „task forces" und dergleichen gesetzt worden sind. So befindet sich zum Beispiel die Zusammenarbeit von FIGO und WHO während der letzten 20 Jahre in ständigem Wachstum, mit dem Erfolg einer FIGO/WHO Task Force. Beziehungen zwischen der FIGO und dem Internationalen Hebammenverband (ICM), dem Internationalen Kinderärzteverband (IPA), der International Planned Parenthood Federation (IPPF) und der International Association of Maternal and Neonatal Health (IAMENEH) wurden angeknüpft. „Partnerships" und „team building" zwischen Gynäkologen, Hebammen, Frauenorganisationen und anderen gesellschaftlichen Bereichen sind von entscheidender Bedeutung für die Bekämpfung der Müttersterblichkeit (Kwast 1993).

## Reduktion der Sterblichkeit und Krankheit der Mütter

Eine historische Analyse des Rückgangs der Müttersterblichkeit in Europa seit der Mitte des 18. Jahrhunderts zeigt, daß bis 1930 die Senkung langsam voranging, nämlich von 1100 auf 200 Tote pro 100000 Entbindungen z. B. in Schweden. Zwischen 1930 und 1980 betrug in diesem Land die Senkung 95 %, nämlich von 200 auf weniger als 10 pro 100000 Entbindungen (Högberg u. Joelsson 1985; Högberg u. Wall 1986). Die Verbesserung geburtshilflicher Operationen hat zusammen mit Antibiotika, Blutbanken und gut funktionierender Geburtshilfe durch befähigte Hebammen zu dieser eindrucksvollen Reduktion beigetragen.

Die Organisation solch eines Mutterfürsorgeprogramms ist kompliziert, weil Schwangerschaft und Entbindung in vielen Entwicklungsländern noch in Mythen eingehüllt sind, wie beispielsweise in Lateinamerika, wo der Sonne magische Einflüsse zugeschrieben werden. In Afrika kommt es vor, daß Komplikationen auf traditionelle Überzeugungen und Geistereinflüsse zurückgeführt werden. Traditionelle Mediziner haben dort noch großen Einfluß, und Frauen nehmen nicht leicht Einrichtungen in Anspruch, die schwer zugänglich sind und als zu kostspielig angesehen werden. Zur Behandlung von Komplikationen werden traditionelle Medikamente angewendet. Deshalb sollte man jedem Programm, das ausgeführt oder angepaßt wird, unbedingt soziale und kulturelle Untersuchungen vorschalten, damit ein Planungsansatz zustande kommt, der traditionellen Glaubenssystemen und anderen möglichen Behinderungen der Gesundheitsfürsorge Rechnung trägt.

Drei wesentliche Weisen des Vorgehens bilden den Kern beim Aufbau von Programmen für ungefährdete Mutterschaft:

● *Entwicklung einer Politik*, die die Ausführung der Programme, die Zuteilung von Budgets und die Änderung der Regeln und Gesetze unterstützt, damit die Verantwortung für die Behandlung von Komplikationen denjenigen Ärzten und Hebammen übertragen wird, die in weit abgelegenen Gebieten arbeiten.

● *Verbesserung der Entbindungsfürsorge* u. a. durch Ausbildung und Fortbildung der Ärzte und Hebammen in der Behandlung von Komplikationen; Verbesserung der Kommunikationsfähigkeiten der Fürsorgenden; verbesserte Verfügbarkeit von Instrumenten, Medikamenten und Materialien; Stärkung des Überweisungssystems.

● *Förderung der Verhaltensänderung* bei denjenigen, die die Fürsorge verschaffen sowie bei denjenigen, die diese empfangen – aufgrund qualitativer Forschung, durch Information, Bildung und Kommunikation (IEC: information, education, communication), damit Alarmzeichen für eine Notüberweisung während der Schwangerschaft und der Entbindung schneller erkannt werden; die Förderung einer positiven Haltung der Fürsorgenden ihren Klienten gegenüber; durch Information derjenigen, die die Programme leiten und den politischen Kurs bestimmen, damit sie Verständnis entwickeln für die Komsequenzen des Nicht-Handelns und für die Möglichkeiten, die Fürsorge für die Mütter und die Neugeborenen zu verbessern.

Bei der Ausführung dieser Maßnahmen sehen wir uns vor die Frage gestellt, ob an wichtigster Stelle das Angebot, d. h. die Fürsorge in den Kliniken, verbessert werden soll, oder ob es sich empfiehlt, die Nachfrage nach Betreuung bei der potentiellen Zielgruppe in Angriff zu nehmen. Folgende Beispiele dienen zur Illustration:

Eine in *Tanzania* durchgeführte retrospektive Studie über die Jahre 1984–1986 erwies eine Müttersterblichkeit von etwa 900 pro 100000 Entbindungen und eine Letalität (CFR: „case fertility rate") von etwa 12 %. Das Instrumentarium war dürftig, es fehlte an Medikamenten und an Blut für Transfusionen; die Moral des Stabs ließ zu wünschen übrig, was sich auch in einer brüskierenden Behandlung der Patienten äußerte. Es wurde intensiv an der Verbesserung des Krankenhausmilieus gearbeitet. Daraufhin wurde die Müttersterblichkeit zwischen 1987 und 1991 um ca. 80 % auf 186 pro 100 000 zurückgedrängt, und die Letalität sank auf 3,7 % (Mbaruku u. Bergström 1995).

In Matlab, *Bangladesh*, wurde zwischen 1976 und 1985 ein „Family-planning-Programm" eingeleitet, das Verhaltensänderung durch intensive Motivation für Familienplanung auf Familienebene beabsichtigte. Es wurden Immunisation und Durchfallbehandlung bei Kindern durchgeführt. Weiterhin wurden die Teilnehmer zu hygienischer Entbindung motiviert, indem ihnen auf dem Wege von Social-marketing-Päckchen mit Materialien angeboten wurden zum Gebrauch bei der Entbindung mit Hilfe traditioneller Hebammen. Es ergab sich eine Senkung in der gesamten Fruchtbarkeitszahl, nicht aber in der Müttersterblichkeitsrate. Zwischen 1987 und 1989 wurde die Mutterfürsorge erheblich verstärkt: durch Aufklärung über Warnungszeichen im Hinblick auf Komplikationen in der Schwangerschaft, durch die Stationierung ausgebildeter Hebammen auf Dorfebene und durch den Aufbau eines Überweisungssystems für Notfälle, einschließlich einer Bootsverbindung zum Kreiskrankenhaus. Die Hebamme ist das entscheidende Glied zwischen Familie und Klinik, denn sie ist darin ausgebildet, Nothilfe in lebensbedrohenden Situationen zu leisten (Fauveau et al. 1991). Die Ergebnisse sind eindrucksvoll. Im Maßnahmengebiet hat sich die Müttersterblichkeitsrate nach 1984 um ca. 70 % von 440 auf 140 pro 100 000 Entbindungen gesenkt, während im Vergleichsgebiet die Rate etwa gleich hoch (380 pro 100 000) blieb.

Das *MotherCare Project*, 1988 gestartet und vom USAID finanziert, ist ein auf 10 Jahre angelegtes Gesundheits- und Ernährungsprojekt für Mütter und Neugeborene zum Zweck der Verbesserung der Schwangerschafts- und Ernährungsergebnisse bei Frauen in einigen ausgewählten Entwicklungsländern. Aus den Projektergebnissen in Bolivien, Guatemala, Indonesien und Nigeria wurde vieles gelernt (Kwast 1995a).

In *Nigeria* wurden in Oyo State und Bauchi State Hebammen fortgebildet in der zweck-

mäßigen Behandlung lebensbedrohender Entbindungskomplikationen („life saving skills training") sowie in zwischenmenschlicher Kommunikation (IPC: „interpersonal communication"). Ärzte nahmen an den Fortbildungskursen und am Kommunikationstraining teil. In Krankenhäusern wurden Instrumentarium und Materialien verbessert. Für Medikamente und sterilisierte Operationsausstattungen wurden turnusmäßig Gelder zur Verfügung gestellt.

Ergebnisse im fachärztlichen Krankenhaus in Bauchi State erwiesen, daß sich nach den Erneuerungen im Krankenhaus innerhalb eines Jahres, bei einer Steigerung der Entbindungen um 59 %, die Zahlen der gestorbenen Mütter und der tot geborenen Kinder gesenkt hatten, letztere von 5,5 auf 1,8 %. Zur gleichen Zeit verminderte sich die Zahl der Komplikationen: Hämorrhagien post partum von 3,7 auf 1,6 %; protrahierte Entbindungen von 20,6 auf 6,2 %, und zwar durch verbesserte Betreuung insbesondere durch den Gebrauch des Partografen, dessen Anwendung eindeutig zu besseren Ergebnissen des Entbindungsverfahrens führt (Kwast et al. 1994; Kwast u. Lennox 1995); Sepsis post partum von 4,0 auf 0,3 % infolge aktiver Infektionsbekämpfung; aufgebrochene Episiotomien von 24,9 auf 4,5 %, da Episiotomien zeitig genäht wurden (Kwast u. Koblinsky 1995).

In *Indonesien* bleibt die Müttersterblichkeit hoch: 450 pro 100 000 lebend Geborenen trotz der Erfolge, die dieses Land in der Reduktion der Geburtszahlen infolge des „Family planning" verzeichnete.

Ungefähr 80 % der Entbindungen finden mit Hilfe der traditionellen Hebammen im Dorf und zu Hause statt. Der 6. Entwicklungsplan Indonesiens erstrebt einen verbesserten Zugang zur Schwangerschaftsfürsorge durch die Ausbildung örtlicher Hebammen („bidan di desa"), die in Dörfern stationiert werden, wo die Bevölkerung ermutigt wird, ihnen einen Platz als Wohnung und zur Ausübung ihrer Praxis zu bauen – ein sog. „polindes" oder Geburtenhaus. Zwischen 1989 und 1993 ist ein Forschungsprojekt in Tanjungsari in Westjava durchgeführt worden, in welchem zur Verbesserung der maternalen und perinatalen Situation ein umfassendes Mutterfürsorgeprogramm entwickelt wurde (Alisjahbana et al. 1995). In 10 der 27 Dörfer in Tanjungsari wurden für eine Bevölkerung von 90 000 Geburtenhäuser errichtet, in denen Frauen die Möglichkeit zu Schwangerschaftsfürsorge, Screening, Überweisung und Geburtshilfe bei normalen Entbindungen erhalten und in denen der Zugang zur Nothilfe durch Radiosender und -empfänger sowie Krankenwagen gesichert ist. In Sachen Gesundheitsfürsorge wurde eine Medienkampagne lanciert, damit die Frauen bei Warnungszeichen richtig handeln und die Geburtenhäuser mit all ihren Vorteilen nutzen.

Obwohl es in Tanjungsari beträchtliche Komplikationen gab – nämlich 19,6 % zur Zeit der Schwangerschaft, 17,1 % zur Zeit der Entbindung und 29,5 % post partum – fanden 69,2 % der Geburten mit Komplikationen zuhause statt, während diese Zahl im Vergleichsgebiet 88,2 % war. Die Müttersterblichkeit sank zwischen 1989 und 1993 von 508 auf 250 pro 100 000, also um etwa die Hälfte. Die gesamte perinatale Sterblichkeit (PMR: „perinatal mortality rate") sank in dieser Periode von 50,0 auf 37,4 pro 1000, also um etwa ein Viertel.

Bemerkenswert ist die Zurückdrängung der perinatalen Sterblichkeit unter Frauen, deren Entbindung von traditionellen Hebammen geleitet wurde, und zwar infolge verbesserter Begleitung wie auch infolge rechtzeitiger Überweisung an eine Hebamme, ein Geburtenhaus oder ein Krankenhaus. Die perinatale Sterblichkeit unter Frauen, die mit Hilfe traditioneller Hebammen entbanden, sank von 42,1 auf 25,9 pro 1 000 bei Frauen ohne Schwangerschaftskomplikationen und von 98,7 auf 49,6 pro 1 000 bei Frauen mit Komplikationen, das heißt um etwa die Hälfte.

In *Bolivien* wurde das Warmi-(Frauen-)Projekt in der abgelegenen ländlichen Provinz Inquisivi im Andengebirge durchgeführt. Entbindungen werden vom Ehegatten begleitet. Traditionelle Hebammen gibt es nicht, und Kliniken stehen kaum zur Verfügung.

In 50 Gemeinden wurde mit Frauen die Selbstdiagnose, ein Prozess partizipierender Untersuchung, durchgeführt. Dabei diskutierten sie miteinander, um ihre maternalen und perinatalen Gesundheitsprobleme zu erkunden (Howard-Grabman et al. 1993). Nachdem die Frauen ihre Prioritäten selbst gesetzt hatten, wurde auf partizipierendem Weg eine Strategie entworfen. Folgende Aktionen wurden unternommen:

- Schaffung von „Family-planning-Einrichtungen" durch örtliche NGOs („non-governmental organizations");
- Ausbildung von 42 Frauen aus der lokalen Bevölkerung zu einheimischen Hebammen („parteras");
- Organisation kleinmaßstäbiger Projekte, aus denen Einkünfte für Notfonds erworben wurden zur Überweisung von Frauen mit Entbindungskomplikationen und zur Anfertigung von Materialpäckchen zwecks hygienischer Entbindung;
- Kreditbildungs- und Alphabetisierungsprogramme;
- Ausbildung von Frauen und Männern aus den örtlichen Gemeinden in verschiedenen Bereichen der maternalen und perinatalen Gesundheitsfürsorge und des „family planning";
- von und für Frauen Entwicklung und Anfertigung von Broschüren über Komplikationen während der Schwangerschaft und über Säuglingspflege.

Es ergab sich eine statistisch signifikante Zunahme des Prozentsatzes der Frauen, die Schwangerschaftsfürsorge erhielten, nämlich von 49 auf 64 % (p = 0,009). Wo moderne Methoden von „family planning" angeboten wurden, fand die Anwendung seitens der Bevölkerung statt bis zu 27 %. Die perinatale Sterblichkeit sank daraufhin von 105 auf 38 pro 1 000 Geburten, also auf ca. ein Drittel. Die Müttersterblichkeit konnte wegen der geringen Zahl der Entbindungen und Sterbefälle nicht statistisch errechnet werden.

# Folgerungen

Es ist klar, daß der Aufbau eines erfolgreichen Geburtshilfeprogramms eine sehr komplizierte Angelegenheit ist, weil es sich nicht nur um die Faktoren Gesundheit und medizinische Technologie handelt, sondern weil er direkt von ernsthaftem politischen Engagement, von der Ebenbürtigkeit der Geschlechter und von gesellschaftlicher und wirtschaftlicher Entwicklung abhängig ist. Man ist in überzeugender Weise für essentielle Geburtshilfemaßnahmen eingetreten, damit Notfälle auf der ersten Überweisungsebene behandelt werden können – ein in zunehmendem Maße von internationalen Organisationen anerkanntes Desideratum (Nirupam u. Yuster 1995; World Health Organization 1991). Regierungen sollten sich verpflichten, der Verfügbarkeit von Einrichtungen im Bereich reproduktiver Gesundheitsfürsorge Vorschub zu leisten. Vom Blickpunkt medizinischer Erkenntnisse und sozialer Experimente wissen wir recht genau, was mit Hilfe technischer Maßnahmen erreicht werden kann. In industrialisierten Ländern werden durch technisches Know-how und soziale Einrichtungen Leben gerettet, während in Entwicklungsländern durch das Fehlen dieser Faktoren Leben vernichtet werden.

Investitionen in die Gesundheitsfürsorge für Frauen lassen sich wirtschaftlich durchaus verantworten und sind eine Grundbedingung für jede Entwicklung. Was ist der Preis für Individuen wie für Völker, wenn Sterblichkeit und Krankheit der Mütter nicht zurückgedrängt werden? Die Argumente für eine ungefährdete Mutterschaft („safe motherhood") sind überwältigend. Wir sind unglaubhaft, wenn wir nicht der Überzeugung sind, daß die Gesundheit der Frauen ein Menschenrecht ist und daß die Ziele einer ungefährdeten Mutterschaft durch kosteneffektive Maßnahmen erreicht werden können. Die Verbesserung der Lebensqualität der Frauen und ihrer Familien wird letzten Endes der Gesellschaft als ganzer zugute kommen.

## Literatur

Alisjahbana A, Williams C, Dharmayanti R, Hermawan D, Kwast BE, Koblinsky M (1995) An integrated village maternity service to improve referral patterns in a rural area in West-Java. Int J Gynecol Obstet 48 [Suppl]: 83–94

Fathalla MF (1993) The tragedy of maternal mortality in developing countries: a health problem or a human rights issue. NY Nytt om U-landshalsovard (News on Health Care in Developing Countries) 7:4

Fauveau V, Stewart K, Khan SA, Chakraborty J (1991) Effect on mortality of community-based maternity care programme in rural Bangladesh. Lancet 338:1183–1186

Henshaw SK (1990) Induced abortion: a world view. Fam Plann Perspect 22:76

Högberg U, Joelsson I (1985) The decline of maternal mortality in Sweden 1931–1980. Acta Obstet Gynecol Scand 64:583

Högberg U, Wall S (1986) Secular trends in maternal mortality in Sweden from 1750–1980. Bull WHO 64:79

Howard-Grabman L, Seoane G, Davenport CA (1993) The Warmi project: a participatory approach to improve maternal and neonatal health, an implementation manual. MotherCare Project. John Snow, Arlington/VA

Kwast BE (1993) Safe Motherhood – the first decade. Midwifery 9:105–123

Kwast BE, Lennox CE, Farley TMM (1994) World Health Organization partograph in management of labour. Lancet 343:1399–1404

Kwast BE (1995) Building a community-based maternity program. Int J Obstet Gynecol 48 [Suppl]: 67–82

Kwast BE, Koblinsky MA (1995) Starting maternity care programs in developing countries to reduce maternal mortality. Contemp Rev Obstet Gynecol 7:220–225

Lennox CE, Kwast BE (1995) The partograph in community obstetrics. Trop Doct 25:56–63

Maine D (1991) Safe Motherhood programs: options and issues. Center for Population and Family Health, Columbia University, New York

Mbaruku G, Bergström S (1995) Reducing maternal mortality in Kigoma, Tanzania. Health Policy Plann 10 (1): 71–78

Nirupam S, Yuster EA (1995) Emergency obstetric care: measuring availabilty and monitoring progress. Int J Gynecol Obstet 50 [Suppl] 2:79–88

Timmermans D (1994) Reproductieve gezondheidszorg en implicaties van de Internationale Conferentie „Bevolking en Ontwikkeling". Medicus Tropicus 325:1–3

Türmen T, AbouZahr C (1994) Safe Motherhood. Int J Gynecol Obstet 46:145

United Nations (1994) Report of the International Conference on Population and Development (Cairo 5–13 September 1994). A/CONF: 171/13, United Nations, New York

World Bank (1993) World Development Report 1993: investing in health. Oxford University Press, New York, S 215

World Health Organization (1991) Essential elements of obstetric care. WHO, Geneva

World Health Organization (1993) Coverage of maternity care. A tabulation of available information, 3rd edition. WHO/FHE/MSM/93.7, WHO, Geneva

World Health Organization/UNICEF (1996) Revised 1990 estimates of maternal mortality, a new approach by WHO and UNICEF. Document WHO/FRH/MSM/96.11/UNICEF/PLN/96.1, WHO, Geneva

# *Lea contraceptivum* – eine neue Barrieremethode

D. Vogelgesang und H. P. Zahradnik

> **MERKE:**
>
> 1. *Lea contraceptivum* ist eine neue Barrieremethode aus Silikongummi, bestehend aus einem Korpus mit kräftigem Rand, integriertem Ablaufventil und Kontrollschlaufe.
>
> 2. *Lea contraceptivum* bedeckt den Muttermund, fixiert über einen durch das Ventil entstehenden leichten Unterdruck und stabilisiert durch den wulstigen Rand, der das hintere Scheidengewölbe ausfüllt.
>
> 3. Es läßt sich einfach in die richtige Position bringen, kann bei Bedarf eingeführt und bis zu 48 h getragen werden; *lea contraceptivum* gibt es in einer Größe – „one size fits all".
>
> 4. Die Rate ungewollter Schwangerschaften liegt mit gleichzeitiger Anwendung spermiziden Gels bei 2,5 % und ohne spermizides Gel bei 3,7 %.
>
> 5. Die neue Barrieremethode wurde von den Probandinnen und deren Partnern gut toleriert und akzeptiert. Durch die mögliche Liegezeit von bis zu 48 h und das – wenn überhaupt – nur einmalige Verwenden spermiziden Gels wird die Spontaneität weniger eingeschränkt als bei anderen Barrieremethoden.
>
> 6. Bisherige Erfahrungen haben gezeigt, daß *lea contraceptivum* eine erfreuliche Bereicherung darstellt. Die Zukunft wird zeigen, ob und wie sich die neue Methode auf dem Markt der Empfängnisverhütung bewährt.

## Beschreibung

Bei *lea contraceptivum* handelt es sich um eine neue Barrieremethode aus Silikongummi, bestehend aus einem Korpus mit kräftigem Rand, integriertem Ablaufventil und Kontrollschlaufe. Das spezielle kappenförmige Design von *lea contraceptivum* wurde entwickelt, damit das Kontrazeptivum die Portio völlig umschließt, ohne jedoch aufzuliegen und ohne von der Portio getragen zu werden. Das Kontrazeptivum wird von der Vaginalwand in Position gehalten, der verdickte hintere Rand der Kappe füllt das hintere Scheidengewölbe weitgehend aus. Das Ventil dient einerseits dem Entweichen von Luft beim Einführen, damit der für einen guten Sitz nötige Sogeffekt erzeugt werden kann; zum anderen ist damit der Abfluß von Sekret und Menstrualblut möglich. Der Sogeffekt und die Länge des Ventils von 5 cm verhindern die Aszension beweglicher Spermien. Die Kontrollschlaufe erleichtert das Einsetzen, die In-situ-Kontrolle und das Entfernen. *lea contraceptivum* gibt es in einer Größe. Anfängliche Tests mit 2 unterschiedlichen Größen ergaben, daß das jetzt auf dem Markt befindliche Produkt sowohl für

Nulliparae als auch für Frauen, die vaginal geboren haben, Sitz und Paßform optimal gewährleistet.

Mit wenig Übung läßt sich das Kontrazeptivum leicht in die Scheide einführen und in die richtige Position bringen. Es kann Stunden vor dem Geschlechtsverkehr eingesetzt und 48 h lang getragen werden. Benutzt man spermizides Gel, reicht eine in die Vertiefung eingebrachte einmalige Dosis von 1–3 ml aus. Vor erneut stattfindendem Geschlechtsverkehr muß kein weiteres Gel in die Scheide appliziert werden. Frühestens 8 h nach dem letzten Geschlechtsverkehr kann *lea contraceptivum* entfernt und mit Wasser und Seife gereinigt werden. Je nach Koitusfrequenz kann *lea contraceptivum* bis zu einem Jahr lang benutzt werden.

## Studien zur Verträglichkeit und Sicherheit von *lea contraceptivum*

### Postkoitaltests

In Paris, Los Angeles und Norfolk/Virginia wurden an jeweils 10 Probandinnen Postkoitaltests nach Anwendung von *lea contraceptivum* ohne spermizides Gel im mittzyklischen Zervixsekret durchgeführt. 10 h nach Entfernen des Kontrazeptivums fand man im Zervikalsekret von 3 Frauen vereinzelt immobile Spermien, im Sekret einer Frau 1–2 mobile Spermien pro Gesichtsfeld. Diese Probandin benutzte noch die kleinere Ausgabe von *lea contraceptivum*. Bei 16 von 20 Frauen konnte man keine Spermien im Zervikalsekret finden. Bei 3 von 10 Frauen fand man 2–3 h nach Geschlechtsverkehr höchstens ein bewegliches Spermium pro Gesichtsfeld. Ausgehend von einem normalen Spermiogramm des Partners der Probandin und der Notwendigkeit von 5 und mehr mobilen Spermien pro Gesichtsfeld, um eine Befruchtung zu erzielen, konnte die Barierrewirkung von *lea contraceptivum* eindeutig nachgewiesen werden.

### Toleranztest

Im Rahmen einer Verträglichkeitsstudie trugen 10 Frauen das Kontrazeptivum 72 h lang. Danach konnten keine signifikanten zytologischen, mikrobiologischen oder sonstigen Veränderungen festgestellt werden.

### Kontrazeptive Sicherheit und Akzeptanz

Zur Beurteilung der kontrazeptiven Sicherheit wurde in den USA eine multizentrische Studie durchgeführt. 300 Frauen sollten 6 Monate mit *lea contraceptivum* verhüten. Die Probandinnen wurden in 2 Gruppen randomisiert, ohne und mit zusätzlicher Anwendung spermiziden Gels.

Es wurden anfangs 2 unterschiedliche Größen des Kontrazeptivums in die Studie eingebracht, eine kleinere vor allem für Nulliparae und eine größere für Frauen, die bereits geboren hatten. Nachdem mehr als die Hälfte der Frauen in die Studie aufgenommen worden war, erwies sich die kleinere Ausgabe als nicht ausreichend sicher, weshalb das Studienprotokoll geändert werden mußte. Alle Nulliparae, die die kleinere Größe erhalten hatten, wurden aus der Studie genommen. Dies hatte zur Folge, daß nur 16 % der Frauen, die im Rahmen der Studie 6 Monate mit *lea contraceptivum* verhüteten, Nulliparae waren, was die Schwangerschaftsrate eher erhöht. Zahlreiche Studien zu verschiedenen Barierremethoden zeigten, daß die Anzahl der ungewollten Schwangerschaften in der Gruppe der Frauen, die schon geboren hatten, doppelt so hoch lag wie in der Gruppe der Nulliparae.

Bei 146 Frauen, die die Studie beendeten, ergab sich eine Schwangerschaftsrate von 11 % in der Gruppe ohne spermizides Gel und von 3 % in der Gruppe mit spermizidem Gel. Angeglichen an einen durchschnittlichen Anteil von Nulliparae von 50 % ergeben sich Schwangerschaftsraten von 2,2 % mit und 2,9 % ohne spermizides Gel. Der Unterschied zwischen der Schwangerschaftsrate mit und ohne spermizides Gel ist nicht signifikant. Alle Schwangerschaften betrafen Frauen, die bereits geboren hatten.

Die Akzeptanz von *lea contraceptivum* wurde mittels eines Fragebogens erfaßt. Über die Hälfte der Anwenderinnen äußert keinerlei Probleme im Umgang mit dem Kontrazeptivum. 26 % der Partner spürten *lea contraceptivum*, nur 2,9 % empfanden es als störend. 87 % der Anwenderinnen würden es ihrer Freundin weiterempfehlen.

## Erfahrungen aus Österreich und Deutschland

*Wien*

In Wien wurde unter der Leitung von Prof. H. Salzer 89 Paaren das neue Kontrazeptivum mit einer kurzen Gebrauchsanleitung praktisch kommentarlos überreicht. Das Alter der Frauen lag zwischen 20 und 45 Jahren, 38 % waren Nulliparae. Frühere Verhütungsmethoden waren in 69 % der Fälle die Pille, in 21 % die Spirale und in 23 % das Kondom. Nur 4 % hatten Erfahrung mit dem Diaphragma. Während 446 Frauen/Monaten Anwendungsdauer trat keine Schwangerschaft auf. 50 % der Paare wollten *lea contraceptivum* weiterhin als schwangerschaftsverhütende Methode verwenden. Als häufigster Grund zur Unzufriedenheit wurde von 26 % der Partner angegeben, daß das Kontrazeptivum beim Geschlechtsverkehr zu spüren sei.

*Freiburg*

Im Zeitraum zwischen Mai und Oktober 1995 wurde mit 24 Paaren eine Anwendungsbeobachtung von *lea contraceptivum* an der Universitäts-Frauenklinik Freiburg durchgeführt. Im Mittelpunkt unseres Interesses stand die Zufriedenheit und Akzeptanz beider Partner hinsichtlich der Anwendung und Handhabung der neuen Barierremethode. Die Paare wendeten *lea contraceptivum* zwischen 5 und 24 Wochen an, das Alter der Frauen lag zwischen 19 und 42 Jahren. Von den 24 Frauen hatten 19 noch keine Kinder geboren.

Bisher verhütete die Mehrzahl der Frauen mit oralen Ovulationshemmern, 25 % der Frauen bzw. Paare benutzte ein Diaphragma und/oder Kondom. Folgende Fragen sollten von den Anwenderinnen beantwortet werden, wobei 1–10 Punkte zu vergeben waren:

- Ist die Gebrauchsanweisung verständlich?
- Ist das Einführen einfach?
- Wie ist der Tragekomfort?
- Ist es störend oder nicht störend beim Verkehr?
- Ist *lea contraceptivum* einfach oder schwierig zu entfernen?
- Schränkt es die Spontanität sehr oder gar nicht ein?

Am besten schnitten die Punkte Tragekomfort (9,3) und Gebrauchsanleitung (8,9) ab, gefolgt von „störend bzw. nicht störend beim Geschlechtsverkehr" (8,2). Einführen (7,6) und Entfernen (7,8) des *lea contraceptivum* erzielten vergleichbare Werte. Am schlechtesten schnitt der Punkt Spontaneität mit 6,9 Punkten ab.

*Zu den einzelnen Fragen*

Die Gebrauchsanweisung wurde als gut verständlich eingestuft, nur eine Anwenderin vergab 4 Punkte. Sie erhielt fälschlicherweise eine englische Version. Das Einführen gelang in aller Regel gut, vor allem mit spermizider Creme oder Gleitgel. Einige Frauen benötigten etwas Übung, kamen dann aber auch gut zurecht. In der Regel spürten die Frauen das liegende Kontrazeptivum nicht. Eine Frau beschrieb nach einiger Tragezeit ein Ziehen im Unterleib durch das straffe Ansaugen des *lea contraceptivum* an die Portio.

Die Mehrzahl der Probandinnen spürte das Kontrazeptivum während des Geschlechtsverkehrs nicht. Eine Frau gab an, *lea contraceptivum* stellungsabhängig zu spüren, eine Frau mit retroflektiertem Uterus spürte verstärkt die Bewegung des Uterus bzw. der Portio während des Geschlechtsverkehrs; 3 Anwenderinnen spürten das Kontrazeptivum, empfanden es aber nicht als störend. Von 24 Partnern spürten 5 *lea contraceptivum* während des Geschlechtsverkehrs;

2 Partner empfanden es als etwas irritierend, akzeptierten es jedoch als Verhütungsmethode, 2 Partner spürten es nur, wenn sie es wußten, 1 Partner spürte es stellungsabhängig.

Das Entfernen des *lea contraceptivum* gelang, vor allem nach sorgfältiger Beachtung der Gebrauchsanweisung, nach kurzer Übung recht gut. Der Punkt Spontaneität schnitt vergleichsweise schlecht ab, wobei bemerkt werden muß, daß die Mehrzahl – nämlich 10 Anwenderinnen – an den Gebrauch oraler Kontrazeptiva gewöhnt war. Für solche Paare bedeutete die Benutzung des *lea contraceptivum* eine Einschränkung der Spontaneität, wogegen Paare, die bis dato andere Verhütungsmethoden, z. B. Kondom oder Diaphragma oder Koitus interruptus angewendet hatten, *lea contraceptivum* als deutlich weniger einschränkend empfanden. Dies unter anderem aufgrund der Tatsache, daß man es schon Stunden vorher einführen und 48 h in situ belassen kann.

Auf die Frage „würden Sie *lea contraceptivum* weiterempfehlen?", antworteten alle Anwenderinnen mit „ja"; die Frage, ob sie es weiterverwenden würden, beantworteten 16 Anwenderinnen mit „ja", 5 Anwenderinnen mit „nein", 3 Anwenderinnen waren noch unschlüssig.

Insgesamt wurde *lea contraceptivum* als gute Alternative zu bisherigen Verhütungsmethoden wie Diaphragma, Kondom, Coitus interruptus oder spermiziden Cremes angesehen. Die anfängliche Skepsis bezüglich der Form und des Ausmaßes von *lea contraceptivum* konnte durch ein ausführliches Gespräch über die Handhabung und Funktionsweise der Methode deutlich verringert werden.

## Zusammenfassung

Bisherige Erfahrungen haben gezeigt, daß *lea contraceptivum* eine erfreuliche Bereicherung auf dem Markt der Empfängnisverhütung und eine sehr gute Alternative zu bisherigen Barrier-remethoden darstellt. Richtig angewendet verfügt *lea contraceptivum* über eine hohe schwangerschaftsverhütende Potenz und wird von den Anwenderinnen und deren Partnern gut akzeptiert. Entscheidende Vorteile hinsichtlich anderer Barierremethoden sind die einfache Positionierung, die mögliche Liegedauer von ca. 48 h, was der Spontanität sehr zugute kommt sowie der – wenn überhaupt – geringe Verbrauch spermiziden Gels. Um die kontrazeptive Sicherheit und die Akzeptanz von *lea contraceptivum* mit eigenem Datenmaterial belegen zu können, ist eine multizentrische Studie geplant, im Rahmen derer 400 Frauen über ein Jahr lang *lea contraceptivum* als ausschließliche Verhütungsmethode anwenden sollen.

Die Zukunft wird zeigen, ob und wie sich die neue Methode auf dem Markt der Empfängnisverhütung bewährt.

## Literatur

Safety and Efficacy Report on the Lea's Shield. Report on six clinical studies. Yama, Springfield, New Jersey

Bounds W (1994) Review article: contraceptive efficacy of the diaphragm and cervical caps used in conjunction with a spermicide – a fresh look at the evidence. Br J Family Plann 20:84–87

Bounds W et al. (1995) The diaphragm with and without spermicide. A randomized, comparative efficacy trial. J Reprod Med 40, 11:764–774

Jinniate S, Salzer H (1995) Anwendungsbeobachtung, unveröffentlicht. Wien

Lynn Hunt W et al. (1994) Lea´s Shield, a new contraceptive preliminary. Clinical evaluation three day tolerance study. Contraception 50:551–563

Mauck C et al. (1994) Lea´s Shield: a study of the safety and efficacy of a new vaginal barrier contraceptive used with and without spermicide. Contraception 551–561

Trussel J et al. (1993) Contraceptive efficacy of the diaphragm, the sponge and the cervical cap. Family Plann Perspect 25:100—105, 135

Vogelgesang D, Zahradnik HP (1995) Anwendungsbeobachtung, unveröffentlicht. Freiburg

# Erfahrungen mit alternativen Kontrazeptionsmethoden in einem Frauengesundheitszentrum

M. NUTZ

**MERKE:**

1. Die individuelle Lebenserfahrung prägt das Verhütungsverhalten eines Mädchens oder einer Frau.

2. Ausführliche Aufklärung und Beratung beeinflussen die Wahl des Verhütungsmittels.

3. Gründe der Frauen für die Entscheidung zu einer bestimmten alternativen Kontrazeptionsmethode.

4. Erfahrungen mit Vorträgen und Kursen im Frauengesundheitszentrum.

5. Möglichkeiten und Grenzen der Zusammenarbeit von ärztlichen Praxen und Frauenprojekten.

## Einleitung

Als Diplom-Sozialpädagogin habe ich 13 Jahre im Frauengesundheitszentrum Nürnberg gearbeitet. Zum Thema „Natürliche Verhütung" hielt ich Informationsveranstaltungen ab und veröffentlichte zusammen mit anderen Mitarbeiterinnen die Broschüre *Rund ums Diaphragma* und die Studie *Was Sie schon immer über das Diaphragma wissen wollten.*

Ich freue mich über die Einladung zur Gießener Gynäkologenfortbildung, da es doch zeigt, daß von Ihrer Seite aus eine Offenheit für Anregungen aus der Frauengesundheitsbewegung besteht.

Zunächst möchte ich kurz die Arbeit der Frauengesundheitszentren vorstellen.

Frauengesundheitszentren gibt es in Deutschland seit über 20 Jahren und mittlerweile sind es bundesweit 21 Zentren, die in einem Dachverband mit Sitz in Göttingen zusammengeschlossen sind.

Was bieten die Frauengesundheitszentren an?

- Beratung zu Gesundheitsfragen und psychosozialen Problemen.
- Ganzheitliche frauenspezifische Behandlung und Therapie, besonders für Frauen mit Gewalterfahrung.
- Kurse zu Gesundheitsförderung und Körperwahrnehmung.
- Kurse zu alternativen Verhütungsmethoden, Selbstuntersuchung und Sexualität.
- Informationsveranstaltungen zu Adoleszenz, Menstruation, Schwangerschaft, Geburt, Muttersein und zu den Wechseljahren.
- Fortbildungen zu den oben genannten Themen für Multiplikatorinnen.

Die Frauengesundheitszentren haben in den letzten Jahren viel Forschung zu Frauengesundheitsthemen betrieben und verfolgen die Entwicklung in der Gynäkologie mit kritischem Blick. Ein Schwerpunkt unseres Frauengesundheitszentrums ist nach wie vor der Verhütungsbereich, und so finden seit 15 Jahren Kurse zum Anpassen des Diaphragmas und der Portiokappe statt.

Mein Vortrag ist ein Erfahrungsbericht aus diesen Begegnungen, Kursen und Beratungen mit den Frauen, die auf der Suche nach alternativen Verhütungsmitteln waren. Die Vorteile eines persönlichen Referats sind die individuellen und direkten Erfahrungen – also wirklich aus der Praxis.

Frauen, die ins Frauengesundheitszentrum kommen, können offen und in einer geschätzten Atmosphäre über ihre Probleme und Wünsche sprechen. Von Nachteil kann es sein, daß im Frauengesundheitszentrum aus Datenschutzgründen wenig schriftliche Aufzeichnungen gemacht werden und es somit außer der oben erwähnten Diaphragmastudie keine konkreten Zahlenangaben gibt.

## Die individuelle Lebenserfahrung prägt das Verhütungsverhalten eines Mädchens oder einer Frau

Mit dem Beginn der zweiten deutschen Frauenbewegung und der daraus resultierenden Frauengesundheitsbewegung begann eine intensive Auseinandersetzung mit dem weiblichen Körper und der weiblichen Sexualität. Der § 218 bzw. der Kampf dagegen stellte erstmals auch das Selbstbestimmungsrecht der Frau über ihren Körper in den Mittelpunkt. Auf Grund dieses Zusammenhanges kamen zunächst viele frauenbewegte Frauen, Studentinnen und jüngere Frauen in das Frauengesundheitszentrum, um sich mit alternativen Verhütungsmethoden auseinanderzusetzen (79 % der Frauen, die bei der Diaphragmastudie befragt wurden, fühlten sich der Frauenbewegung zugehörig). Selbstuntersuchung, Zyklusforschung, Gespräche über Sexualität waren Bestandteil der Verhütungskurse. Das Interesse an den neuen Ideen und Gruppen wuchs und die Themen wurden differenzierter.

Inzwischen hat sich das Verhütungsverhalten der Mädchen und Frauen etwas verändert und zeigt somit auch gesellschaftliche Veränderungen auf.

Obwohl noch viele Jugendliche durch Freundinnen und Bravo aufgeklärt werden, hat sich durch das tragische Aidsgeschehen doch etwas geändert; Verhütung wurde mehr und mehr zum Thema, und Kondome werden auf Plakatwänden öffentlich abgebildet, was vor 10 Jahren indiskutabel gewesen wäre. Somit haben die Frauengesundheitsbewegung und die durch Aids ausgelöste Diskussion im Bereich der Sexualität und Verhütung auf das Verhütungsverhalten Einfluß genommen.

Sensibilisiert auch durch Skandale im Gesundheitsbereich (Hysterektomien mit fragwürdigen Indikationen, Pillenskandal etc.) haben heute Frauen, die sich von den alternativen Verhütungsmitteln angesprochen fühlen, einen bewußteren Umgang mit diesem Themenbereich. Kam vor einigen Jahren nur ein ausgewählter Kreis von Frauen (s. oben) ins FGZ (Frauengesundheitszentrum), so hat sich hier ganz deutlich eine Öffnung ergeben. Den Schwerpunkt bilden Frauen zwischen Mitte 20 und Mitte 40 mit einem guten Bildungsniveau. Vermehrt kommen auch jüngere Frauen, was einerseits auf die verstärkte Mädchenarbeit zurückzuführen ist, andererseits aber auch auf die breitere Akzeptanz der alternativen Verhütung. Dazu kommt inzwischen schon die sogenannte zweite Generation von Mädchen und Frauen ins FGZ, d. h., oftmals sind es die Töchter von gesundheitsbewußten Frauen. Hatten vor 10 Jahren noch 90 % der Frauen, die das Diaphragma benutzten, keine Kinder, so sind es heute mehr Mütter und auch Frauen zwischen 35 und 45 Jahren, die auf die Sicherheit der alternativen Verhütungsmethoden vertrauen.

Neben der allgemeinen öffentlichen Diskussion prägen somit die Herkunftsfamilie, der Umgang mit Verhütung im Elternhaus und Freundinnenkreis das Verhütungsverhalten. Der Zugang zur eigenen weiblichen Körperlichkeit und der Konsequenz daraus bestimmt dieses Verhalten maßgebend mit. Je mehr sich

Mädchen und Frauen mit ihrem Körper, ihrem individuellem Zyklus, dem Menstruationsrhythmus, ihren sexuellen Vorlieben etc. vertraut machen, um so mehr wächst der Wunsch nach einer genauso individuellen und natürlichen Alternative im Verhütungsbereich.

## Wahl des Verhütungsmittels aufgrund ausführlicher Aufklärung und Beratung

Die erste Frage zu den natürlichen Verhütungsmitteln gilt immer der Sicherheit. Die Angst vor einer ungewollten Schwangerschaft ist verständlicherweise groß, und somit ist dieser Punkt ausführlich zu behandeln. Im FGZ gibt es Einzelberatung, Gruppenberatung und Kurse. Der genaue Ablauf des weiblichen Zyklus ist bei den Beratungen immer ein wichtiger Teil. Vielen Frauen ist er nicht genau bekannt, und auch über die Ursachen seiner individuellen Veränderungen wissen viele nicht Bescheid. So spukt immer noch der exakte 28-Tage-Rhythmus in den Köpfen herum und verwirrt Frauen bzw. stellt sie in einen Zusammenhang mit „anormal", wenn es eben nicht so ist. Daß Streß oder Freude und alle persönlichen Veränderungen auch eine Veränderung im Zyklus hinterlassen, wird erstmals in den Beratungen klar. In den Informationsgesprächen des FGZ werden die Temperaturmethode, die Schleimstrukturmethode mit und ohne Selbstuntersuchung mit dem Spekulum sowie das Verhüten mit dem Diaphragma und der Portiokappe erklärt. Die Vor- und Nachteile jeder dieser Methoden (auch der verschiedensten Kombinationen der Methoden) werden entweder im einstündigen Einzelgespräch oder an einem mehrstündigen Informationsabend dargestellt.

Hier wird deutlich, wieviel Wissen die Frauen benötigen, um sich bei den natürlichen Verhütungsmethoden sicher zu fühlen. Ein Diaphragma- oder Portiokappenkurs dauert ungefähr 2–3 h, dazu kommen dann noch weitere Termine zum nochmaligen Überprüfen der Sicherheit.

Ohne dieses individuelle und zeitintensive Beratungsangebot fühlen sich Frauen in der Wahl des natürlichen Verhütungsmittels ungenügend informiert, allein gelassen und vor allem in der Anwendung nicht sicher. Deshalb kann eine sichere Verhütung mit natürlichen Alternativen zur „Pille" und „Spirale" nur durch ein ausführliches und individuelles Angebot an Beratung und Kursen gegeben sein.

## Gründe der Frauen für die Entscheidung für eine bestimmte alternative Kontrazeptionsmethode

Entscheiden sich Frauen nach der oben genannten Beratung für eine natürliche Verhütungsmethode, so beziehen sie verschiedene Überlegungen in diese Entscheidung mit ein.

Das Alter der Frauen spielt eine Rolle, ebenso die vorherigen Erfahrungen mit Verhütungsmitteln, die Beziehungsform, die Einstellung zu einer eventuellen Schwangerschaft und auch die praktizierte Sexualität. Hat zum Beispiel eine Frau schon Erfahrung mit ihrem Zyklus, so kann eine Kombination von Diaphragma und Temperaturmethode eine sinnvolle Verhütung sein. Wenn Frauen von anderen Methoden (z. B. „Pille" oder „Spirale") umsteigen, entscheiden sie sich häufig für das Benutzen des Diaphragmas oder der Portiokappe bei jedem Geschlechtsverkehr. Dies geschieht auch, wenn Frauen keine feste Beziehung haben. In diesem Fall wollen sie kein Risiko eingehen und beziehen auch vermehrt das Kondom mit ein. Die Akzeptanz des Partners und die gelebte Sexualität beeinflussen die Wahl des Verhütungsmittels mit.

Den meisten Frauen ist es wichtig, daß ihre festen Partner sich mit Verhütung auseinandersetzen und auch daran beteiligt sind. Mit Diaphragma und Portiokappe, ebenfalls Kondom und Thermometer ist die Verhütung im wahrsten Sinne des Wortes sichtbar. Dies kann zu einer positiven Auseinandersetzung und Veränderung in der praktizierten Sexualität führen. Da das Lustempfinden der Frauen mit ihrem Zyklus variiert, ist die Wahl der Verhütungsmittel ebenfalls davon beeinflußt.

Das wichtigste Kriterium für die Wahl eines alternativen Verhütungsmittels ist aber nach wie vor die Überzeugung der Frauen, daß sie damit eine Methode ohne schädigende Nebenwirkungen praktizieren (bei 97 % der Frauen in der Diaphragmastudie). Das zweitwichtigste Argument für ein Diaphragma ist, daß es die Frau ausschließlich beim Geschlechtsverkehr anzuwenden braucht. Eine permanente Verhütung (evtl. mit gesundheitsschädigenden Nebenwirkungen) fällt damit weg und gibt somit den Frauen auch das Gefühl, eigenverantwortlich und bewußter mit ihrer Gesundheit, der Verhütung und der Sexualität umzugehen.

## Erfahrungen mit Vorträgen und Kursen im Frauengesundheitszentrum

Zum Teil klang es im vorherigen Absatz schon an: Jede Frau hat ein individuelles Verhältnis zu ihrem Körper, zur Verhütung und Sexualität – somit ist es wichtig, daß jede Frau genau das passende Verhütungsmittel für sich findet. Und dieses findet sie durch Information über ihre körperlichen Vorgänge, über die Beschäftigung und Auseinandersetzung mit ihrer Sexualität sowie auch einer ganzheitlichen Wahrnehmung ihres körperlichen und psychischen Wohlbefindens. Darin unterstützen die Mitarbeiterinnen des FGZ die Besucherinnen der Kurse und Vorträge. Eine aufgeklärte, mündige und kritische Frau wählt aus dem vorhandenen Angebot an Verhütungsmitteln aus und verändert dies entsprechend ihrer Lebenssituation.

Eine Besucherin des FGZ soll begleitet und unterstützt werden. Auch wenn Frauen sich für Methoden entscheiden, die nicht im Angebot des FGZ sind, werden Frauen beraten und aufgeklärt. Die individuelle Entscheidung zu akzeptieren ist selbstverständlicher Bestandteil der Beratung.

Die Beratung im FGZ ist parteilich für Frauen, hat einen emanzipatorischen Ansatz

und stellt die weiblichen Gesundheitsprobleme auch in einen gesamtgesellschaftlichen Zusammenhang. Dies bestärkt Frauen, persönliche Probleme in Relation mit der derzeitigen Situation von Frauen in unserer Gesellschaft zu sehen. Die derzeitige Abtreibungspraxis ist z. B. immer noch mehr an den Bedürfnissen der betroffenen Frauen orientiert. Die Sensibilisierung für die individuellen Wünsche der Frauen und die Stärkung zur Durchsetzung dieser Wünsche ist ein Ziel der Arbeit im FGZ.

## Möglichkeiten und Grenzen der Zusammenarbeit von ärztlichen Praxen und Frauenprojekten

Durchweg alle Frauen, die zur Verhütungsberatung ins FGZ kommen, waren zuvor bei Frauenärztinnen oder -ärzten. Dem Wunsch nach Aufklärung und Beratung sowie Anpassung eines Diaphragmas oder einer Portiokappe wurde in den Praxen häufig nicht in der Art und Weise nachgekommen, wie es sich die Frauen gewünscht hatten. Zuwenig Zeit für die individuelle Beratung und das Abraten von alternativen Verhütungsmitteln sind die häufigsten Kritikpunkte von Frauen. Sie fühlen sich mit ihren Fragen nicht ernst genommen, und das Verhältnis zur Frauenärztin/zum Frauenarzt kann sich damit verschlechtern.

Selbst wenn dann zum Beispiel das Diaphragma in einer Praxis angepaßt wird, kommen Frauen oft noch ins FGZ, weil ihnen die Handhabung nicht klar ist. So wurde ihnen z. B. das Nachtasten des Muttermundes unter dem Diaphragma nicht erklärt oder auch Fragen zu den verschiedenen Gels blieben offen. Generell raten die Frauengesundheitszentren den Frauen, denen von Ärzten ein Diaphragma oder eine Portiokappe angepaßt wurde, noch einmal an einem vollständigen Kurs teilzunehmen. Dort zeigt sich dann auch meist ein großes Wissensdefizit. Es stellt sich die Frage, wie ernsthaft die Mehrzahl der Gynäkologen bzw. Gynäkologinnen an alternativen Verhütungsmitteln interessiert ist.

Beispiele einer fruchtbaren Zusammenarbeit von Praxen und dem FGZ gibt es aber auch. So haben in Nürnberg mehrere Ärztinnen Interesse an der Arbeit des FGZ und empfehlen es ihren Patientinnen, z. B. eben Kurse zur Anpassung von Diaphragma und Portiokappe. Diese Ärztinnen erkennen, daß es in ihrer Praxis den zeitlichen und personellen Rahmen sprengen würde, wenn die Beratung in dieser Ausführlichkeit wie im FGZ geführt wurde. Die Fortbildungsveranstaltungen des FGZ für Ärztinnen zum Erlernen des Anpassens von Portiokappe und Diaphragma waren ebenfalls gut besucht und ermöglichten neue Kontakte. Dieser Austausch stellt die verschiedenen Rollen und Positionen der jeweiligen Seite klarer dar und kann Vorurteile abbauen und neue Beziehungen aufbauen.

Insgesamt jedoch sind einer konstruktiven Zusammenarbeit des öfteren Grenzen gesetzt. Die gesellschaftlichen Bedingungen von Frauen spiegeln sich auch im Verhältnis Arzt–Patientin wider. Zudem sind Alternativen im Gesundheitsbereich von vielen Schulmedizinern und -medizinerinnen nicht anerkannt und bieten weiteres Konfliktpotential in diesem Verhältnis.

Auch die unterschiedlichen finanziellen Wertigkeiten sind noch ungeklärt. So arbeiten die Mitarbeiterinnen der Frauengesundheitszentren immer am Rande des Existenzminimums, obwohl sie einen großen Beitrag zur Gesundheitsbildung leisten. Die Besucherinnen bezahlen zwar für Beratungen und Kurse, jedoch ist damit nie eine adäquate Entlohnung der Arbeit möglich.

Diese Gründe erschweren natürlich ein unbelastetes Verhältnis. Sie können aber auch eine Herausforderung und eine Diskussionsgrundlage sein. In diesem Sinne beende ich meine Ausführungen und lade zu einer regen Diskussion ein.

### *Literatur*

Grundlagen – Erfahrungen – Ideen (1992) Eine Dokumentation des feministischen Frauengesundheitszentrums Nürnberg, Fürther Straße 154, 1. Aufl.

Schreiber B, Nutz-Kandzora M (1986) Was Sie schon immer über das Diaphragma wissen wollten …., 2. Aufl.

Nutz, Brand, Linz, Röckelein (1986) Rund ums Diaphragma. Eine Broschüre des Frauengesundheitszentrums Nürnberg e.V., 2. Aufl.

# Wandlungen in der Primärtherapie und Nachsorge des Mammakarzinoms

# Die Bedeutung der Brust für das weibliche Körperbild

M. Dorfmüller

**MERKE:**

1. Die Brust gilt weit über ihre Bedeutung als Organ als sichtbares Symbol für weibliche Identität, Attraktivität und sozial-emotionale Akzeptanz.

2. Subjektives Körpererleben und objektives Körperbild werden durch Normabweichungen wie Asymmetrien, Hypo- und Hyperplasien nachhaltig beeinflußt.

3. Verdachtsdiagnose und Diagnose eines Mammakarzinoms führen zur existentiellen Bedrohung und einem tiefen Einbruch in die gesamte Persönlichkeit.

4. Organerhaltender Eingriff, Tumorektomie, Mastektomie und damit „Verstümmelung", Radiatio und Chemotherapie bedingen verschieden geartete psychische Reaktionen und Umgangsstrategien.

5. Nach sorgfältiger Motivationsabklärung kommt der Mammarekonstruktion eine entscheidende Bedeutung in der Verarbeitung des physischen wie psychischen Traumas zu.

6. Psychologische und fachärztliche Interventionen sollten sich integrativ verstehen und beginnen sinnvollerweise bereits präoperativ.

## Die Brust als Symbol

Die Brust gilt weit über ihre Bedeutung als Organ als sichtbares Symbol für Weiblichkeit und Attraktivität, für Leben und Sexualität. Die Brust birgt fruchtbare, mütterliche, schützende, tröstende, soziale und insbesondere ästhetische Funktionen in sich und trägt entscheidend zur weiblichen Identität und zum Selbstwertgefühl bei. Sie ist tief in das Körpergefühl und in die Gesamtpersönlichkeit verankert. Normabweichungen wie Asymmetrien, Hypo- und Hyperplasien werden von einzelnen Frauen als Kränkung ihrer Weiblichkeit erlebt.

## Der subjektiv-individuelle Hintergrund

Jede Patientin bringt ihre vorbestehenden Persönlichkeitsmerkmale, ihre Biographie, bisher praktizierten Lebens- und Konfliktbewältigungsstrategien, positiven und unbefriedigenden Lebensbilanzen, ihre psychosoziale und berufliche Aktualsituation mit sich. Die spezifische Alters- und Entwicklungsstufe, der vorhandene oder fehlende Freundeskreis, der Familienstand, Lebenskrisen und der intellektuelle Standard spielen eine weitere wesentliche Rolle.

In unserem Kulturkreis korrelieren gutes Aussehen und entsprechende Körperkonturen mit Erfolg und sozialer Akzeptanz. Dies gilt in ganz spezifischer Form für die Brust in ihrer Bedeutung für das weibliche Körperbild. Subjektives Körpererleben und objektives Körperbild unterliegen mehr oder minder Zwängen einer Männerkultur und der Werbebranche.

## Verdachtsdiagnose und Diagnose Mammakarzinom

Die Verdachtsdiagnose bzw. Diagnose einer Krebserkrankung wecken tiefe Ängste und Bedrohungsgefühle. Die Lebensplanung erhält über einen längeren Zeitraum, nicht selten ein Leben lang, eine mehr oder minder weitgehende Änderung. Diese muß jedoch keineswegs nur negative oder angsteinflößende Aspekte beinhalten.

Verdrängungen von Veränderungen der Brust wie Knotenbildung, Ulzera bis zum exulzerierten Karzinom, das Verschieben von Vorsorgeuntersuchungen und Ängste vor deren Resultat hängen in hohem Maße mit Verstümmelungs- und Verlustängsten zusammen. Spezifische Ängste ergeben sich bei einer entsprechend belasteten Familienanamnese.

Fehlinformationen durch Bekannte und Angehörige oder durch Medien üben ihre Wirkungen ebenso aus wie Beratungsgespräche des behandelnden Arztes, die weder auf die individuelle Situation der Patientin noch auf ihre Angstblockaden und Phantasien adäquat eingehen. Die Diagnosestellung einer malignen Brusterkrankung oder einer Präkanzerose und damit einer unausweichlichen Operation vermag zu Verdrängung, Auflehnung, Aggression, aber auch zu Selbstwertkrisen und Depressionen führen. Auch projektive Beschuldigungen des behandelnden Arztes sind nicht selten in dieser Situation anzutreffen. Zahlreiche subjektive Entstehungshypothesen des Mammakarzinoms kommen von seiten der Patientin zum Tragen. Mit persönlichen Varianten entstehen nicht selten Schuld- und Bestrafungserlebnisse, Vorwurfshaltungen und verunsichernde Eingriffe in die gesamte Persönlichkeit. Auch Beeinträch-

tigungen in der sozialen Kommunikation sind neben den physischen Konsequenzen zu nennen.

Einen wesentlichen Aspekt auch aus psychologischer Sicht bedeutet die Durchführung einer organerhaltenden Operation oder einer Mastektomie und welches Tumorstadium sich ergibt. Die individuelle Notwendigkeit einer postoperativen Chemo- oder Strahlentherapie, aber auch einer spezifischen Hormonbehandlung darf ebenfalls nicht unerwähnt bleiben.

## Brusterhaltende Mammachirurgie und Mastektomie

Organerhaltende Operationen werden zunehmend verantwortungsbewußt durchgeführt, sind aber nicht für alle betroffenen Patientinnen machbar. Sie verlangen obligatorisch eine postoperative Radiatio, die die Frauen mit der Diagnose des malignen Tumors nachhaltig konfrontiert. Durch Publikationen der Laienpresse wird die Konsequenz der Radiatio bei teilweise unkritischer Forderung des Rechtes auf Organerhaltung gerne „unterschlagen". Inadäquate Vorinformationen des behandelnden Arztes, teilweise mit Erweckung falscher Hoffnungen, erschweren die Situation zusätzlich. Ein entscheidender Vorteil der organerhaltenden Mammachirurgie ist die nicht erfolgende „Verstümmelung", dieser auch äußerlich prägnante Einschnitt in die Identität der Frau.

Dennoch müssen auch ästhetische Erwägungen beispielsweise bei einem größeren Tumor in einer kleinen, zarteren Brust berücksichtigt werden. Im Einzelfalle könnte es dabei zu einem unbefriedigenden optischen Resultat kommen, so daß eine schonende Mastektomie und Rekonstruktion vorzuziehen ist.

Die Mastektomie einer, noch schwerwiegender, beider Brüste bedeutet neben der existentiellen Bedrohung durch die zugrundeliegende Erkrankung weitgehend altersunabhängig einen totalen Einschnitt in die Persönlichkeit.

Ängste vor einer reduzierten Lebenserwartung, vor einem Lokalrezidiv, einer Erkrankung der kontralateralen Brust oder vor Metastasierungen und damit vor dem Tod begleiten in direkt zugelassener Form oder verdrängt Patientinnen mit Mammakarzinomen. Zu beobachten ist aber auch ein ungeduldiges Drängen auf eine möglichst baldige Rekonstruktion mit mitunter illusionären Erwartungen.

Auf eine qualifizierte prothetische Erstversorgung sollte vor Klinikentlassung dringend geachtet werden. Für die meisten Patientinnen gilt dies ebenso für die Versorgung mit entsprechenden Badeanzügen, in denen sie sich sicher in der Öffentlichkeit bewegen und ihren gewohnten sportlichen Aktivitäten nachgehen können.

Auch qualifizierte sexualmedizinische Beratungen sind vor der ersten Krankenhausentlassung empfehlenswert.

## Der richtige Zeitpunkt zur Mammarekonstruktion aus psychologischer Sicht

Die Trauerarbeit über den Verlust eines emotional und sozial hoch besetzten Organes sollte vor der Rekonstruktion in wesentlichen Zügen in Gang gekommen und abgelaufen sein. Die aktive Auseinandersetzung mit der Möglichkeit der Rekonstruktionsoperation unterliegt keinen verbindlichen zeitlichen Gesetzen. Sie bedeutet einen Prozeß mit individueller Entwicklung.

Mit wenigen Ausnahmen sollte heute selbstverständlich als realistischer Hoffnungsstrahl vor der Mastektomie das Angebot der späteren Rekonstruktion gemacht werden. Dennoch spielen Ambivalenzen gegenüber dem Eingriff, Ambivalenzen zwischen Angst, Trauer und Hoffnung eine Rolle und müssen beachtet werden. Belastend können Wünsche nach dem ästhetisch perfekten Resultat wie der naturgegebenen Brust oder einem endgültigen Verdrängen der malignen Grunderkrankung werden. Mitunter wird die Rekonstruktion als eitler Wunsch, als Versuchung und Herausforderung an Gott empfunden. Diese Patientinnen müssen fachärztlich und psychologisch besonders behutsam betreut werden. Sie dürfen keineswegs gedrängt werden.

Die Patientin, der Lebenspartner, unter Umständen andere Familienmitglieder, sollten eingehend und verständlich über die Möglichkeiten, Grenzen und Risiken einer Brustrekonstruktion informiert werden. Die definitive Entscheidung muß die betroffene Frau eigenbestimmt und selbstverantwortlich treffen. Sie darf nicht von Wünschen und Ansprüchen eines Partners oder gar eines Arztes und deren Vorstellung über die Frau, deren Körperlichkeit und deren Lebenszielen allein geleitet sein.

Im Einzelfall muß präoperativ eine zusätzliche psychologische Motivationsabklärung, unter Umständen eine kurzdauernde psychotherapeutische Intervention erfolgen. Letztere ist dringend anzuraten, wenn eine Patientin nach Mastektomie eine Karzinomphobie entwickelt, unter Umständen überwertig auf jedwede Form körperlicher Symptome fixiert ist.

## Die verschiedenen Formen der Mammarekonstruktion

Im einzelnen werden variierende Erlebnisqualitäten je nach gewählter Operationsmethode (körpereigenes Gewebe, Protheseneinlage usw.) in Betracht zu ziehen sein. Aus psychologischer Sicht können keine allgemein gültigen Empfehlungen zur Frage einer sofortigen oder aufgeschobenen Mammarekonstruktion gegeben werden. Im Vordergrund steht die individuelle Ausgangslage der Patientin und die Erfahrung des jeweiligen behandelnden Arztes.

### Rekonstruktion mit Implantaten

Zur Verwendung stehen Implantate mit Silikon-, Kochsalz- und Sojaöltriglyzeridfüllungen. Nach der Konsensuserklärung des European Committee on Quality Assurance and Medical Devices in Plastic Surgery (EQUAM) vom 29.06.1996 steht unter anderem zu hoffen, daß die emotionsgetönte Diskussion in Zusammenhang mit den Silikonimplantaten auch in Deutschland im Interesse der Patientinnen einer aktuellen, wissenschaftlich fundierten Sicht weichen kann.

## Rekonstruktion mit körpereigenem Gewebe

Die betroffenen Patientinnen favorisieren diese Methode zunehmend, wobei der Aufwand toleriert wird.

## Mamillen- und Areolenrekonstruktion

Dieser Eingriff wird meist positiv erlebt und bildet als wenig strapaziöser Schritt den äußeren Abschluß der Rekonstruktionsoperation. Er hat einen wesentlichen Anteil an der Wiedergewinnung der weiblichen Identität und eines neuen Körpergefühles.

Es ist illusionär anzunehmen, daß eine Sofortrekonstruktion nach Mastektomie das Erleben der malignen Erkrankung und den Verlust der Brust auf jeden Fall unkomplizierter gestaltet. Aus der aktuellen Fachliteratur sind ähnliche Aussagen zu entnehmen.

## Angleichende Reduktionsplastik

Frauen mit vollem Busen kämpfen im Einzelfalle bei der angleichenden Reduktionsplastik der gesunden Brust erneut mit einem Verlusterlebnis. Mancher Frau fällt auch die Übernahme der Verantwortung für einen Eingriff an der gesunden, kontralateralen Brust schwer. Die Ängste vor den möglichen Resultaten von Nachuntersuchungen sind trotz Brustrekonstruktion weiter zu bewältigen und beinhalten bewußt und unbewußt eine permanente Bedrohung. Dies gilt insbesondere in den ersten Jahren nach der Manifestation der malignen Erkrankung und dem operativen Eingriff.

Mit wenigen Ausnahmen kann aus psychologischer Sicht ein eindeutiges, wenn auch nicht unkritisches Votum für die Brustrekonstruktion nach Mastektomie abgegeben werden. Dies gilt auch, wenn eine Patientin älter ist oder trotz Lokalrezidiv, Metastasenbildung und deutlich eingeschränkter Lebenserwartung dies ernsthaft und ohne irreale Hoffnungen wünscht.

## Die Neuorientierung

Immer wieder gelingt es reflexionsfähigen, selbstkritischen Frauen nach Mammakarzinom ebenso wie anderen onkologischen Patienten, nach dem existentiellen Einbruch eine individuell mehr oder minder deutliche Veränderung der Lebenseinstellung und der Bedürfnishierarchie herbeizuführen. Das Leben wird bewußter und intensiver erlebt, man versucht, musisch-kreative Aktivitäten einzubinden.

Im Einzelfalle ergibt sich die Indikation zu einer ambulanten Psychotherapie, einer Partner- oder Familientherapie, zum Erlernen von Entspannungstechniken. Auch die Teilnahme an Gruppen der psychosozialen Krebsnachsorge gehört in diesen empfehlenswerten Sektor.

**Literatur bei der Verfasserin**

# Mammakarzinom und Brustrekonstruktion

P. Schmidt-Rhode

**MERKE:**

1. Neben den absoluten Kontraindikationen für eine brusterhaltende Therapie gibt es sog. „relative Kontraindikationen", die sich überwiegend am erreichbaren kosmetischen Endergebnis orientieren.

2. Die Qualität des brusterhaltenden Vorgehens wird nicht nur durch ein gutes äußeres kosmetisches Ergebnis dokumentiert, sondern auch durch das Vorliegen einer guten „inneren Kosmetik".

3. Die Mastektomie ist nach wie vor ein operatives Standardverfahren in der Behandlung des Mammakarzinoms.

4. Die Brustrekonstruktion ist integraler Bestandteil der Frührehabilitation der Patientin.

5. Die Rezidivrate bei Patientinnen mit Rekonstruktion ist identisch im Vergleich zu solchen, die mastektomiert wurden, und orientiert sich an den onkologischen Prognosekriterien (z.B. Tumorgröße, axillärer Lymphknotenstatus usw.).

6. Im Falle der Rekonstruktion empfiehlt es sich aus medizinischer Sicht unter Berücksichtigung onkologischer, somatischer und psychologischer Gesichtspunkte, für jede Patientin ein individuelles chirurgisches rekonstruktives Vorgehen zu wählen.

7. Im Falle einer brusterhaltenden Therapie oder einer Brustrekonstruktion sind spezielle lokale Nachsorgeprobleme zu berücksichtigen.

Die Operation hat nach wie vor einen zentralen Stellenwert in der primären Behandlung des Mammakarzinoms. Sie wird sowohl aus therapeutischen wie auch diagnostischen Gründen durchgeführt. Die Zielsetzung, durch den operativen Eingriff eine lokale Tumorkontrolle zu erzielen, wird ergänzt durch die Absicht, mit dem obligaten intraoperativen Tumorstaging durch die postoperative pathohistologische Untersuchung des gewonnenen Gewebes eine Einschätzung der Ausbreitung des Tumors und der Tumorbiologie zu erreichen und damit die Prognose der Erkrankung einschätzen zu können.

Die operative Strategie in der Behandlung des Mammakarzinoms hat sich in den letzten 10–15 Jahren erheblich gewandelt. Neben der bis dahin üblichen modifiziert radikalen Mastektomie hat sich die brusterhaltende Therapie (BET) zunehmend als Standardverfahren zur operativen Primärbehandlung des Mammakarzinoms etabliert. Aufgrund der gegenüber der Mastektomie in den meisten Fällen geringeren operativen Traumatisierung ist sie heute zunehmend als Therapie der ersten Wahl anzusehen. Integraler Bestandteil einer brusterhaltenden Behandlung ist die adjuvante postoperative Nachbestrahlung der operierten Brust. Prospektiv randomisierte Studien aus den USA (NSABP) und aus Europa (EORTC, Mailand, Dänemark, Deutschland) mit Nachbeobachtungszeiten von bis zu 20 Jahren weisen für brusterhaltend und radikal operierte Patientinnen identische Überlebensraten auf. Psychologische Kontrolluntersuchungen bei Patientinnen mit BET haben gezeigt, daß bei ihnen im Vergleich zu Patientinnen, die mastektomiert wurden, die Zufriedenheit mit dem operativen Eingriff wesentlich größer ist.

Bei der brusterhaltenden Therapie stellt neben der notwendigen lokalen Tumorkontrolle auch ein gutes kosmetisches Ergebnis eine grundsätzliche Zielstellung dar. Darüber hinaus ist eine wesentliche Grundvoraussetzung zur Anwendung eines brusterhaltenden Verfahrens der Wunsch der Patientin. Letzteres ist insbesondere deshalb wichtig, weil über die Akzeptanz des gewählten Therapieverfahrens die notwendigen dezidierten Nachsorgekontrollen gewährleistet sein müssen.

Aus den vorab geschilderten Voraussetzungen resultieren Kontraindikationen für die Anwendung einer brusterhaltenden Therapie. *Absolute Kontraindikationen* orientieren sich überwiegend an pathohistologischen Kriterien. Eine dezidierte Beschreibung der Morphologie ist ebenso zu erbringen wie eine Festlegung des Tumorgradings und die Bestimmung des Hormonrezeptorstatus. Die endgültige Entscheidung über die Durchführbarkeit einer brusterhaltenden Behandlung wird somit maßgeblich durch den definitiven pathohistologischen Befund beeinflußt. In einer gewissen Zahl von Fällen wird deshalb bei primär brusterhaltendem Vorgehen ein erneuter operativer Eingriff (nochmalige Nachresektion, Mastektomie) notwendig sein. *Relative Kontraindikationen* orientieren sich überwiegend am erreichbaren kosmetischen Endergebnis des brusterhaltenden Verfahrens, auch strahlentherapeutische Er-

wägungen spielen hier unter Umständen eine Rolle.

Die beschriebenen Indikationen und Kontraindikationen für die brusterhaltende Therapie ermöglichen es zum heutigen Zeitpunkt, diese Operationsverfahren bei 50–60 % der Patientinnen durchzuführen, machen jedoch bei den übrigen Patientinnen nach wie vor ein radikaleres operatives Vorgehen (modifiziert radikale Mastektomie) notwendig. Darüber hinaus belegen die bereits zitierten internationalen Studien über die brusterhaltenden Operationsverfahren, daß in etwa 8–20 % der Fälle nach 10 Jahren mit einem lokalen Rezidiv in der operierten und bestrahlten Brust zu rechnen ist (In-Brust-Rezidive). Diese Rezidive müssen in der Regel mit einer Mastektomie therapiert werden. An dieser Stelle sei ausdrücklich nochmals darauf hingewiesen, daß der Problematik der möglichen „In-Brust-Rezidive" bei der Patientenführung im Rahmen der Nachsorge Rechnung getragen werden muß. Die demonstrierten Zahlen lassen erwarten, daß auch zukünftig bei etwa der Hälfte der Patientinnen, bei denen ein Mammakarzinom diagnostiziert wurde, ein ablativoperatives Verfahren primär oder sekundär angewandt werden muß. In diesen Fällen stellt die Brustrekonstruktion („Wiederaufbau der Brust"), ob sie nun primär im Zusammenhang mit der Erstoperation erfolgt oder sekundär nach einem entsprechenden zeitlichen Intervall, einen integralen Bestandteil der operativen Behandlungsstrategie dar. Auch in den aktuellen bundesdeutschen Nachsorgeempfehlungen wird deshalb nochmals ausdrücklich festgeschrieben, daß Patientinnen, die primär ablativoperativ behandelt werden müssen, auf die Möglichkeit einer Brustrekonstruktion hinzuweisen sind.

Im Falle einer Mastektomie sollte die Schnittführung unter Berücksichtigung onkologischer Notwendigkeiten so gewählt werden, daß den Erfordernissen einer *Rekonstruktion* Rechnung getragen wird. Zur Vermeidung überflüssiger Narben sollte die Inzision bei der zur histologischen Sicherung des Befundes unter Umständen vorangegangenen Tumorektomie innerhalb der späteren Schnittführung plaziert werden. Die Umschneidungsfigur für die Mastektomie wird möglichst hautsparend unter Wahrung des medialen und lateralen Brustansatzes sowie unter Erhaltung der Submammärfalte gelegt. Der ovaläre Schnitt wird nach lateral leicht ansteigend geführt, damit bei späterer Rekonstruktion ein Teil der Narben in den neu zu bildenden Mamillenareolakomplex integriert werden kann.

In der heutigen Zeit bietet sich dem Operateur ein ganzer Komplex von Rekonstruktionsmethoden an (Tabelle 1). Heterologen Verfahren unter Nutzung von Gewebeexpandern und/oder Gelimplantaten stehen autologe Verfahren mit kutanen oder myokutanen Lappenplastiken gegenüber. Ebenso lassen sich heterologe und autologe Verfahren kombinieren. Alle Rekonstruktionstechniken lassen sich primär wie auch sekundär allein oder in kombinierter Form nutzen. Grundsätzlich ist hier anzumerken, daß sich die rekonstruktive Operation am onkologischen Gesamtkonzept zu orientieren hat und nicht am grundsätzlich operativ-technisch Machbaren.

Wurde im herkömmlichen Sinn unter einer Brustrekonstruktion in der Vergangenheit der Wiederaufbau der Brust nach Mastektomie verstanden, so muß bei der heutigen differenzierten Mammachirurgie dieser Begriff auch auf vielfältige operative Maßnahmen im Rahmen der Brusterhaltung (BET-Rekonstruktion) Anwendung finden. Auch bei den sog. einfachen brusterhaltenden Schnittführungen (bogenförmige Schnittführung entlang der Hautspaltlinien) stellt die gute Adaptation des Wundgebietes und eine entsprechende Nahttechnik mit der Zielsetzung einer Verbesserung der äußeren und inneren Kosmetik (geringes Narbenbild, gute mammographische Kontrollierbarkeit der Brust) eine rekonstruktive Maßnahme dar. Umfassendere Rekonstruktionen im Rahmen der BET schließen spezielle plastischchirurgische Schnittführungen oder die Verwendung von kutanen oder myokutanen Lappen ein. Dies betrifft insbesondere auch den Bereich der sog. „relativen Kontraindikationen" (s. oben). Operativ rekonstruktive Maßnahmen bei Brusterhaltung durch individuell gewählte Schnittfiguren sollen im folgenden exemplarisch verdeutlicht werden.

Bei mittelgroßer Brust und *relativ zentral sitzendem Tumor* entsprechender Größe läßt sich eine problemlose Adaptation des Wundgebietes nur durch eine zusätzliche Reduktion des Hautmantels mit z. B. einer sog. „querovalen schmetterlingsförmigen Mastopexie-Figur" erreichen. Postoperativ ergibt sich eine gut kontrollierbare Brust („innere Kosmetik") bei gutem äußerem kosmetischem Bild und weitgehender Symmetrie.

Beim *Tumorsitz im unteren inneren Quadranten* der Brust ist bei einer brusterhaltenden Behandlung der nach der Tumorentfernung entstehende Substanzdefekt in vielen Fällen nicht durch eine intramammäre Gewebsadaptation möglich. In diesen Fällen bietet sich das Einschwenken eines deepithelisierten thorakoepigastrischen Lappens mit Rekonstruktion der Unterbrustfalte an.

Bei solchen Patienten ist es deshalb ganz besonders wichtig, daß der nachsorgende Arzt und/oder Radiologe, der ja in den meisten Fällen nicht mit dem Operateur identisch ist, über die angewandte Operationsmethode informiert wurde und daß die unterschiedlichen Gewebsbezirke unter Umständen mit Blick auf eine zuverlässige Rezidivdiagnostik gekennzeichnet wurden.

**Tabelle 1.** Rekonstruktive Verfahren (primär/sekundär)

| Heterolog | | Expander Prothese |
|---|---|---|
| Kombiniert | Oberbauchverschiebeplastik | (OVP) |
|  | Thorakoepigastrischer Lappen | (TEL) |
|  | Latissimus-dorsi-Lappen | (LAT) |
| Autolog | Latissimus-dorsi-Lappen | (LAT) |
|  | Transverser rectus-abdominis-musculo-cutaneus-Lappen | (TRAM) |

Die herkömmlichen rekonstruktiven Operationen nach Mastektomie wurden aus onkologischer Sicht lange Zeit sehr kritisch beurteilt. Dies betraf insbesondere die sog. Sofortrekonstruktion, d. h. den „Wiederaufbau der Brust" in unmittelbarem Zusammenhang mit der als Primärtherapie gewählten Mastektomie. Neben der Befürchtung einer höheren postoparativen Komplikationsrate stand hierbei jedoch die Angst vor einer Verschlechterung der Prognose der Patientin im Vordergrund. Man vertrat die Meinung, durch die Sofortrekonstruktion die Lokalrezidivrate zu erhöhen und unter Umständen eine höhere Metastasierungsrate auszulösen. Ähnliche Befürchtungen, wenn auch in geringerem Umfange, wurden hinsichtlich der sekundären Rekonstruktion geäußert, weshalb häufig ein Intervall von 2 Jahren zwischen Primäroperation und Rekonstruktion gefordert wurde.

Wissenschaftliche Daten aus den letzten 20 Jahren belegen jedoch, daß die Lokalrezidivrate bei allen verwendeten Operationsverfahren etwa gleich groß ist; dies betrifft sowohl die radikale Mastektomie wie die modifiziert radikale Mastektomie wie auch sämtliche heterologe und autologe Rekonstruktionsverfahren. Entscheidend für das Auftreten von lokalen Rezidiven sind in erster Linie das primäre Tumorstadium (Tumorgröße, Lymphknotenstatus, zusätzliche intraduktale Tumorausdehnung), die Tumorresektion im Gesunden und die Tumorbiologie. 70–80% aller Rezidive treten innerhalb der ersten 2 Jahre auf, wobei die meisten Lokalrezidive lediglich Ausdruck einer weiteren Disseminierung sind. Isolierte Lokalrezidive sind sehr selten.

Petit legte in einer kürzlich publizierten retrospektiven Studie Ergebnisse vor, in denen Daten von 146 Patientinnen, bei denen nur eine Mastektomie durchgeführt wurde, mit den Daten von 146 Patientinnen verglichen wurden, die einer Spätrekonstruktion mit heterologem Gewebsaufbau unterzogen wurden (Tabelle 2). Es zeigte sich, daß die Patientinnen mit zusätzlicher rekonstruktiver Operation keine Verschlechterung der Prognose aufwiesen. In der vorgelegten Studie, in der die onkologischen Kriterien beider Kollektive identisch waren, ergaben sich bei Patientinnen mit einer heterologen Spätrekonstruktion sogar bessere Ergebnisse bezüglich der lokoregionären Rezidiv- und der Disseminierungsrate. Diese Ergebnisse bedürfen der Kontrolle durch eine prospektiv randomisierte Studie. Auch die Lokalrezidiv- und Disseminierungsrate in Fällen einer Sofortre-

Tabelle 2. Mammakarzinom und Rekonstruktion. Relatives Risiko, 10 Jahre Todes-, Rezidiv- und Zweitkarzinomrate bei Brustkrebspatientinnen mit Silikonprothesen (n = 145)

| | Gruppe | Anzahl | Relative Risiko | p | Zehnjahresrate [%] |
|---|---|---|---|---|---|
| Todesrate | A | 26 | 1 | | 18 |
| | B | 16 | 0,6 (0,3–1,1) | 0,07 | 10 |
| Todesrate (Brustkrebs) | A | 25 | 1 | | 18 |
| | B | 15 | 0,5 (0,3–1,0) | 0,05 | 9 |
| Disseminierung | A | 35 | 1 | | 24 |
| | B | 19 | 0,5 (0,3–0,8) | 0,01 | 12 |
| Lokoregionäre Rezidive | A | 21 | 1 | | 15 |
| | B | 13 | 0,5 (0,3–1,1) | 0,07 | 8 |
| Zweitkarzinom (Brust) | A | 10 | 1 | | 7 |
| | B | 12 | 1,1 (0,5–2,7) | n.s. | 8 |
| Andere Lokalisation | A | 7 | 1 | | 6 |
| | B | 5 | 0,8 (0,2–2,5) | n.s. | 4 |

A = Kontrolle;  B = Prothese

**Tabelle 3.** Mammakarzinom und Rekonstruktion. Sofortrekonstruktion und Rezidive

| Studie | Anzahl der Patientinnen | Art der Rekonstruktion | Beobachtungs- zeit [Jahre] | Rezidiv in % | | | |
|--------|-------------------------|------------------------|-----------------------------|------|-------|--------|------|
| | | | | alle | lokal | distant | Zeit |
| Georgiade (1985) | 101 | hetero-/autolog | 3,0 | 10,0 | 0 | 0 | 1,6 J. |
| Johnson (1989) | 118 | hetero-/autolog | 2,5 | 12,5 | 0 | 0 | 1,2 J. |
| Noone (1994) | 306 | hetero-/autolog | 6,4 | 19,6 | 5,2 | 10,8 | <3 J. |
| Siavin (1994) | 161 | hetero-/autolog | 0 | 10,6 | 1,4 | 8,6 | 1,4 J. |

konstruktion scheint nicht wesentlich von den nach Mastektomie erzielten Ergebnissen different zu sein (Tabelle 3).

Auf der Basis der demonstrierten Daten läßt sich feststellen, daß eine Rekonstruktion nach Mastektomie sowohl primär im Zusammenhang mit der Erstoperation (Primärrekonstruktion) wie auch in einem gewissen zeitlichen Abstand zum Ersteingriff (Sekundärrekonstruktion) möglich ist. Hinsichtlich der Gesamtprognose der Brustkrebserkrankung ergeben sich offensichtlich keine signifikanten Unterschiede zwischen den einzelnen Patientinnengruppen. Die Hauptindikation zur Brustrekonstruktion ist der Wunsch der Patientin nach Wiederherstellung des Körperbildes. Aus medizinischer Sicht empfiehlt es sich unter Berücksichtigung onkologischer, somatischer und psychologischer Gesichtspunkte, für jede Patientin ein individuelles chirurgisch-rekonstruktives Vorgehen zu wählen (Tabelle 4). Dies sollte nicht nur

**Tabelle 4.** Mammakarzinom und Rekonstruktion – Empfehlung

| Krankheitsstadium (Tumorgröße, LK-Status, Histologie, Prognosekriterien) | Onkologisches Therapiekonzept (OP, Radiatio, Chemo-, Hormontherapie) |
|---|---|
| Individuelles Vorgehen für jede einzelne Patientin | |
| Individuelle kosmetische Gesichtspunkte (Brustform, -größe, Alter, Gewebezustand) | Wunsch der Patientin Kognitive Fähigkeiten |

vor dem Hintergrund des jeweils vorliegenden Krankheitsstadiums, sondern auch unter Berücksichtigung der ggf. ergänzend anstehenden adjuvanten onkologischen Therapiemaßnahmen (z.B. Chemotherapie, Hormontherapie, Strahlentherapie) geschehen. Das bedeutet, daß die kosmetischen Gesichtspunkte in das onkologische Theapiekonzept eingebettet werden müssen. Darüber hinaus sollten die persönlichen und speziellen Wünsche der Patientinnen hinsichtlich des kosmetischen Anspruches berücksichtigt werden. Dies impliziert für den operativ tätigen Arzt grundsätzlich die Beherrschung aller Rekonstruktionstechniken, um im Einzelfall das optimale Verfahren für die Patientin anbieten zu können.

Das Konzept der Wahl stellt das möglichst einfache operative Prinzip dar, mit dem sich individuell ein optimales Ergebnis erzielen läßt. Hierbei ist auch zu berücksichtigen, daß autologe Sofortrekonstruktionsmaßnahmen immer mit einem primär höheren operativen und zeitlichen Aufwand verbunden sind. Anwendung finden sollten diese Verfahren in der Regel bei folgenden Indikationen:

- Patientinnen, bei denen lokale Gegebenheiten den Einsatz von vitalem Gewebe notwendig machen.
- Patientinnen, die einen Wiederaufbau wollen, Fremdmaterial aber ablehnen.
- Patientinnen, die eine möglichst vorhersehbare perfekte primäre Wiederherstellung der Brust wünschen und unter Umständen eine Operation der gesunden Brust zur Symmetrieoptimierung ablehnen.

Nicht unerwähnt bleiben darf im Rahmen der Brustrekonstruktion die Problematik der *speziellen Nachsorgeprobleme*. Über die allgemeinen Maßnahmen der Nachsorge hinaus kommt hier der lokalen Kontrolle im Operationsgebiet eine besondere Bedeutung zu. Diese muß individuell an dem angewendeten Operationsverfahren orientiert werden. Der nachsorgende Arzt muß dezidiert über den Operationsablauf und das gewählte Rekonstruktionsverfahren informiert sein. Nur unter Kenntnis der genauen Befundlage ist ein sinnvoller dezidierter Einsatz klinischer und apparativer lokaldiagnostischer Maßnahmen möglich. Im Falle der Verwendung heterologer Gewebsmaterialien ist auch unter diesem Aspekt eine regelmäßige klinische und apparative Kontrolle notwendig. Die Patientinnen müssen über mögliche Materialdefekte und die Haltbarkeitsdauer ebenso informiert werden wie über eventuelle Folgeoperationen, die durch Materialaustausch notwendig werden. Dies bedingt eine stetige enge Kooperation zwischen primärem Operateur und nachsorgendem Arzt.

**Literatur beim Verfasser**

# Kann der Nachweis mikrometastatischer Zellen im Knochenmark den Lymphknotenstatus beim Mammakarzinom ersetzen?

I. J. DIEL

**MERKE:**

1. Der axilläre Lymphknotenstatus gilt derzeit als wichtigster prognostischer Einzelfaktor beim primären Mammakarzinom.

2. Seine prognostische Wertigkeit wird allerdings durch die Tatsache eingeschränkt, daß 30 % der nodalnegativen Patientinnen eine spätere Metastasierung erleiden und 10–15 % der primär metastasierten Frauen frei von axillären Lymphknotenmetastasen sind.

3. Der immunzytologische Tumorzellnachweis im Knochenmark (TCD) ist ein Disseminationsmarker auf distant-systemischem Niveau und konkurriert daher mit dem Disseminationsmarker Nodalstatus.

4. Bei fast 1500 Patientinnen mit primärem Mammakarzinom konnten wir in 43 % der Fälle Tumorzellen im Knochenmark zum Zeitpunkt der Primäroperation auffinden.

5. Über 80 % aller Patientinnen mit subsequenter Fernmetastasierung hatten mikrometastatische Zellen im Knochenmark (TCD positiv).

6. Im direkten statistischen Vergleich erwies sich der Tumorzellnachweis als besserer Prognosefaktor gegenüber dem Nodalstatus, insbesondere bei Frauen mit kleinem Mammakarzinom (T1).

7. Da auch die Komplikationsrate der Knochenmarkaspiration extrem niedrig ist, sollte in einer randomisierten Studie untersucht werden, ob die axilläre Lymphonodektomie nicht durch den Tumorzellnachweis ersetzt werden kann.

## Stellenwert des Lymphknotenstatus

Die axilläre Lymphonodektomie ist derzeit integraler Bestandteil des operativen Vorgehens beim primären Mammakarzinom. Befallene axilläre Lymphknoten sind das morphologische Korrelat der Tumorausbreitung auf lokoregionärem Niveau. Die Anzahl metastatisch befallener Knoten korreliert hochsignifikant mit dem rezidivfreien und dem Gesamtüberleben. Das ist auch der Grund, warum der Lymphknotenstatus bei der Planung adjuvanter Therapiestudien Stratifikationsmerkmal Nummer Eins war und ist. Außerdem bietet die axilläre Lymphknotendissektion die beste Möglichkeit der regionären Tumorkontrolle. Nach standardgemäß durchgeführter Lymphonodektomie beträgt die axilläre Rezidivhäufigkeit höchstens 1–2 %. Eines der Hauptargumente der Befürworter der Axillaoperation, nämlich eine mögliche Verbesserung der Heilungsrate, konnte allerdings bisher noch durch keine wissenschaft-

**Tabelle 1.** Komplikationen der axillären Lymphonodektomie (evaluierte Zusammenfassung unterschiedlicher Literaturangaben)

| Komplikation | Häufigkeit [%] |
| --- | --- |
| Axilläre Serome | 15–30 |
| Dysästhesien des Oberarms | >20 |
| Bewegungseinschränkung in der Schulter | 15–20 |
| Lymphödeme (nach 5 Jahren) | 2–10 |
| Infektionen der Axilla | 2– 5 |
| Nachblutungen nach OP | 1– 2 |
| Verletzung der V. axillaris (und/oder Nerven) | selten |

liche Untersuchung gestützt werden. Und es gibt zahlreiche Studien zu diesem Thema.

Der schwerwiegendste Nachteil der axillären Lymphknotenentfernung ist die hohe Zahl an Komplikationen, die nicht nur zu erheblichen Dauerbeschwerden bei den Betroffenen führen können, sondern auch den stationären Aufenthalt verlängern und die damit verbundenen Kosten steigern (Tabelle 1). Auch die Bedeutung des Lymphknotenstatus als Prognosefaktor hat inzwischen zahlreiche Einschränkungen erfahren. So müssen immerhin 20–25 % aller nodalnegativen Patientinnen mit einer späteren Fernmetastasierung rechnen und 10–15 % aller primär metastasierten Frauen sind zum Zeitpunkt der Erstoperation axillär tumorfrei. Sucht man mit immunhistochemischen Verfahren nach Mikrometastasen im histologisch unauffälligen Axillapräparat, so wird man in ca. 20 % der Fälle fündig, ohne daß dies prognostisch bedeutungsvoll wäre. Schlichtweg übergangen wird häufig die Tatsache, daß 30–40 % aller nodalpositiven Patientinnen zur Gruppe der Langzeitüberlebenden (mehr als 20 Jahre) gerechnet werden dürfen.

## Tumorzellnachweis im Knochenmark

Der Nachweis einzelner epithelialer Zellen im Knochenmark von Tumorpatienten hat durch die Einführung immunzytologischer und molekularbiologischer Techniken einen enormen Aufschwung erfahren. Diese Methoden werden heute unter dem englischen Schlagwort „minimal residual disease", das sich nur schlecht ins Deutsche übertragen läßt, subsumiert. Minimal Residual Disease (MRD) ist ein aufstrebendes Teilgebiet der Onkologie, das seine Hauptaufgabe darin sieht, Tumorresiduen in Geweben, Körperflüssigkeiten und Transplantaten nachzuweisen und einer Therapie zugänglich zu machen.

Der Nachweis mikrometastatischer Zellen im Knochenmark von Patientinnen mit Mammakarzinom wurde in England zu Beginn der 80er Jahre zum erstenmal erfolgreich durchgeführt und publiziert. In der Zwischenzeit haben zahlreiche Arbeitsgruppen – die meisten aus Deutschland – die Idee aufgegriffen und weiterentwickelt. Allein in Heidelberg wurde seit 1985 bei mehr als 2000 Patientinnen die intraoperative Knochenmarkaspiration durchgeführt und prognostisch evaluiert.

Tumorzellen im Knochenmark sollten keinesfalls als Mikrometastasen bezeichnet werden. Dieser Begriff, auch wenn er nicht einheitlich definiert ist, sollte organisierten Zellverbänden vorbehalten bleiben, die bereits Anschluß ans Kapillarnetz gefunden haben. So bleibt ein semantisches Dilemma, und die einzelnen Autoren behelfen sich mit Benennungen wie Nachweis von Tumoreinzelzellen, epithelialen Zellen, ektopen Zellen, mikrometastatischen Zellen, extrinsischen Zellen oder sie benutzen Akronyme wie TCD („tumor cell detection"). Nach heutigem Wissensstand ist der immunzytologische Nachweis von Tumorzellen im Knochenmark eine Methode, die ein transientes Phänomen analysiert. Tumorzellen im Knochenmark sind das morphologische Korrelat der Fähigkeit des Primärtumors zur Zellaussaat in die Peripherie, d. h. seiner metastatischen Potenz. Ist der Primärtumor exzidiert, versiegt die Quelle, und der größte Teil der Tumorzellen geht zugrunde. Nur sehr wenige der disseminierten Zellen besitzen das genetische Programm, das notwendig ist, um nach einer Latenzperiode als „dormant cell" die Proliferation voranzutreiben. So wird aus einer Einzelzelle zunächst eine Mikrometastase und später eine klinisch nachweisbare, lebensbedrohliche Makrometastase.

Nach der Halstedschen Vorstellung von der zentrifugalen Ausbreitung des Brustkrebses war es ganz logisch, neben dem gesamten Drüsenkörper auch sämtliche regionären Lymphknotenstationen zu eradizieren. Da aber Mammakarzinome zu einem großen Teil früh hämatogen metastasieren, ist der Nachweis von Tumorzellen im Knochenmark sehr viel besser mit dem modernen Konzept einer systemischen Erkrankung zu vereinbaren als der Nachweis befallener Lymphknoten. Insofern ist der Tumorzellnachweis als Prognosefaktor der „natürliche Feind" des Nodalstatus.

## Technik der Knochenmarkaspiration

In den ersten Publikationen wurde noch über die Punktion von 8 Skelettlokalisationen berichtet (Wirbelkörper, Sternum, Beckenkamm vorne und hinten). Spätere Arbeitsgruppen punktierten 6 Stellen; dann waren es noch 4. Und heute hat man sich darauf geeinigt, nur 2 Punktionsstellen (vordere oder hintere Beckenkämme) zu stanzen. Die Erfahrung zeigte, daß die Ausbeute an Tumorzellen nicht größer wurde, wenn man mehr als 2 Stellen auswählte. Die Punktionsnadel sollte dicklumig sein (Jamshidi-Technik), um die Erzeugung eines hohen Unterdrucks zu gewährleisten. Die Aspiration sollte mit forciertem Sog erfolgen, damit die feinen Sinusoide der Markräume zerreißen und das Knochenmark ausströmen kann. Da von manchen Forschern die Befürchtung geäußert wird, daß bei Aspiration von großen Mengen das Knochenmark durch nachfließendes peripheres Blut „kontaminiert" wird, sollten nur etwa 5–7 ml pro Seite in einer heparinisierten Spritze aufgezogen werden. Kann das Mark nicht sofort aufgearbeitet werden, kann es in heparinisierten Röhrchen mit Transportmedium asserviert und verschickt werden. Solche Stanz- und Transportsysteme werden in-

zwischen kommerziell angeboten (z. B. Bonedetect-KM, medac, Hamburg).

Die Knochenmarkpunktion kann in Lokalanästhesie oder besser in Allgemeinnarkose direkt nach der Mammaoperation erfolgen. Wichtig ist, daß die Punktionsstelle gut desinfiziert und die Haut mit einem spitzen Skalpell inzidiert wurde. Die Frage, ob man besser vor oder nach der Hauptoperation stanzt, kann inzwischen beantwortet werden. Die Detektionsrate liegt in beiden Fällen auf gleichem Niveau. Es widerspräche auch der Biologie des Mammakarzinoms, wenn Tumorzellen erst durch den operativen Eingriff verschleppt würden.

Die Komplikationsrate der Prozedur ist minimal. In Heidelberg mußte nur in einem einzigen Fall wegen einer Nachblutung eine Umstechungsligatur angelegt werden. Infektionen sind extrem selten; postoperative Schmerzen treten gelegentlich auf, flächenhafte Hämatome etwas häufiger. Die Komplikationsrate der Knochenmarkaspiration liegt unter einem Prozent.

## Aufarbeitung und Färbung des Knochenmarks

Zunächst muß das Knochenmark differentialzentrifugiert werden. Das geschieht über einen Ficoll-Gradienten (visköse Flüssigkeit, mit der das Knochenmark unterschichtet wird). In der Interphaseschicht befinden sich Knochenmark- und Tumorzellen, die nach der Zentrifugation ausgestrichen oder mit einer Zytozentrifuge auf Objektträger aufgetragen werden. Die letztgenannten Präparate bezeichnet man als Zytospins. Der Vorteil der Zytospintechnik liegt in der Möglichkeit, eine definierte Zahl von Zellen aufzutragen. So kann eine standardisierte Bestimmung der Ratio Tumorzellen/Knochenmarkzellen erfolgen. Ob aber die Zahl detektierter Zellen eine prognostische Bedeutung hat, vergleichbar der Anzahl befallener Lymphknoten, muß noch geklärt werden.

Die immunhistochemische Färbung ist kompliziert, störungsanfällig und setzt viel Erfahrung voraus. Immunzytologische Färbeautomaten (z. B. Dako-TechMate, Dako, Hamburg) helfen die Risiken zu vermindern und den Verbrauch an Reagenzien zu minimieren. Die Wahl des richtigen Antikörpers kann sich ebenfalls schwierig gestalten. Die meisten Erfahrungen liegen zu Zytokeratin- und Muzinantikörpern vor. Während die Erstgenannten Anteile des Zytoskeletts epithelialer Zellen markieren (z.B. CK 19; CK = Cytokeratin), erkennen Muzinantikörper tumorassoziierte Glykoproteine (z.B. BM2 und BM7; BM = Breast Mucin). CK-Antikörper zeichnen sich durch eine hohe Spezifität aus, BM-Aks sind hingegen sehr sensitiv und daher für Screeninguntersuchungen bestens geeignet; sie können aber mit Erythroblasten kreuzreagieren.

Die Auswertung der Objektträger ist ausgesprochen zeitaufwendig. Die Analyse durch das Lichtmikroskop kann, insbesondere bei Ausstrichpräparaten, bis zu einer Stunde pro Fall dauern. Es gibt einen Konsens darüber, daß 3–4 Mio. Zellen (3–4 Zytospins/Patient) ausgewertet werden sollten. Diese Arbeit kann sehr viel besser durch automatische Bildanalysesysteme durchgeführt werden (z.B. Discovery, Becton-Dickinson). Solche Automaten können die gesuchten Zellen anhand vorgegebener Parameter auswählen, speichern und auf Wunsch ausdrucken oder auf dem Bildschirm anzeigen. Die Beurteilung der Zellen kann dann innerhalb weniger Minuten erfolgen. Der Vorteil der Bildanalysesysteme ist offensichtlich, der Nachteil ist der hohe Anschaffungspreis.

## Prognostische Bedeutung des Tumorzellnachweises

Der Nachweis einzelner Tumorzellen (TCD) oder Zellcluster darf, wie bereits zuvor erwähnt, nicht mit einer Mikrometastasierung verwechselt werden. Tumorzellen in der Peripherie sind Ausdruck der metastatischen Potenz des Primärtumors, nicht mehr und nicht weniger. Die Zielrichtung aller klinischen Forschung zum Thema TCD war daher die prognostische Bedeutung der Tumorzellkontamination im Knochenmark. Insbesondere wollte man wissen, ob sich bei nodalnegativen Patientinnen die Prognose verschlechtert, wenn TCD positiv ist.

Im Heidelberger Konzept wurde diese Frage in einer großen prospektiven Studie untersucht, die bereits 1985 begonnen wurde. Bei allen Patientinnen mit primärem Mammakarzinom wurde intraoperativ eine Knochenmarkaspiration in Allgemeinnarkose vorgenommen. Das Knochenmark wurde nach Aufarbeitung (s. oben) mit dem monoklonalen Antikörper BM2 (medac, Hamburg) angefärbt und anschließend ausgewertet. Der monoklonale AK reagiert mit dem tumorassoziierten Glykoprotein TAG 12, das von fast allen Mammakarzinomen exprimiert wird (96%). Der Tumorzellnachweis war bei 42% der Patientinnen positiv. Diese Nachweisrate wich nur minimal von den Ergebnissen früherer Untersuchungen ab (Tabelle 2). Erstaunlicherweise fand sich sowohl in der Gruppe der Frauen mit kleinem Primärtumor (T1) als auch bei nodalnegativen Patientinnen eine Detektionsrate um 30%.

Die operative und systemische Therapie wurde nach den Richtlinien der GABG (German Adjuvant Breast Cancer Study Group) und den Empfehlungen der Konsensus-Meetings von St. Gallen (1992 und 1995) durchgeführt. Allerdings wurde der Tumorzellnachweis niemals zur Stratifikation adjuvanter Therapieverfahren genutzt.

Die Patientinnen wurden risikoadaptiert in unterschiedlichen Zeitabständen zur Nachsorge

Tabelle 2. Tumorzellnachweis im Knochenmark (Detektionsraten an der UFK Heidelberg)

| Jahr | Anzahl [n] | [%] | Literatur |
|------|-----------|-----|-----------|
| 1990 | 128 | 32 | Geburtshilfe Frauenheilkd 50:923 |
| 1992 | 260 | 44 | J Clin Oncol 10:1534 |
| 1994 | 406 | 45 | Important Adv Oncol 94:143 |
| 1996 | 727 | 43 | J Natl Cancer Inst 88:1652 |
| 1997 | 1026 | 42 | Geburtshilfe Frauenheilkd 57:333 |

in die onkologische Ambulanz der Universitäts-Frauenklinik einbestellt und untersucht.

Im Winter 1995/96 wurde ein Follow-up bei 1026 auswertbaren Patientinnen (von 1212) vorgenommen. Die mediane Nachbeobachtungszeit betrug 42 Monate. 176 Patientinnen hatten eine Fernmetastasierung erlitten; 73 Frauen waren bereits an ihrer Krankheit verstorben. In beiden Subgruppen lag die Rate positiver TCD-Fälle knapp über 80%. Das metastasenfreie Intervall betrug in der TCD-negativen Gruppe 43 Monate, im TCD-positiven Kollektiv 31 Monate (Tabelle 3).

In Kaplan-Meier-Analysen konnte sowohl für das rezidivfreie als auch für das Gesamtüberleben eine deutlich schlechtere Prognose für tumorzellpositive Patientinnen errechnet werden (Abb. 1). Cox-Regressionsanalysen wiesen für beide Ereignisse TCD als besten und unabhängigen Prognosefaktor aus. Da die adjuvante Therapie zu statistischen Interferenzen hätte führen können, wurden 5 unterschiedliche Behandlungsverfahren als Prognosefaktoren in die Regressionsanalyse miteinbezogen. Außerdem konnte bei 265 Patientinnen ohne adjuvante Systemtherapie der Tumorzellnachweis ebenfalls als bester Prognosefaktor evaluiert werden (P < 0,009).

## Prognostische Evaluation der Prognosefaktoren Nodalstatus und TCD

Wie in den beiden ersten Kapiteln beschrieben, sind Tumorzellnachweis und Nodalstatus Disseminationsmarker, die eine morphologisch-begründbare Aussage zur Metastasenbereitschaft des Primärtumors gestatten. Im Gegensatz dazu erlauben Untersuchungen am Tumorgewebe selbst (Rezeptoren, S-Phase, Grading u.v.a.m.) nur indirekte Aussagen zur Aggressivität der Erkrankung. Nichts lag daher näher, als beide Disseminationsparameter zu kombinieren und zu evaluieren. Vier differente Konstellationen ergaben sich: TCD + /N +, TCD + /N −, TCD − /N + und TCD − /N −. Die Kaplan-Meier-Analysen zum rezidivfreien Überleben zeigten erwartungsgemäß die schlechteste Prognose für Patientinnen mit mikrometastatischen Zellen im Knochenmark und synchronen axillären Lymphknotenmetastasen. Die zweitschlechteste Prognose hatten erstaunlicherweise nodalnegative Frauen mit positivem Tumorzellnachweis (Abb. 2). War TCD negativ, dann war es für die prognostische Bedeutung völlig unerheblich, ob gleichzeitig axilläre Metastasen vorhanden waren oder nicht. Ganz ähnliche Resultate konnten auch für das Gesamtüberleben errechnet werden.

Der einzige Prognosefaktor, der präoperativ bekannt ist, ist die Größe des Primärtumors. Palpation, Mammographie und Sonographie gestatten in der Mehrzahl der Fälle eine gute Einteilung in die 4 T-Stadien. Im vorliegenden Kollektiv hatten 408 Frauen ein kleines Mammakarzinom (T1; 40%) und 436 hatten einen Primärtumor mit einem Durchmesser zwischen 2 und 5 cm (T2; 42%). Die 182 verbliebenen Patientinnen waren im Tumorstatium T3 und T4 (18%). In einer abschließenden Cox-Regressionsanalyse wurden die beiden Prognosefaktoren TCD und Nodalstatus in dichotomisierter Form verglichen, das aber in den unterschiedlichen T-Klassen. Die Resultate der Berechnung bewiesen für Patientinnen mit kleinen Tumoren die herausragende Bedeutung des Tumorzellnachweises (P < 0,001; RR 12,3). Der Nodalstatus erreichte in diesem Kollektiv noch nicht einmal Signifikanzniveau (P = 0,096; RR 2,34). In der Tumorklasse T2 waren die P-Werte beider Faktoren signifikant. Das heißt, daß hier der Nodalstatus wichtige zusätzliche Informationen lieferte.

**Tabelle 3.** Follow-up-Ergebnisse von 1026 Patientinnen nach median 42 Monaten (Diel et al. 1997)

|  | n | TCD + | TCD − |
|---|---|---|---|
| Metastasen | 176 | 144 (82%) | 32 |
| Verstorben | 73 | 59 (81%) | 14 |
| Metastasenfreies Intervall |  | 31 Monate | 43 Monate |

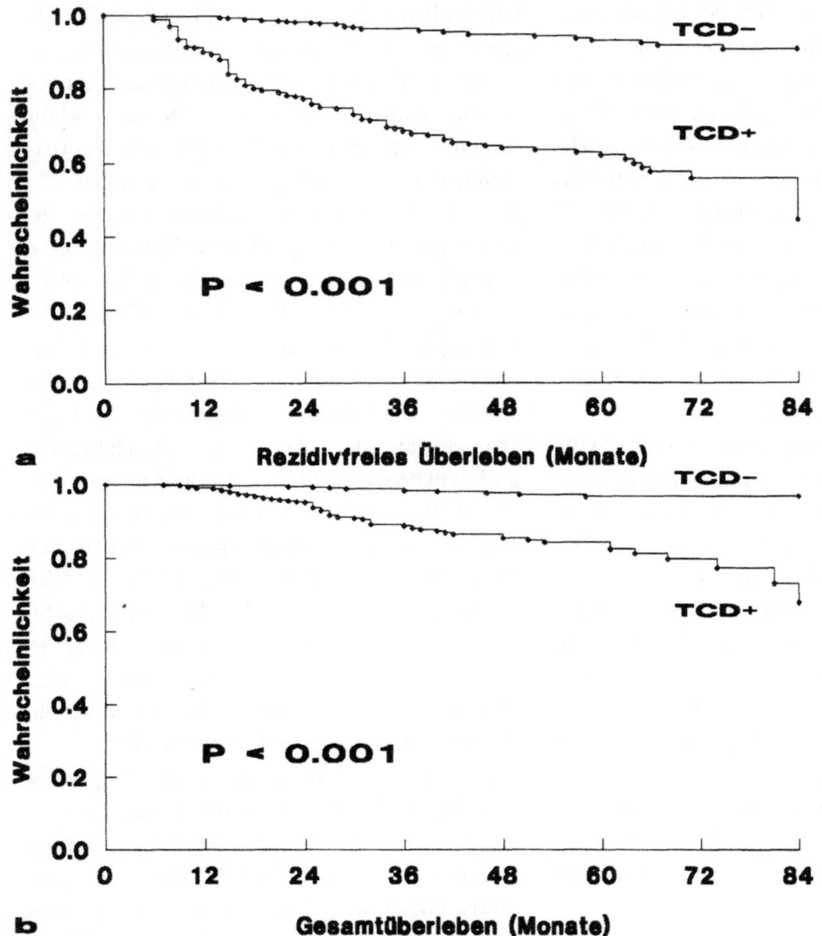



**Abb. 1 a, b.** Kaplan-Meier-Überlebenskurven zur Darstellung der errechneten Überlebenswahrscheinlichkeit für Patientinnen mit (TCD +) und ohne (TCD −) Tumorzellen im Knochenmark. **a** Bezogen auf das rezidivfreie Überleben, **b** auf das Gesamtüberleben. (Nach Diel et al. 1997)

## Kann TCD den Nodalstatus ersetzen?

Zahlreiche Untersuchungen haben sich mit der Frage beschäftigt, ob die axilläre Lymphonodektomie für das Gesamtüberleben von Bedeutung ist. Beispielhaft soll die NSABP-Studie nach dem Protocol B-04 angeführt werden, deren Ergebnisse unter der Federführung von B. Fisher 1985 publiziert wurden. Insgesamt 1665 Patientinnen mit Mammakarzinom und klinisch unauffälliger Axilla wurden randomisiert. Ein Drittel der Patientinnen wurde durch Mastektomie und Axilladissektion behandelt, ein weiteres Drittel wurde mastektomiert und erhielt eine Axillabestrahlung. Beim letzten Drittel wurde ausschließlich eine Ablatio mammae durchgeführt, und nur bei Auftreten von palpablen axillären Metastasen wurde eine sekundäre Lymphonodektomie indiziert. Nach einer medianen Nachbeobachtungszeit von über 10 Jahren wurde die Studie ausgewertet. Die Überlebensrate lag in allen 3 Gruppen einheitlich bei 57%. Die axilläre Rezidivrate lag allerdings bei 18% im Stratum 3. Bedauerlicherweise kann der Publikation aber nicht entnommen werden, ob Frauen in

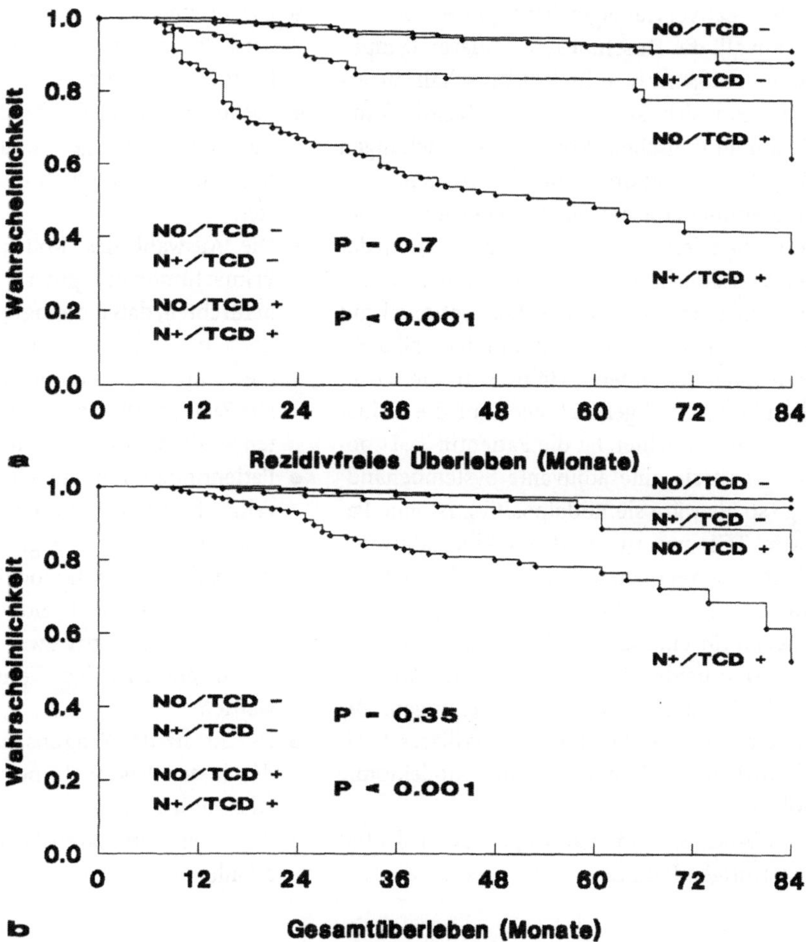


**Abb. 2 a, b.** Kaplan-Meier-Überlebenskurven zur Darstellung der errechneten Überlebenswahrscheinlichkeit für Patientinnen mit unterschiedlichen Kombinationen der Prognosefaktoren Tumorzellnachweis und axillärer Lymphknotenstatus (N0/TCD-, N+/TCD−, N0/TCD+, N+/TCD+). a Bezogen auf das rezidivfreie Überleben, b auf das Gesamtüberleben. (Nach Diel et al. 1997)

allen Tumorstadien rekrutiert wurden oder nur Patientinnen mit kleinem Mammakarzinom. Außerdem wurde die Untersuchung in den 70er Jahren durchgeführt, einer Zeit, in der die adjuvant-systemische Therapie keineswegs so umfassend eingesetzt wurde wie derzeit. Heute, in den 90er Jahren, erhalten nur noch 5–10 % aller Patientinnen keine adjuvante Therapie (Generalisierung der Behandlung statt Individualisierung). Dadurch relativiert sich der Wert der etablierten Prognosefaktoren ganz eindeutig.

Der Tumorzellnachweis im Knochenmark stellt eine echte prognostische Alternative zum Nodalstatus dar, zumindest bei Frauen mit kleinem Mammakarzinom (deren Zahl in Regionen mit mammographischem Screening erheblich zugenommen hat).

Ein sinnvolles Studiendesign sollte Patientinnen mit kleinen Tumoren (T1) einschließen, die in der Axilla klinisch und sonographisch ohne Metastasennachweis sind. Bekanntlich liegt aber die Fehlerrate der klinischen Axillauntersuchung bezüglich falsch-positiver wie auch falsch-negativer Aussagen bei ca. 30 %. Daher ist es sinnvoll, die Durchmesser axillärer Lymphknoten präoperativ mittels Ultraschall zu erfassen. Ein sich abzeichnendes Rezidiv kann bei sonographischen Kontrolluntersuchungen frühzeitig erkannt und behandelt werden.

Ein Studienkonzept, wie es in der Abb. 3 wiedergegeben ist, sieht eine Randomisation der oben charakterisierten T1-Patientinnen vor. Die eine Hälfte der Frauen wird konventionell mit Operationen an der Brust und in der Axilla behandelt. Bei der anderen Hälfte wird die Lokalbehandlung durchgeführt, aber auf die Axilladissektion verzichtet. Ist die Patientin TCD-positiv, erhält sie eine adjuvante Systembehandlung (so als wäre sie nodalpositiv). Ist eine Patientin TCD-negativ, wird auf eine adjuvante Behandlung verzichtet, es sei denn, alle weiteren Prognosefaktoren (aus dem Primärtumor) sprächen für ein individuell erhöhtes Risiko. In den ersten beiden Jahren erfolgen im Abstand von 3 Monaten Kontrolluntersuchungen. Bei hochgradigem Verdacht auf ein axilläres Rezidiv wird eine sekundäre Lymphonodektomie erfolgen.

Ein solches Studienkonzept berücksichtigt alle wichtigen Punkte:

- Die prognostische Aussage des Nodalstatus wird durch den mindestens gleichwertigen Faktor TCD ersetzt.
- Die lokale Kontrolle wird durch engmaschige Nachuntersuchungen und die Option der sekundären Lymphonodektomie gewährleistet.
- Die Auswahl des Kollektivs mit kleinem Primärtumor und guter Prognose läßt nicht befürchten, daß ein möglicher, geringer, aber noch nie erwiesener Überlebensvorteil durch die Lymphonodektomie zum Tragen kommt. Die Zielhypothesen des auf Abb. 3 dargestellten Studienkonzeptes lauten:
- Patientinnen mit ausschließlichem Tumorzellnachweis zur Prognose haben keinen Überlebensnachteil gegenüber Patientinnen mit axillärer Lymphonodektomie.
- Die lokoregionäre Rezidivgefahr ist im erstgenannten Kollektiv zwar erhöht, kann aber durch engmaschige Kontrollen minimiert werden.
- Der Ersatz des Prognosefaktors Nodalstatus durch den Faktor Tumorzellnachweis führt zu einer dramatischen Reduktion der Morbidität, der stationären Verweildauer und der anfallenden Kosten.

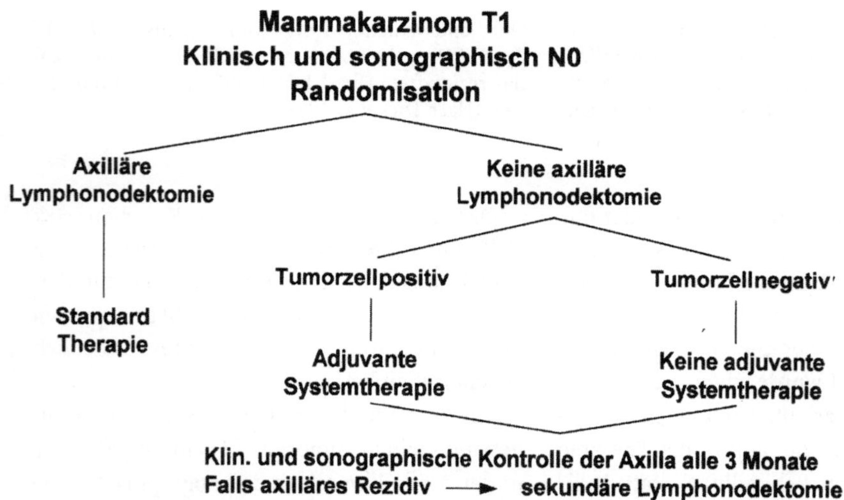


**Abb. 3.** Studiendesign 1997: Prospektiv randomisierte, multizentrische Studie zur Überprüfung der prognostischen Aussagekraft von axillärem Lymphknotenstatus versus Tumorzellnachweis bei Patientinnen mit kleinem Mammakarzinom (T1/klin N0/M0)

# Hat die Lymphonodektomie noch eine Zukunft?

Die physiologischen Aufgaben der Lymphknoten beinhalten die Rückführung interstitieller Proteine und Flüssigkeiten, die Exposition von Lymphozyten gegenüber Fremdantigenen und die Produktion von T- und Plasmazellen. Axilläre Lymphknoten sind also keineswegs feinporige Filter, in denen die Tumorzellen hängenbleiben, sondern hochspezialisierte, immunkompetente Kontrollstationen. Afferente und efferente Lymphgefäße kommunizieren untereinander, übergehen häufig die Lymphknoten und besitzen zahlreiche Querverbindungen zu venösen Gefäßen. So können Tumorzellen Lymphknoten umgehen, aber auch durch sie hindurchfließen. Weiterhin können Zellen in den Knoten verbleiben, dort proliferieren (oder auch nicht) und sie können auch in situ zerstört werden.

Die mentale Skepsis gegenüber einer Aufgabe der routinemäßigen Lymphonodektomie wird aus der Angst gespeist, befallene axilläre Lymphknoten seien der Ausgangspunkt einer subsequenten Fernmetastasierung. Aus zahlreichen Tierversuchen weiß man aber, daß abgeschilferte Tumorzellen organspezifisch metastasieren und daß sich angezüchtete Zellen aus Lymphknotenmetastasen bei erneuter Inokulation in Lymphknoten ansiedeln und nicht in der Leber oder Lunge. Solche Experimente sind beim Menschen selbstverständlich ausgeschlossen. Es gibt aber zahlreiche Phänomene, die eine Analogie vermuten lassen. Schilddrüsenkarzinome metastasieren fast immer in regionäre Lymphknoten, haben aber nur selten Fernmetastasen zur Folge. Umgekehrt führen Knochensarkome häufig zu Lungenmetastasen, gehen aber nur in geringer Häufigkeit mit befallenen Lymphknoten einher usw.

Sind also axilläre Lymphknotenmetastasen beim Mammakarzinom Zwischenstationen einer Fernmetastasierung? In der großen Mehrheit der Fälle vermutlich nicht. Sie sind Indikatoren einer systemischen Ausbreitung und insofern für die Prognose der Erkrankung von Bedeutung!

Hat die axilläre Lymphonodektomie noch eine Zukunft? Eindeutig ja! Aber die Indikationen werden im nächsten Jahrtausend andere sein als noch heute. Da die regionäre Kontrolle der Erkrankung die gleiche Bedeutung hat wie die lokale, wird auch in einigen Jahren die nodale Dissektion wegen fortgeschrittener axillärer Metastasierung, Rezidiven nach Systemtherapie und therapierefraktären Metastasen (nach adjuvanter oder primärer Chemotherapie) durchgeführt werden müssen.

Abschließend wagt der Verfasser aber die prognostische Aussage, daß in einem zukünftigen ambulanten Therapiekonzept des frühen Mammakarzinoms die axilläre Lymphonodektomie keinen Platz mehr haben wird.

## *Literatur*

Cady B (1984) Lymph node metastases. Indicators but not governors of survival. Arch Surg 119: 1067–1072

Cady B (1996) Is axillary lymph node dissection necessary in routine management of breast cancer? No. In: DeVita VT, Hellman S, Rosenberg SA (eds) Important advances in oncology 1996. Lippincott, Philadelphia, pp 251–265

Cady B, Stone MD, Schuler JG, Thakur R, Wanner MA, Lavin PT (1996) The new era in breast cancer. Arch Surg 131:301–308

Cody HS, Urban JA (1994) The role of axillary dissection in managing patients with breast cancer: the case for complete axillary clearence. In: Wise L, Johnson H (eds) Breast cancer: controversies in management. Futura, Armonk, pp 169–176

Diel IJ, Kaufmann M, Goerner R, Costa SD, Kaul S, Bastert G (1992) Detection of tumor cells in bone marrow of patients with primary breast cancer: a prognostic factor for distant metastasis. J Clin Oncol 10:1534–1539

Diel IJ, Kaufmann M, Costa SD, Bastert G (1994) Monoclonal antibodies to detect breast cancer cells. In: DeVita VT, Hellman S, Rosenberg SA (eds) Important advances in oncology 1994. Lippincott, Philadelphia, pp 143–164

Diel IJ, Kaufmann M, Costa SD et al. (1996) Micrometastatic breast cancer cells in bone marrow at primary surgery – prognostic value in comparison to nodal status. J Nat Cancer Inst 88:1652–1658

Diel IJ, Kaufmann M, Solomayer EF et al. (1997) Prognostische Bedeutung des Tumorzellnachweises im Knochenmark im Vergleich zum Nodalstatus beim primären Mammakarzinom. Geburtshilfe Frauenheilkd 57:333–341

Fentiman IS, Mansel RE (1991) The axilla: not a no-go zone. Lancet 337:221–223

Fisher B, Fisher ER (1966) Transmigration of lymph nodes by tumor cells. Science 152:1397–1398

Fisher B, Fisher ER (1967) Barrier function of lymph node to tumor cells and erythrocytes. I. Normal nodes. Cancer 20:1907–1913

Fisher B, Redmond CK, Fisher ER et al. (1985) Ten-year-results of a randomized clinical trial comparing radical mastectomy and total mastectomy with or without radiation. N Engl J Med 312:674–81

Lin BP, Allison DC, Wainstock J et al. (1993) Impact of axillary lymph node dissection on the therapy of breast cancer patients. J Clin Oncol 11:1536–1544

Linell F, Rank F (1989) Breast Cancer. Universitetsförlaget Dialogos, Lund

Mackarem G, Barbarisi L, Hughes K (1992) The role of axillary dissection in early breast cancer. Cancer Invest 10:461–470

Nemoto T, Vana J, Bedwani RN, Baker HW, McGregor FH, Murphy GP (1980) Management and survival of female breast cancer: results of a national survey by the american college of surgeons. Cancer 45:2917–2924

Recht A, Houlihan MJ (1995) Axillary lymph nodes and breast cancer. Cancer 76:1491–1512

Ruffin WK, Stacey-Clear A, Younger J, Hoover HC (1995) Rationale for routine axillary dissection in carcinoma of the breast. J Am Coll Surg 180:245–251

Sacks NPM, Barr LC, Allen SM, Baum M (1992) The role of axillary dissection in operable breast cancer. Breast 1:41–49

Shibata HR (1994) How important is a full axillary dissection: the case for surgery without full dissection. In: Wise L, Johnson H (eds) Breast cancer: controversies in management. Futura, Armonk, pp 177–186

# Genetische Screeningmöglichkeiten
# für das familiäre Mammakarzinom

M. W. Beckmann, D. Niederacher, R. Bodden-Heidrich, T. O. Goecke,
M. Achnoula, F. Aba, P. Dall, D. S. Mosny, H. G. Schnürch
und H. G. Bender

**MERKE:**

1. Bei 5–10 % aller Patientinnen mit Mammakarzinom ist eine genetische Prädisposition für die Entwicklung des Karzinoms vorhanden.

2. Die genetische Prädisposition basiert auf Alterationen (Mutation) der Brustkrebsgene BRCA1 und BRCA2, die eine sehr hohe Penetranz haben (Erkrankungswahrscheinlichkeit am Mammakarzinom: 84 % bis zum 70. Lebensjahr).

3. Die prädiktive genetische Testung ist an eine ausführliche interdisziplinäre Beratung, Erstellung eines Stammbaums und Einbindung in ein Betreuungskonzept gebunden.

4. Früherkennungs- und potentielle Interventionsmöglichkeiten werden mit der Ratsuchenden vor der Entscheidung zur prädiktiven genetischen Diagnostik eingehend besprochen.

5. Die Ratsuchende muß die anamnestischen Einschlußkriterien zur Durchführung einer genetischen Diagnostik erfüllen, da die Wahrscheinlichkeit für das Vorliegen einer genetischen Alteration sonst das Normalrisiko nicht übersteigt.

6. Die molekulare Komplexität der beiden Gene BRCA1 und BRCA2 macht eine mehrschichtige genetische Untersuchung (Haplotypanalyse, Protein-Truncation-Test PTT, Single-Strand-Conformation-Polymorphism SSCP, direkte Sequenzierung) notwendig. Ein käuflicher Gentest ist derzeit nicht erhältlich.

## Einleitung

Das Mammakarzinom ist die häufigste Karzinomerkrankung der Frau, die absolut häufigste Karzinomtodesursache der Frau in der westlichen Welt und in der Altersgruppe zwischen 35 und 55 Jahren die häufigste Todesursache überhaupt. Die Erkrankungsinzidenz nimmt derzeit besonders bei jungen Frauen zu (Garfinkel et al. 1994; Robert-Koch-Institut 1995).

An der Entstehung des Mammakarzinoms sind 2 Gengruppen (Onkogene und Tumorsupressorgen) beteiligt (Beckmann et al. 1997; Black 1994; Devilee u. Cornelisse 1994; El-Ashry u. Lippman 1994; Ford u. Easton 1995; Scherneck 1995). Protoonkogene sind nicht mutierte, konstitutive Gene, die die physiologische Zellvermehrung und damit verbundene Zellabläufe positiv regulieren. Bei Veränderung der Genkopienzahl (Amplifikation) kommt es zur vermehrten Expression der korrespondierenden Wachstumsproteine mit einer unphysiologischen Wachstumsstimulation, einem der Hauptkriterien für malignes Wachstum. Tumorsupressorgene wirken zumeist inhibierend auf die Zellproliferation. Bei Wegfall der Inhibition kommt es zur unphysiologischen Proliferation und somit zum malignen Wachstum der Zelle. Das Zweischrittmodell zur Inaktivierung eines Tumorsuppressorgens wurde zuerst von Knudson (1971) formuliert. Die genetische Prädisposition wird bei Vorliegen einer Keimbahnmutation autosomal dominant vererbt, wobei das prädisponierende Allel wie ein rezessives Allel in einer somatischen Zelle fungiert. Die vererbte Kopie des mutierten Allels ist verantwortlich für die Prädisposition, der Verlust bzw. die Inaktivierung des Wildtypallels in der somatischen Zelle führt zur Ausprägung des malignen Phänotyps.

## Prädisponierende Gene

In die Gruppe der prädisponierenden Gene werden für die Entwicklung von Mamma-, Ovarial- und Endometriumkarzinomen 5 Gene mit unterschiedlicher Penetranz eingeordnet: BRCA1, BRCA2, TP53, Ataxia-Telangiectasia-Gen (AT) und HRAS1 (Birch 1994; Krontiris et al. 1993; Miki et al. 1994; Savitsky et al. 1995; Tavtigian et al. 1994; Wooster et al. 1994, 1995) (Tabelle 1). 5–15 % aller und ungefähr 25–40 % aller Patientinnen mit einer Mammakarzinomerkrankung vor dem 35. Lebensjahr werden mit einer genetischen Prädisposition in Verbindung gebracht (FitzGerald et al. 1996; Futreal et al. 1994; Langston et al. 1996; Shattuck-Eidens et al. 1995). Bei der für Gesamtdeutschland im Jahr 1995 geschätzten Mammakarzinom-inzidenz von 46000 Neuerkrankungen

**Tabelle 1.** Häufigkeit des familiären Mammakarzinoms 1995 in der BRD

| Dispositions-gene | Prozentualer Anteil | Mammakarzinom-inzidenz: 1:10<br>n total ≈ 46000 |
|---|---|---|
| | ≈ 5–10 (?) | 4600 |
| BRCA1 | 2–3 | 1200 |
| BRCA2 | 2 | 800 |
| TP53 | < 0,05 | 20 |
| AT | 8 (?) | 3600 (?) |
| HRAS1 | bis 15 (?) | (?) |

sind ungefähr 4600 Neuerkrankungen auf eine genetische Disposition zurückzuführen (s. Tabelle 1) (Beckmann et al. 1997).

## BRCA1 und BRCA2

Keimbahnmutation der Brustkrebsgene BRCA1 und BRCA2 scheinen die Hauptursache für das vererbte Mammakarzinom bzw. das vererbte Mamma-/Ovarialkarzinomsyndrom zu sein (Ford et al. 1995; Miki et al. 1994; Tavtigian et al. 1996; Wooster et al. 1994, 1995). Nach Kopplungsuntersuchungen ist in 45 % aller Familien mit signifikant häufigerem Auftreten von Early-onset-Mammakarzinomen und in mindestens 75 % aller Familien mit signifikant häufigerem Auftreten von Mamma- und/oder Ovarialkarzinomen eine Inaktivierung eines der Dispositionsgene für die Tumorentstehung verantwortlich.

Nach Statistiken des Breast-Cancer-Linkage-Konsortiums (Meeting Lyon, Oktober 1996) liegt das kumulative Risiko für Trägerinnen mit BRCA1-Gendefekt, bis zum 70. Lebensjahr an einem Mammakarzinom zu erkranken, bei 82 %, für BRCA2-Gendefektträgerinnen bei 70 % (Frauen-Allgemeinpopulation: 9 % bis zum 70. Lebensjahr). Hiervon erkranken mehr als 60 % der Patientinnen vor dem 50. Lebensjahr. Weitere signifikante Koinzidenzen sind für Endometrium-, Prostata-, Kolon- und Pankreaskarzinome in diesen Familien beschrieben (Ford et al. 1994; Langston et al. 1996; Shattuck-Eidens et al. 1996; Breast Cancer Information Core/BIC) (Abb. 1).

Für BRCA1 sind Informationen über mehr als 460 DNA-Sequenzvarianten in der BIC-Datenbank (Internet Http://www.nchhgr.nih.gov/dir/lab-transfer/bic) zusammengefaßt. Die kombinierte Frequenz aller BRCA1-Mutationen bei nicht-jüdischen Frauen wird derzeit auf 1 zu 833 geschätzt, verglichen mit einer Frequenz von 1 zu 107 bei Ashkenazi-Jüdinnen (FitzGerald et al. 1996; Shattuck-Eidens et al. 1995). Nicht in allen BRCA1- und BRCA2-gekoppelten Familien wurden Mutationen gefunden, was für

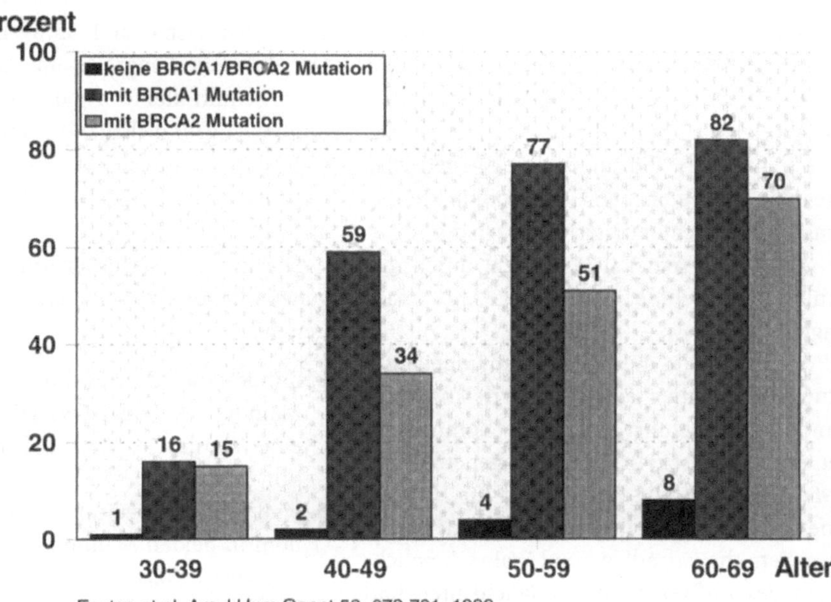



**Abb. 1.** Risikoberechnung für Mammakarzinom in Abhängigkeit vom BRCA1- oder BRCA2-Mutationsstatus. (Breast Cancer Linkage Consortium, Lyon, Frankreich, Oktober 1996)

das Vorhandensein mindestens eines weiteren Suszeptibilitätsgens – BRCA3 – spricht. In Fällen sporadischer Mammakarzinome sind nur in sehr geringer Zahl zwar BRCA1-Mutationen (Langston et al. 1996), aber noch keine BRCA2-Mutation gefunden worden. In den Tumoren der BRCA1-Mutationsträgerinnen zeigte sich in allen untersuchten Tumoren – Übereinstimmung mit der Knudsonschen Hypothese – ein Verlust der Heterozygotität (LOH) in der BRCA1-Region. In bis zu 70 % der sporadischen Mammakarzinome kann ebenfalls ein Verlust der BRCA1-Region nachgewiesen werden (Beckmann et al. 1996; Futreal et al. 1994; Nie-deracher et al. 1997). Trotz dieser teils widersprüchlichen Ergebnisse bleibt die dringende Vermutung, daß BRCA1 trotzdem eine zentrale Rolle in der Ätiologie des spontanen Mammakarzinoms hat, ggfs. über andere Inaktivierungsmechanismen.

Für das BRCA2-Gen sind 94 DNA-Sequenzvariationen in familiären Tumoren beschrieben worden (Couch et al. 1996; Phelan et al. 1996;

Tavtigian et al. 1996; BIC-Datenbank). Ähnlich wie für BRCA1 sind auch für BRCA2-spezifische Bevölkerungsgruppen gehäufte Mutationspunkte beschrieben, z. B. Ashkenazi-Juden (Neuhausen et al. 1996; 6174delT) oder die männliche Population in Island (Thorlacius et al. 1996; 999del5). LOH der BRCA2-Region ist sowohl in familiären als auch in spontanen Mammakarzinomen nachgewiesen (Beckmann et al. 1996; Clenton-Jansen et al. 1995; Phelan et al. 1996).

### Screeningmöglichkeiten und Einschlußkriterien für die genetische Analyse

Hochrisikofamilien bzw. Familienmitglieder aus Hochrisikofamilien können nur durch eine detaillierte Anamnese der betreuenden Ärztin bzw. des betreuenden Arztes identifiziert werden. Basierend auf internationale Daten des Breast-Cancer-Linkage-Konsortiums ist die Wahrscheinlichkeit der Beteiligung eines Dispositionsgens an der Entstehung einer Mammakarzinomerkrankung nur unter spezifischen familiären Konstellationen gegeben. Die Wahrscheinlichkeiten für das Vorhandensein einer BRCA1-Mutation ist abhängig von der Anzahl und Art der Karzinomerkrankungen in der Familie (Tabelle 2). Ein allgemeines genetisches Screening der weiblichen Gesamtpopulation ist somit derzeit nicht indiziert, sondern die Vorselektion von Risiko-Ratsuchenden durch die primär behandelnde Ärztin bzw. Arzt unabdingbar.

Erst dann sollte die gezielte individuelle Beratung im Rahmen einer Tumorrisikosprechstunde durchgeführt werden (Kommission Deutsche Gesellschaft für Humangenetik 1991, 1995; Amerikanische Gesellschaft für Humangenetik 1994). Die Ratsuchenden werden über die genetische Grundlage und Wahrscheinlichkeiten des Auftretens, die Möglichkeiten und Grenzen der genetischen Diagnostik, der Früherkennungs- und Therapiemaßnahmen sowie der psychologischen Implikation einer molekulargenetischen Untersuchungen informiert. Die Ratsuchende soll in die Lage versetzt werden, zwischen alternativen Handlungsoptionen ent-

scheiden zu können (Benichou et al. 1996; Claus et al. 1994; Kash et al. 1995; Wolff u. Jung 1994). Da die Familiengröße in Deutschland im Durchschnitt kleiner ist als die internationalen Studien zugrunde liegende, sind die Einschlußkriterien entsprechend modifiziert worden (Chang-Claude u. Scherneck 1995; Beckmann et al. 1997).

Die Einschlußkriterien für eine molekulargenetische Analyse sind derzeit erfüllt bei Familien mit:

- mindestens 2 Erstlinienverwandten mit Mamma- und/oder Ovarialkarzinom, wobei eine Verwandte < 50. Lebensjahr erkrankt sein muß;
- eine Erstlinienverwandte mit Mammakarzinom in beiden Mammae oder mit Mamma- und Ovarialkarzinom, wobei die Erkrankung im Alter < 40. Lebensjahr aufgetreten ist;
- eine Patientin mit Mamma- oder Ovarialkarzinom < 40. Lebensjahr;
- männliches Mammakarzinom in der Familie.

## Beratung, genetische Analyse und Früherkennungsmaßnahmen für Hochrisikofamilien

Die Notwendigkeit zur Entwicklung eines interdisziplinären Angebotes (Beckmann et al. 1997) mit individueller Beratung, genetischer Analyse und klinischer Betreuung für Ratsuchende aus Hochrisikofamilien ergibt sich aus der von den Medien aufgegriffenen Information über das „heißeste Wettrennen" um die Klonierung des Brustkrebsgens und die so induzierte Nachfrage einschließlich der damit verknüpften – zumeist falschen – Vorstellungen und Erwartungshaltungen der Ratsuchenden. Bis 1994 konnte nur mit Hilfe indirekter Diagnostik mit gekoppelten Markern in Familien mit mehreren Betroffenen allenfalls eine Wahrscheinlichkeitsangabe zum Anlageträgerstatus erfolgen.

Um die Beratung, Betreuung und prädiktive Diagnostik bei spätmanifesten Erkrankungen (z. B. Chorea Huntington, spinozerebelläre Ataxien, Karzinomsuszeptibilitätsgene) besteht derzeit eine vielschichtige (ethische, gesell-

**Tabelle 2.** Wahrscheinlichkeiten für das Vorliegen einer BRCA1-Mutation berechnet nach der familiären Häufigkeit von Mamma- und/oder Ovarialkarzinomen; MC: Mammakarzinom, OC: Ovarialkarzinom. (Breast Cancer Linkage Consortium, Lyon, Frankreich, Oktober 1996)

| Familien-situation | Anzahl der Karzinome/ Erkrankungsalter | Wahr-scheinlich-keit [%] |
|---|---|---|
| Gesamt-familie | 4mal MC < 50. Lj. | 70 |
| | 3mal MC < 50. Lj. | 40 |
| | 2mal MC; 1mal OC < 50. Lj. | 82 |
| | 2mal MC; 2mal OC < 50. Lj. | 91 |
| Schwestern-paare | 2mal MC < 40. Lj. | 37 |
| | 2mal MC 40.–49. Lj. | 20 |
| | 1mal MC; 1mal OC < 50. Lj. | 46 |
| | 2mal OC < 50. Lj. | 61 |
| Einzelfälle | 1mal MC < 30. Lj. | 12 |
| | 1mal MC 30.–39. Lj. | 6 |
| | 1mal MC 40.–49. Lj. | 3 |
| | 1mal OC < 0. Lj. | 7 |

schaftliche, juristische, kirchliche, medizinische) Diskussion. Speziell die prädiktive Diagnostik eines Karzinomsuszeptibilitätsgens birgt viele offene Fragen. Der Ausschluß einer Mutation bei einer Person mit familiär nachgewiesenem Suszeptibilitätsgen kann eine erhebliche psychische Entlastung bewirken. Beim Nachweis einer Mutation können Früherkennungsmaßnahmen empfohlen werden, deren Validität bei Mutationsträgerinnen allerdings derzeit noch nicht ausreichend geklärt ist.

Mit vielfältigen psychologischen Auswirkungen bei den Testsuchenden und deren Familien muß gerechnet werden. Die Sorge, durch eine familiäre Belastung evtl. einem erhöhten Krebsrisiko zu unterliegen, das Erleben von Schicksalen durch Krebserkrankungen in der Familie, die Ängste vor der Krebserkrankung bei positivem Testergebnis, die Frage nach Früherkennungsmöglichkeiten, deren Erkrankungsverlauf und auch nach dem Tod sind bedeutende Entscheidungsparameter für eine Testung. Auf sozialer Ebene besteht potentiell die Gefahr einer Diskriminierung durch einen positiven Test, nicht nur im Berufsleben mit Einstellungsverweigerung, sondern auch durch Verweigerung der Versicherungsleistung. Darüber hinaus bleiben Schwierigkeiten bei der Befundinterpretation des genetischen Analyseergebnisses durch die ungeklärten Fragestellungen nach der Penetranz der nachgewiesenen genetischen Alteration, der Varianz der phänotypischen Ausprägung, dem Einfluß von zusätzlichen endogenen Faktoren oder dem Einfluß von zusätzlichen Suszeptibilitätsgenen.

Die Bearbeitung dieser vielschichtigen Problematik läßt sich nur in einem interdisziplinären Ansatz (onkologische Gynäkologie, Humangenetik, Molekulargenetik, Psychotherapie, Pathologie) angehen. Alle Ratsuchenden werden über den Studiencharakter der Untersuchung informiert, und – unabhängig von ihrer Entscheidung über die Teilnahme an einer genetischen Testung (Niederacher et al. 1996) – wird ihnen ein intensiviertes Früherkennungsprogramm angeboten (Beckmann et al. 1996, 1997). Nach Auswertung der molekulargenetischen Analyse werden in Abhängigkeit des Ergebnisses einer interdisziplinären Besprechung zwischen den beteiligten Arbeitsgruppen (onkologische Gynäkologie, Humangenetik, Psychosomatik/Ethik, Molekulargenetik) die individuellen Empfehlungen für die Familienmitglieder festgelegt. Die bereits im ersten Gespräch erörterten Empfehlungen (Beckmann et al. 1996, 1997) werden erneut dargestellt und individualisiert, d. h. in Abhängigkeit von der psychischen Disposition bzw. dem Alter der Patientin besprochen. Bei nachgewiesener Mutation werden zusätzlich mögliche chirurgische Optionen diskutiert.

Die prädiktive BRCA1/2-Diagnostik ist nicht nur mit direkten emotional-psychischen Problemen für die Ratsuchenden und deren Familien, sondern auch mit gesellschaftlichen Auswirkungen verbunden. Ähnlich wie die Diagnostik für Chorea Huntigton kann die BRCA1/2-Analyse für Ratsuchende durchgeführt werden, die die möglichen Auswirkungen der Erkrankung bereits aus dem nächsten Familienkreis kennen. Die Ratsuchende muß die prospektiv bedeutsamen Erkenntnise in ihrer Persönlichkeitsstruktur und Lebensplanung individuell integrieren. Dies ist um so schwieriger, da es sich um die Erkrankung eines Geschlechtsorganes handelt, was besonders psychosexuelle Implikationen für das Selbstwertgefühl als Frau und Partnerin beinhaltet. Der Ratsuchenden und ihrer Familie muß deshalb ein umfassendes Beratungs- und Betreuungskonzept angeboten werden, um nicht nur die akute Problematik zu bewältigen, sondern auch in Zukunft Ansprechpartner/innen zu haben. Das interdisziplinäre Beratungs- und Betreuungskonzept unter zusätzlicher Einbeziehung von Psychotherapeutinnen/en und ggf. Sozialarbeitern ist hierfür notwendig.

## Literatur

Beckmann MW, Picard F, An HX et al. (1996) Clinical impact of detection of loss of heterozygosity of BRCA1- and BRCA2-markers in sporadic breast cancer. Br J Cancer 73:1220–1226

Beckmann MW, Schnürch HG, Bodden-Heidrich R et al. (1996) Early cancer detection program for woman at high risk for breast and ovarian cancer: a proposal of practical guidelines. Eur J Cancer Prev 5:468–475

Beckmann MW, Niederacher D, Goecke TO et al. (1997) Hochrisikofamilien mit Mamma- und Ovarialkarzinom: Möglichkeiten der Beratung, genetischen Analyse und Früherkennung. Dt Ärztebl. 94 (4):A-161–A-167

Beckmann MW, Niederacher D, Schnürch HG, Gusterson BA, Bender HG (1997) Multistep carcinogenesis of breast cancer and tumour heterogeneity. J Mol Med 75:429–439

Benichou J, Gail MH, Mulvihill JJ (1996) Graphs to estimate an individualized risk of breast cancer. J Clin Oncol 14:103–110

Birch JM (1994) Li-Fraumeni. Eur J Cancer 30A: 1935–1941

Black DM (1994) The genetics of breast cancer. Eur J Cancer 30A: 1957–1961

Chang-Claude J, Scherneck S (1995) Klonierung des Brustkrebsgens BRCA1. Dt Ärztebl 92: A2414–2418

Claus EB, Risch N, Thompson WD (1994) Autosomal dominant inheritance of early-onset breast cancer. Implication for risk prediction. Cancer 73: 643–651

Clenton-Jansen AM, Collins N, Lakhani SR et al. (1995) Loss of heterozygosity in sporadic breast tumors at the BRCA2 locus on chromosome 13q12-q13. Br J Cancer 72:1241–1244

Couch FJ, Farid LM, DeShano MI et al. (1996) BRCA2 germline mutations in male breast cancer cases and breast cancer families. Nature Genetics 13: 123–125

Devilee P, Cornelisse CJ (1994) Somatic genetic changes in human breast cancer. Biochim Biophys Acta 198:113–130

El-Ashry D, Lippman ME (1994) Molecular biology of breast carcinoma. World J Surg 18:12–20

FitzGerald MG, MacDonal DJ, Krainer M et al. (1996) Germ-line BRCA1 mutations in jewish and non-jewish women with early-onset breast cancer. N Engl J Med 334:143–149

Ford D, Easton DF, Bishop DT, Narod SA, Goldgar DE and The Breast Cancer Linkage Consortium (1994) Risks of breast cancer in BRCA1-mutation carriers. Lancet 343:692–695

Ford D, Easton DF (1995) The genetics of breast and ovarian cancer. Br J Cancer 72:805–-812

Futreal PA, Liu Q, Shattuck-Eidens D et al. (1994) BRCA1 mutations in primary breast cancer and ovarian carcinomas. Science 226:120–122

Garfinkel L, Boring CC, Health Jr CW (1994) Changing trends: an overview of breast cancer incidence and mortality. Cancer 74:222–228

Kash KM (1995) Psychosocial and ethic implications od defining genetic risk for cancers. Ann NY Acad Sci 768:41–52

Knudson AG (1971) Mutation and cancer: statistical study of retinoblastoma. Proc Natl Acad Sci USA 68:820–823

Kommission für Öffentlichkeitsarbeit und ethische Fragen der GfH (1991) Stellungnahme zur postnatalen prädiktiven genetischen Diagnostik. Med Genetik 3:10–11

Kommission für Öffentlichkeitsarbeit und ethische Fragen des GfH (1995) Stellungnahme zur Entdeckung des Brustkrebsgens BRCA1. Med Genetik 1:8–10

Krontiris TG, Devlin B, Karp DD, Robert NJ, Risch N (1993) An association between the risk of cancer mutations in the HRAS1 minisatellite locus. N Engl J Med 329:517–523

Langston AA, Malone KE, Thompson JD, Daling JR, Ostrander EA (1996) BRCA1 mutations in a population-based sample of young women with breast cancer. N Engl J Med 334:137–142

Miki Y, Swensen J, Shattuck-Eidens D et al. (1994) A strong candidate for the breast and ovarian cancer susceptibility gene BRCA1. Science 226:66–71

Neuhausen S, Gilewski T, Norton L et al. (1996) Recurrent BRCA2 617delT mutations in Ashkenazi Jewish women affected by breast cancer. Nature Genetics 13:126–128

Niederacher D, Picard F, van Roeyen CRC et al. (1997) Patterns of allelic loss on chromosome 17 in sporadic breast cancer detected by fluorescent labelled microsatellite analysis. Genes Chrom Cancer 18:181–192

Niederacher D, Picard F, van Roeyen CRC, Beckmann MW (1996) Genetische Analysen familiärer Mammakarzinome: Entwicklung eines BRCA1-Gentests. Arch Gynecol Obstet 258(S1): P2.AH.37

Phelan C M, Lancaster JM, Tonin P et al. (1996) Mutation analysis of the BRCA2 gene in 449 site-specific breast cancer families. Nature Genetics 13: 120–122

Robert-Koch-Institut Berlin (1995) Statistische Daten zur Krebsinzidenz

Savitsky K, Bar-Shira A, Gilad S et al. (1995) A single ataxia telangiectasia gene with a product similar to Pl-2 kinase. Science 286:1749–1753

Scherneck S (1995) Contribution of molecular genetic changes for improved management of breast cancer. Onkologie 18:189–201

Shattuck-Eidens D, McClure M, Simard J et al. (1995) A collaborative survey of 80 mutations in the BRCA1 breast and ovarian cancer suceptibility gene. JAMA 273:535–541

Statement of the American Society of Human Genetics (1994) On genetic testing for breast and ovarian cancer predisposition. Am J Hum Genet 55:I–IV

Tavtigian SV, Simard J, Rommens J et al. (1996) The complete BRCA2-gene and mutations in chromosome 13q-linked kindreds. Nature Genetics 12: 333–337

Thorlacius S, Olafsdottir G, Tryggvadottir L et al. (1996) A single BRCA2-mutation in male and female breast cancer families from Iceland with varies cancer phenotypes. Nature Genetics 13: 117–119

Wooster R, Neuheusen SL, Mangion J et al. (1994) Localization of a breast cancer susceptibility gene, BRCA2, to chromosome 13q12-13. Science 265: 2088–2090

Wooster R, Bignell G, Lancaster, J et al. (1995) Identification of the breast cancer gene BRCA2. Nature 378:789–792

Wolff G, Jung C (1994) Nichtdirektivität und genetische Beratung. Med Genetik 6:195–204

# Prognosefaktoren beim Mammakarzinom – eine kritische Evaluation des derzeitigen und des möglichen klinischen Nutzens prognostischer und prädiktiver Faktoren

K. Münstedt und F. E. Franke

> **MERKE:**
>
> 1. Von den über 180 in der Literatur beschriebenen neuen prognostischen Faktoren beim Mammakarzinom hat keiner bisher die klinische Behandlungsroutine erreicht.
>
> 2. Die Konsensus-Konferenz zum Mammakarzinom in frühen Stadien des National Institute of Health (1990) hat 6 prognostische Marker anerkannt: Nodalstatus, Tumorgröße, Kerngrading, Steroidrezeptorstatus, histologischer Tumortyp und die Proliferationsrate.
>
> 3. Rigorose Tests sind notwendig, bevor neue Faktoren in der Behandlung von Patientinnen eine Rolle spielen dürfen. Auch für die klassischen Prognosefaktoren, die einer subjektiven Beurteilung unterliegen (Grading, histologischer Typ), sind strengere Qualitätsstandards zu fordern.
>
> 4. Zur Zeit aussichtsreiche neue prognostische Parameter sind der Tumorzellnachweis im Knochenmark und der Urokinase-Typ-Plasminogen-Aktivator (uPA) sowie dessen Inhibitor PAI-1.
>
> 5. Mit Hilfe großangelegter Multizenterstudien, strenger Behandlungsprotokolle, solider Statistik und strenger Qualitätsstandards bei der Bestimmung der jeweiligen Faktoren kann es gelingen, die klinisch relevanten prognostischen oder prädiktiven Faktoren zu ermitteln.
>
> 6. Der Konsensus der EORTC Receptor and Biomarker Study Group (Stockholm 1995) empfiehlt die Bestimmung folgender klinischer und tumorbiologischer Prognosefaktoren: Tumorgröße, Nodalstatus, Grading, Hormonrezeptorstatus, (S-Phase-Fraktion – alternativ KI-67/MIB1 –) und PAI-1/uPA.

Unter dem Mammakarzinom versteht man histologisch verschiedenartige, lokale epitheliale Neoplasien, die frühzeitig metastasieren können und damit systemisch werden. Selbst bei noch kleinen Tumoren ist eine Mikrometastasierung möglich, wobei die Wahrscheinlichkeit der Metastasierung neben der Tumordifferenzierung auch von der Größe des Primärtumors abhängt. In bis zu 70 % der Knochenmarkaspirate lassen sich Mikrometastasen nachweisen, wobei in einem Teil der Fälle nach erfolgreicher Exstirpation des Primärtumors der erneute Nachweis mißlingt (Mansi et al. 1989). Der Prozeß einer für den Tumor erfolgreichen Metastasierung umfaßt verschiedene Schritte: Tumorzellablösung vom Primärtumor, Umgehung der körpereigenen Abwehr, Tumorzellanheftung am Endothel einer Kapillare, Durchdringen der Endothelschicht, Migration in das Gewebe, Proliferation und bei weiterer Proliferation die Neoangiogenese. Sämtliche Schritte müssen von der Tumorzelle erfolgreich bewältigt werden, um später zur klinisch manifesten Metastase zu werden. Zu einem späteren Zeitpunkt kann es dem Tumor gelingen, Mechanismen gegen verschiedene Therapiemodalitäten zu entwickeln (Liotta u. Stetler-Stevenson 1993).

Insgesamt ist das Mammakarzinom, von seiner lokoregionären Frühform bis hin zum metastasierten Stadium, von einer großen Heterogenität gekennzeichnet, die sich durch unterschiedliche klinische und morphologische Erscheinungsbilder, verschiedene Verlaufsformen und durch die Variabilität der Therapieergebnisse charakterisieren läßt.

Bereits vor über 100 Jahren erkannte Beatson (1895), daß neben der Mammachirurgie andere Möglichkeiten der Beeinflussung des Krankheitsverlaufs beim Mammakarzinom bestehen. In der Hoffnung auf bessere Heilungsergebnisse wurden damals wie heute verschiedene Verfahren (Ovarektomie, Radiatio, Chemotherapie, Hormontherapie) sowohl therapeutisch als auch adjuvant eingesetzt. Jeden Monat müssen bei mehr als 3000 Patientinnen mit einem Mammakarzinom in Deutschland Therapieentscheidungen über zusätzliche systemische Maßnahmen (Chemo- und/oder Hormontherapie, Radiatio) gefällt werden, deren positive Effekte durch zahlreiche prospektiv randomisierte Studien zweifelsfrei erwiesen sind (Jonat et al. 1994). Die Reduktion der Mortalität durch eine adjuvante Therapie beträgt heute in einzelnen Subgruppen bis zu 35%. Sämtliche Verfahren bedeuten jedoch in den meisten Fällen eine mehr oder weniger große Beeinträchtigung der Lebensqualität für die Patientin.

Nach der Diagnosesicherung und der zunächst meist operativen Therapie wünschen Arzt und Patientin möglichst genaue Informationen hinsichtlich der Prognose. Sowohl unter dem Gesichtspunkt der Lebensqualität als auch unter pharmakoökonomischen Bedingungen erscheint es sinnvoll, nach Faktoren zu suchen, die die Rezidivgefahr des operierten wie auch den klinischen Verlauf des metastasierten Mammakarzinoms besser einschätzen lassen, um therapeutische Maßnahmen gezielt und wirkungsvoll einsetzen zu können. Besonders interessant sind in diesem Zusammenhang die nodal-negativen Patientinnen, denen man bis vor wenigen Jahren eine relativ günstige Prognose bescheinigte und bei denen in vielen Fällen keine adjuvante postoperative Therapie erfolgte. Etwa 70% dieser Patientinnen erleiden kein Rezidiv und würden nicht von einer adjuvanten systemischen Therapie profitieren; dagegen kommt es bei etwa 30% zum Teil bereits früh zu einem Tumorrezidiv. Diese Gruppe von Patientinnen stellt ein therapeutisches Problem dar, das die Suche nach molekularen Faktoren zur frühzeitigen Identifizierung von Patientinnen mit hohem Rezidivrisiko rechtfertigt. Dieses Interesse läßt sich auch an einer Zunahme der Publikationen zu diesem Thema ablesen. Im Hinblick auf die Planung der adjuvanten Therapie ist es ärztlicherseits empfehlenswert, Patientinnengruppen nach folgenden Gesichtspunkten zu identifizieren:

- bei denen bestimmte operative Maßnahmen erfolgen sollten bzw. unterlassen werden können,
- deren Prognose so gut ist, daß eine adjuvante Behandlung nicht nötig ist,
- deren Prognose durch eine Intensivierung der Behandlung verbessert werden kann,
- die von bestimmten Therapieformen profitieren könnten,
- bei denen sich die wahrscheinliche Lokalisation der Metastasen voraussagen läßt.

In der Literatur finden sich Berichte über 180 verschiedene Faktoren, die eine zusätzliche Bedeutung neben den klassischen Prognosefaktoren beim Mammakarzinom haben sollen. Eine Auswahl zeigt Tabelle 1. Um hier einen Überblick zu bekommen, wurde 1990 der Begriff solcher prognostischen bzw. prädiktiv einsetzbaren Faktoren durch das National Institute of Health der USA im Rahmen einer Konsensus-Konferenz definiert:

**Tabelle 1.** Potentielle Prognosefaktoren beim Mammakarzinom. (Nach Dhingra u. Hortobagyi 1996)

| | |
|---|---|
| 1. Generation | TNM Stadium, histologischer Subtyp, Nodalstatus, Parität, Alter, Zeitpunkt der Operation, ethnische Abstammung, Übergewicht |
| 2. Generation | *Quantitative Histopathology:* Grading, Ploidie, Tumornekrosen, DNA-Gehalt, Proliferationsmarker (S-Phase-Fraktion, Ki-67, Mitoseindex) *Generelle Prädiktoren des biologischen Verhaltens:* Östrogenrezeptor, Progesteronrezeptor, pS2 |
| 3. Generation | *Spezifische Veränderungen der Wachstumsregulation:* Überexprimierte Onkogene: neu, myc, int2/PRAD1/hst, EGFR, Tyrosin im Zytosol, bcl2, Kinase, Cyclin E *Veränderte Tumorsuppressorgene:* p53, nm23, Rb, Proteasen: Cathepsin D, uPA/PAI-1, Stromelysin 3 *Sonstige:* orale Kontrazeptiva, Hepatozyten Wachstumsfaktor, 90 K-Antigen, IGF-1-Rezeptor, GCDFP-15, Lamininrezeptor, Membranphospholipase A2, cAMP-bindendes Protein, Helix pomatia Lektin |
| 4. Generation | *Prädiktoren organspezifischer Metastasen:* PTHrP, Knochenmarkmikrometastasen, Vimentin, L-myc-Polymorphie |

- Der Stellenwert des jeweiligen Faktors muß durch klinische Studien untermauert sein.
- Seine Bestimmung muß einfach durchführbar, reproduzierbar und verfügbar sein mit der angemessenen Qualitätskontrolle.
- Er sollte leicht von Klinikern interpretierbar sein und therapeutische Konsequenzen nach sich ziehen.

Unter Berücksichtigung dieser Kriterien konnte keiner der sogenannten neuen prognostischen Faktoren einschließlich HER-2/neu (c-erbB2), p53 oder auch Cathepsin D als nützlich eingestuft werden. Nach Weidner (1995) sollte der neue prognostische Faktor auch unabhängig von anderen bekannten klinisch-pathologischen Parametern sein. Im Rahmen einer multivariaten Analyse von 837 Patientinnen am Chicago Medical Center konnte kein neuerer prognostischer Faktor als nützlich identifiziert werden; die klassischen Prognosefaktoren wurden bestätigt (Quiet et al. 1993).

Grundsätzlich muß man zwischen prognostischen und prädiktiven Faktoren unterscheiden. Unter einem *prognostischen Faktor* versteht man einen Meßwert, der zum Zeitpunkt der Diagnose (Operation) verfügbar ist und der in einem Zusammenhang zum rezidivfreien oder Gesamtüberleben steht. Hierzu gehören zum Beispiel individuelle Parameter (Alter, Menopausenstatus), Tumorcharakteristika (spezielle Histologie, Tumorgröße, Lymphknotenstatus) sowie die verschiedenen Biomarker. Im Gegensatz dazu sind *prädiktive Faktoren* als solche definiert, die eine Aussage über das Ansprechen einer bestimmten Therapie zulassen. Als Beispiel für einen prädiktiven Faktor gilt der Östrogen- und Progesteronrezeptorstatus, der eine Aussage auf die Ansprechwahrscheinlichkeit einer Hormontherapie zuläßt (Clark 1996).

Aufgrund methodischer und statistischer Probleme sind aber nicht alle Studien in ihrer prognostischen und prädiktiven Aussagekraft als valide einzustufen. Einige der wesentlichen Gründe sind im folgenden dargestellt:

- Grundsätzlich sollte jeder zu überprüfende Faktor direkt in die Pathogenese der Erkrankung involviert sein. Dies ist nicht bei allen Studien der Fall.
- Selbst die Reliabilität des Gradings bei Pathologen, die regelmäßig an Studien teilnahmen, weist beträchtliche Unterschiede auf. Es ist anzunehmen, daß die Unterschiede bei nicht spezialisierten Pathologen noch größer ausfallen würden (Gilchrist et al. 1985). Dies betrifft natürlich auch den Großteil aller Markerstudien, die auf vergleichbaren histomorphologischen Evaluationsmethoden beruhen. Daher sind strenge Richtlinien für die Erstellung des Gradings, immunreaktiver Scores usw. zu fordern.

- Je nach Methode beträgt die Ausbeute an Lymphknoten bei einer axillären Lymphonodektomie im Mittel 32,9 Lymphknoten bei vorheriger Fettauslösung mit Zedernöl bzw. 19,4 Lymphknoten bei einer Analyse der Lymphknoten von Hand (Durkin u. Haagensen 1980). Die relative wie auch die absolute Zahl befallener Lymphknoten hat bekanntlich Einfluß auf therapeutische Entscheidungen, z. B. eine Hochdosischemotherapie.
- Sowohl von Untersuchern als auch von den Schriftleitungen wissenschaftlicher Zeitschriften werden eher Studien mit positiven Ergebnissen publiziert. Dadurch gehen Studien ohne signifikante Ergebnisse seltener in spätere Metaanalysen ein. Oftmals werden auch in Metaanalysen völlig unterschiedliche, nicht vergleichbare Studien zusammengefaßt.
- Die Bestimmungsmethode des jeweiligen Faktors ist nicht unerheblich für die Ergebnisse. Beim mutierten p53 z. B. finden sich große Unterschiede, je nachdem ob die Untersuchung mit Immunhistochemie, PCR-Techniken oder DNA-Sequenzanalyse durchgeführt wurde.
- Je nach verwendeter Statistik variieren die Ergebnisse der Studien deutlich. Zum Beispiel finden sich beim EGFR ("epidermal growth factor receptor") unterschiedliche Ergebnisse, je nachdem, ob uni- oder multivariate Faktorenanalysen verwendet wurden (Mansour et al. 1994).
- Des weiteren ist in vielen Studien die Anzahl der Patientinnen zu gering. Bei Regressionsanalysen sollte diese mindestens das 10fache der untersuchten Faktoren betragen. Kaplan-Meier-Überlebenszeitanalysen sollten mindestens den Verlauf von 117 bzw. 153 Patienten berücksichtigen (Gatsonis u. Sampson 1989; Cohen 1977). Außerdem wird oftmals nicht berücksichtigt, ob Patientinnen tatsächlich an einem Mammakarzinom verstorben sind oder aber – und dies gilt insbesondere für ältere Patientinnen – ob nicht andere, konkurrierende Todesursachen vorlagen.

Deshalb ist trotz der Fülle möglicher prognostischer Faktoren die Liste der zur Zeit interessanten neuen Prognosefaktoren kurz.

## Wichtige prognostische Faktoren

Im folgenden sollen die wichtigsten möglichen prognostischen Faktoren vorgestellt werden.

### HER-2/neu (c-erbB-2)

Beim HER-2/neu handelt es sich um ein Onkoprotein, das als Wachstumsfaktor wirkt. In über 50 Veröffentlichungen zeigte sich, daß die Überexpression des Onkoproteins HER-2/neu mit einer forcierten Tumorproliferation, größeren Primärtumoren, dem Verlust der Steroidrezeptoren und einer kürzeren Gesamtüberlebenszeit einhergeht. Auch die krankheitsfreie Überlebenszeit soll bei Tumoren mit HER-2/neu-Überexpression geringer sein. Einige der genannten Zusammenhänge lassen sich nur bei bestimmten Nachweismethoden aufzeigen. Der Nachweis von HER-2/neu im Serum macht ein lokal fortgeschrittenes Tumorgeschehen bzw. eine Metastasierung wahrscheinlich.

### p53

p53 ist ein Tumorsuppressorgen, das die transformierenden Wirkungen der Onkogene hemmt. Mutiertes p53 fördert hingegen Zellwachstum und Transformation, so daß der Nachweis von mutiertem p53 mit Tumorgröße, Ploidie, Grading und dem Verlust von Steroidrezeptoren korreliert. Der Nachweis von mutiertem p53 korreliert ebenfalls mit einer kürzeren krankheitsfreien und Gesamtüberlebenszeit. Auch beim p53 finden sich unterschiedliche Ergebnisse je nach Bestimmungsmethode (Barbareschi 1996).

### Urokinase-Typ-Plasminogen-Aktivator (uPA)

Beim uPA handelt es sich um eine Serinprotease, die die Tumorinvasion über die Aktivierung der Typ-IV-Kollagenase fördert, die Kollagen und Proteine der Basalmembrane abbaut. Ihre Aktivität wird über 2 Inhibitoren reguliert, PAI-1 und PAI-2. Der Nachweis erfolgt im Serum oder im Gewebeextrakt. Erhöhte Serumspiegel von uPA und PAI-1 sind sowohl bei nodal-negativen als auch bei nodal-positiven Patientinnen mit einem kürzeren krankheitsfreien Überleben assoziiert. Ein hohes PAI-2 weist auf ein längeres Gesamtüberleben hin.

Die Blockierung des uPA-Rezeptors stellt möglicherweise einen neuen therapeutischen Ansatz dar, da sich dadurch die proteolytische Aktivität des Tumors reduzieren läßt (Clark 1996). Durch parallele Messung von uPA und PAI-1 und Definition eines geeigneten Cut-off-Wertes gelang es Jänicke et al. (1993; Jänicke 1994), die Hälfte der nodal-negativen Patientinnen einer Low-risk-Gruppe zuzuordnen, die eine Rezidivrate unter 10 % aufwies. Allerdings ermöglicht es auch der Nottingham Prognostic Index, mit Hilfe von Tumorgröße, Nodalstatus und Grading 3 Patientinnengruppen zu identifizieren, die eine 10-Jahres-Überlebensrate von 83 %, 52 % und 13 % haben (Galea et al. 1992). Dieser Index, nach der Formel Tumorgröße (cm) mal 0,2 mal Nodalstatus (1 = nodal-negativ, 2 = Befall der unteren Lymphknoten, 3 = Befall der höher liegenden Lymphknoten) + Tumorgrading (1–3), gewichtet das Grading besonders stark. Auf die möglicherweise damit verbundenen Schwierigkeiten wurde bereits eingegangen (Gilchrist et al. 1985). Der Nottingham Prognostic Index hat allerdings in einer großen prospektiven Studie seine Validität bewiesen.

### Angiogenese

Metastasenwachstum über eine bestimmte Größe hinaus erfordert eine Neovaskularisation. Die Gefäßdichte im Primärtumor wurde daher als prognostischer Parameter angesehen. Er hat sich aber nicht durchsetzen können, zum einen, weil andere Untersuchergruppen die initial positiven Ergebnisse nicht duplizieren konnten, zum anderen, weil es beträchtliche Unterschiede bezüglich der Neovaskularisation innerhalb des Tumors gibt.

### Cathepsin D

Beim Cathepsin D handelt es sich um einen Marker für die Östrogenaktivität, der als Wachstumsfaktor über den Insulin-II-Rezeptor wirkt. Im allgemeinen haben sich zwischen Expression und klinischem Verlauf keinerlei Unterschiede zeigen lassen; beschriebene Unterschiede fanden sich nur in besonders ausgewählten Untergruppen. Die immunhistochemische Anfärbung von Cathepsin D im Stroma von Tumorgeweben weist lediglich auf eine inflammatorische Komponente hin, die eine schlechte Prognose bedingt.

### Knochenmarkmikrometastasen

An dieser Stelle sei auf das Referat von I. J. Diel verwiesen bzw. auf seine Publikationen (Diel et al. 1994, 1996).

### Prädiktive Faktoren

### Östrogen- und Progesteronrezeptorstatus

Der Östrogen- und Progesteronrezeptorstatus ist wohl das klassische Beispiel eines prädiktiven Faktors beim Mammakarzinom. Wie Abb. 1 zeigt, bestehen deutliche Unterschiede zwischen der Ansprechrate hormonrezeptorpositiver und -negativer Tumoren. Als prädiktivem Faktor kommt dem Progesteronrezeptor die größere Bedeutung zu, da er einen in den Tumorzellen noch funktionsfähigen Steroidmetabolismus signalisiert. Als prognostischer Mar-

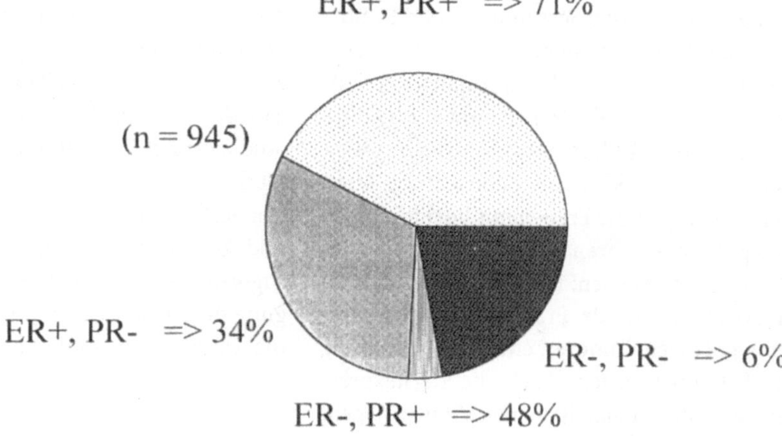


**Abb. 1.** Häufigkeit und Wahrscheinlichkeit des Ansprechens eines metastasierenden Mammakarzinoms auf eine endokrine Therapie in Abhängigkeit vom Hormonrezeptorgehalt. (Nach Bastert 1990)

ker hat der Rezeptorstatus nur eine untergeordnete, wahrscheinlich durch Therapiemodalitäten beeinflußte Bedeutung.

### Multidrug Resistance Protein (MDR1 oder P-Glykoprotein)

Beim MDR1 oder P-Glykoprotein handelt es sich um ein Membranprotein mit Pumpfunktion, das verschiedene Substanzen aktiv aus der Zelle herausbefördert. Der Nachweis von MDR1 oder P-Glykoprotein ist meist mit einer schlechten Wirkung der Chemotherapie assoziiert. Beide sind nur selten im Primärtumor nachweisbar, lassen sich aber häufiger in Tumoren von Patientinnen nachweisen, die zuvor eine Chemotherapie erhielten.

### HER-2/neu

HER-2/neu spielt auch eine Rolle als prädiktiver Faktor. Tumoren mit Überexpression von HER-2/neu sind weniger empfindlich gegenüber Doxorubicin, Cisplatin, Paclitaxel und Methotrexat. Es zeigte sich, daß HER-2/neu-exprimierende Tumoren besser auf eine dosis-

intensivierte Therapie ansprechen. Umgekehrt spricht die Nichtexpression von HER-2/neu für einen wahrscheinlichen Nutzen der adjuvanten Therapie.

### p53

Auch p53-Mutationen können zu einer In-vitro-Resistenz gegenüber Cyclophosphamid und Doxorubicin führen, wobei jedoch 5-FU und Methotrexat unbeeinflußt bleiben sollen.

Chemosensitivitäts-Assays zählen zwar nicht zu den prädiktiven Faktoren, vollständigkeitshalber sollen sie jedoch hier erwähnt werden als Möglichkeit, eventuelle Chemotherapieresistenzen und -sensitivitäten durch In-vitro-Tests zu erkennen.

### Marker für den Metastasierungsort

Klinisch wäre es sicherlich sinnvoll, Hinweise auf mögliche tumorspezifische Metastasierungsorte zu bekommen. Klinische Einsatzmöglichkeiten wären die prophylaktische Bisphosphonattherapie bei als wahrscheinlich erfolgender Knochenmetastasierung sowie das gezielte postoperative Screening in der Tumornachsorge. Allerdings stehen in diesem Bereich die Untersuchungen noch am Anfang. Die Existenz derartiger zellulärer Parameter (Adhäsionsmoleküle, Addresine) ist jedoch wahrscheinlich, da die klinische Beobachtung zeigt, daß prämenopausale Frauen mit hormonrezeptor-negativen Tumoren eher eine viszerale Metastasierung aufweisen; im Gegensatz dazu neigen postmenopausale Frauen mit hormonrezeptor-positiven Tumoren eher zur Ausbildung von Skelettmetastasen. Auch die Kernexpression des Intermediärfilaments Vimentin geht mit einer 2- bis 4fach höheren Wahrscheinlichkeit für viszerale Metastasen einher (Dhingra u. Hortobagyi 1996).

## Schlußfolgerungen und Ausblick

Trotz der bisherigen Ergebnisse stellt sich die Frage, welche Faktoren in der derzeitigen täglichen Routine relevant sein sollten. Bei der Konsensus-Konferenz in St. Gallen 1995 über adjuvante Behandlungsstrategien beim primären Mammakarzinom wurden verschiedene prognostische Faktoren wie die Größe des Primärtumors, der axilläre Lymphknotenstatus, das Grading und der Hormonrezeptorstatus verwendet, um für verschiedene Risikokonstellationen sinnvolle Behandlungsstrategien zu definieren. Neuere Prognosefaktoren sind in diese Therapieempfehlungen nicht eingegangen.

Als Konsensus der EORTC Receptor and Biomarker Study Group (Stockholm 1995) wird für die Zukunft die Bestimmung folgender klinischer und tumorbiologischer Prognosefaktoren empfohlen: Tumorgröße, Nodalstatus, Grading, Hormonrezeptorstatus, (S-Phase-Fraktion – alternativ KI-67/MIB1 – ) und PAI-1/uPA (Jänicke et al. 1996).

Possinger et al. ist es 1996 gelungen, mit Hilfe von p53, HER-2/neu, Histologie, Grading, Progesteronrezeptorstatus, Östrogenrezeptorstatus, Epidermal Growth Factor Receptor (EGF-R), Tumorgröße und Tumorploidie und vor allem mit Hilfe von künstlicher Intelligenz, d. h. selbstlernenden Computerprogrammen, die individuelle Prognose einer Patientin mit einer Genauigkeit von 90 % zu bestimmen. Dies ist jedoch erst im Rahmen einer retrospektiven Studie erfolgt. Die Validität dieser Algorithmen muß sich erst durch prospektive Untersuchungen bestätigen. Mit Hilfe statistischer Methoden und künstlicher Intelligenz kann es gelingen, Algorithmen zu finden, die unter Berücksichtigung prognostischer und prädiktiver Werte für die Patientinnen individuell die besten therapeutischen Modalitäten auswählen. Unabhängig von der psychologischen und medizinischen Bedeutung eines solchen Ansatzes für die betroffene Patientin hätte ein solches Vorgehen auch eine gesellschaftliche und ökonomische Relevanz. Allerdings werden bis zum Erreichen dieses Ziels noch umfangreiche Arbeiten und sorgfältige Kontrollen der Ergebnisse nötig sein. Wissenschaftler und Kliniker sind sich darüber einig, daß rigorose Tests notwendig sind, bevor neue Faktoren in der Behandlung der Patientinnen eine Rolle spielen dürfen (Gusterson 1996).


### Literatur

Treatment of early-stage breast cancer (Consensus Conference) (1991) JAMA 265:391–395

Barbareschi M (1996) Prognostic value of the immunohistochemical expression of p53 in breast carcinomas. Appl Immunohistochem 4 (2): 106–116

Bastert G (1990) Malignome der Mamma. In: Schmidt-Matthiesen H (Hrsg) Klinik der Frauenheilkunde und Geburtshilfe, Bd 12, Spezielle gynäkologische Onkologie II. Urban & Schwarzenberg, München

Beatson GT (1986) On the treatment of inoperable cases of carcinoma of the mamma: suggestions for a new method of treatment, with illustrative cases. Lancet 74(2): 104–107, 162–165

Clark GM (1996) Prognostic and predictive factors. In: Harris JR, Lippman ME, Morrow M, Hellman S (eds) Diseases of the breast. Lippincott-Raven, Philadelphia, pp 461–485

Cohen J (1977) Statistical power analysis for the behavioral sciences. Academic Press, New York, pp 101–102

Dhingra K, Hortobagyi GN (1996) Critical evaluation of prognostic factors. Sem Oncol 23 (4): 436–445

Diel IJ, Costa SD, Kaufmann M, Solomayer E, Bastert G (1994) Immunzytochemische Erkennung und prognostische Bedeutung einzelner Tumorzellen im Knochenmark beim Mammakarzinom. Klin Lab 40:1167–1178

Diel IJ, Kaufmann M, Costa SD et al. (1994) Micrometastatic breast cancer cells in bone marrow at primary surgery: prognostic value in comparison with nodal status. J Natl Cancer Inst 88 (22): 1652–1658, 1996

Durkin K, Haagensen C (1980) An improved technique for the study of lymph nodes in surgical specimens. Ann Surg 191:419

Galea MH, Blamey RW, Elston CE, Ellis IO (1992) The Nottingham Prognostic Index in primary breast cancer. Breast Cancer Res Treatm 22:207–219

Gatsonis C, Sampson AR (1989) Multiple correlations: exact power and sample size calculations. Psychol Bull 106:516–524

Gilchrist KW, Kalish THC, Gould VE et al. (1985) Interobserver reproducibility of histopathological features in stage II breast cancer: an EORTC study. Breast Cancer Res Treatm 5:3–10

Gusterson BA (1996) Prognostic variables and future predictors of behaviour and response. In: Senn HJ, Gelber RD, Goldhirsch A, Thürlimann B (eds) Recent results in cancer research. Springer, Berlin Heidelberg New York, pp 89–100

Jänicke F (1994) Bedeutung tumorbiologischer Prognosefaktoren bei der adjuvanten Therapie des nodalnegativen Mammakarzinoms. Zentralbl Gynäkol 116 (8): 449–455

Jänicke F, Schmitt M, Pache L, Ulm K, Harbeck N, Höfler H, Graeff H (1993) Urokinase (uPA) and its inhibitor PAI-1 are strong and independent prognostic factors in node-negative breast cancer. Breast Cancer Res Treatm 24:195–208

Jänicke F, Jehn U, Thomssen C, Untch M (1996) Prognosefaktoren beim primären Mammakarzinom. Mammakarzinom-Manual, Tumorzentrum München, S 25–31

Jonat W, Eidtmann H, Friedrichs K (1994) Prognosefaktoren beim Mammakarzinom. Gynäkologe 27: 37–44

Liotta LA, Stetler-Stevenson WG (1993) Principles of molecular cell biology of cancer: cancer metastasis. In: DeVita VT, Hellman S, Rosenberg SA (eds) Cancer: principles and practice of oncology. Lippincott-Raven, Philadelphia, pp 134–149

Mansi JL, Berger U, McDonnell T et al. (1989) The fate of bone marrow micrometastases in patients with primary breast cancer. J Clin Oncol 7:445–449

Mansour EG, Ravdin PM, Dressler L (1994) Prognostic factors in early breast carcinoma. Cancer 74 (1): 381–400

Possinger K, Wischnewsky M, Schönborn I, Lichtenegger W (1996) What can we do with prognostic and predictive factors in breast cancer? Educationals of the 21st ESMO Congress Wien, Österreich, pp 3–9

Quiet C, Ferguson D, Weichselbaum R, Hellman S (1993) The natural history of node negative breast cancer: predictors of outcome with 40 year follow-up. Proc Am Soc Clin Oncol 12:73

Weidner N (1995) Prognostic factors in breast carcinoma. Curr Opinion in Obstet Gynecol 7:4–9

# Mastektomie versus brusterhaltende Operationen

M. KAUFMANN

**MERKE:**

1. 1960: Versagen aggressiver lokaler Behandlungen: Nach Mastektomie Lebensqualität beeinträchtigt.

2. 1970: Brusterhaltende Therapien und Möglichkeit der Brustrekonstruktion (heterolog und/oder autolog).

3. 2000: Durch primäre systemische Therapie Brusterhaltung häufiger möglich.

4. Brusterhaltende Operationen heute in ca. 60–85 % möglich.

5. Folgende Forderungen sind hierbei zu erfüllen:
   - Tumor muß makroskopisch und mikroskopisch im Gesunden entfernbar sein.
   - Gutes kosmetisches Ergebnis muß erzielbar sein.

Viele Jahrhunderte lang wurde das Mammakarzinom vorwiegend operativ behandelt. Allerdings herrschte über unterschiedlich lange Zeiträume auch eine unterschiedliche Auffassung über die Art der Erkrankung (Tabelle 1).

Während bereits von den alten Ägyptern Brustkrebs als lokale Erkrankung angesehen wurde und vor der Jahrhundertwende von Halsted ebenso betrachtet wurde, gelten heute Mammakarzinome meist als chronische Systemerkrankungen. Dies erklärt auch die heute vorherrschenden und zukünftigen Therapiestrategien. In der operativen Therapie läßt sich aus diesen Erkenntnissen eine zunehmende Verringerung der Radikalität vor allem während der letzten 100 Jahre erkennen. Eine Auflistung bekannter Operationsdarstellungen und die entscheidenden operativen Entwicklungen an der Brust zeigt Tabelle 2.

Die während der letzten 20 Jahre erzielten Überlebensdaten einer brusterhaltenden Therapie sind mit einer Mastektomie bei Patientinnen mit einem invasiven Karzinom vergleichbar und rechtfertigen damit das brusterhaltende Vorgehen.

Dabei bestimmt im wesentlichen das Volumen des zu entfernenden Primärtumors mit

**Tabelle 1.** Therapiewandel beim primären Mammakarzinom

| 1600 v. Chr. | In Ägypten | Brustkrebs ist eine lokale Erkrankung |
|---|---|---|
| 180 n. Chr. | Galen | Brustkrebs ist eine innere Erkrankung (Säftetheorie) |
| 1894 | Halsted | Brustkrebs ist eine lokale Erkrankung |
| 1970 | Fisher | Brustkrebs ist eine systemische Erkrankung |

**Tabelle 2.** Operative Therapie des Mammakarzinom

| 1653 | Scultetus | Brustamputation (mit Messer und Brenneisen) |
| 1844 | Pancost | En-bloque-Entfernung von Teilen der Brust mit Axilla |
| 1894 | Halsted | Radikale Mastektomie |
| 1948 | Patey | Mod. radikale Mastektomie |
| 1948 | McWhriter | Mastektomie und Radiatio |
| 1927 | Hirsch | Radium-Chirurgie (Brusterhaltung) |
| 1981 | Veronesi | Brusterhaltung (QUART = Quadrantenresektion und Radiotherapie) |

**Tabelle 3.** Lokalrezidive und Überleben in Abhängigkeit von lokalen Therapieverfahren beim primären Mammakarzinom. *RT* Radiotherapie ($\pm$ Boost), *QUART* Quadrantenresektion + Radiotherapie ($\pm$ Boost), *TART* Tumorektomie + Radiotherapie ($\pm$ Boost), *QUAD* Quadrantenresektion

| Operation $\pm$ RT | Lokalrezidive | Überleben |
| --- | --- | --- |
| Rad. Mastektomie | * | = |
| QUART | ** | = |
| Segmentresektion + RT | *** | = |
| TART | **** | = |
| Segmentresektion | ***** | = |
| QUAD | ****** | = |
| Tumorektomie | ******* | = (?) |

**Tabelle 4.** Lokalrezidivrate in randomisierten Studien mit brusterhaltender Therapie (BET) + Radiotherapie (RT) im Vergleich zur Mastektomie

| Studie | Mastektomie | BET + RT | BET − RT |
| --- | --- | --- | --- |
| Mailand (1973–1989) | 0/349 2,3 % | 20/1012 2,0 % | 24/345 7,0 % |
| NSABP B-06 (1976–1981) | 48/590 8,1 % | 7/629[a] 1,1 % | 46/636[a] 7,2 % |
| EORTC (1980–1986) | 32/422 7,6 % | 42/452 9,3 % | – |
| Dänemark (1983–1989) | 19/429 4,4 % | 12/430 3,0 % | – |
| NCI (1979–89) | 4/116 3,4 % | 15/121 12,4 % | – |

[a] Tumoren der ipsilateralen Brust nicht eingeschlossen.

dem umgebenen Brustgewebe zusammen mit der Bestrahlung als lokale Therapiemaßnahme die Häufigkeit von Lokalrezidiven (Tabelle 3).

Ergebnisse bezüglich der Häufigkeit von Lokalrezidiven aus großen randomisierten Studien, die in Europa und den USA in den 70er und den 80er Jahren mit brusterhaltenden Therapien durchgeführt wurden, gibt Tabelle 4 wieder.

Die Studie aus Mailand und die NSABP-Studie aus den USA machen deutlich, daß die Bestrahlung integraler Bestandteil eines brusterhaltenden Vorgehens sein muß. Bei einer Aufschlüsselung je nach axillärem Lymphknotenbefall ergeben sich global gesehen folgende Häufigkeiten lokoregionärer Rezidive:

- Nach Mastektomie: ca. 3–10 % bei negativem Lymphknotenstatus bzw. 15–30 % bei positivem Lymphknotenstatus,
- nach brusterhaltenden Operationen: ca. 20 % intramammäre Rezidive mit und 40–50 % ohne Bestrahlung der Restbrust.

Entsprechend den Entwicklungen der letzten 10 Jahre wird also heute die brusterhaltende Operation zusammen mit einer Nachbestrahlung der Restbrust als Primärbehandlung eines operablen Mammakarzinoms bei den meisten Frauen (ca. 60–85 %) als Standardvorgehen bevorzugt.

Eine brusterhaltende Operation gilt auch bei duktalen In-situ-Karzinomen (DCIS) als Standardtherapie.

Die empfohlenen Techniken bei einer brusterhaltenden Operation sind:

- die lokale Exzision des Primärtumors mit histologisch gesicherten tumorfreien Absetzungsrändern (semizirkuläre Schnittführung über dem Tumor, ausgenommen Tumorsitz in den unteren Quadranten, Mitnahme einer Hautspindel bei hautnahem Tumorsitz);
- die axilläre Lymphonodektomie (Level I und II $\pm$ III) mit mindestens 10 histologisch untersuchten Lymphknoten.

Als *Kontraindikationen* sind multizentrische Karzinome, ausgedehnte multifokale Herde sowie diffuse Mikrokalzifikationen zu nennen. Ebenso ist das Vorgehen bei einem T4-Karzinom nicht indiziert. Ist ein schlechtes kosmetisches Ergebnis zu erwarten, z.B. wenn der Primärtumor in Relation zur Brustgröße zu groß ist, gilt dies ebenfalls als Kontraindikation. Damit läßt sich keine absolute maximale Tumorgröße definieren, bei der ein brusterhaltendes Operieren möglich ist.

Das Volumen des zu entfernenden Primärtumors bestimmt einerseits das kosmetische Ergebnis, andererseits auch die Wahrscheinlichkeit des Wiederauftretens eines Rezidivs in der verbliebenen Brust. Das Rezidivrisiko ist aber auch vom Alter der Patientin, dem minimalen Absetzungsrand, der Ausdehnung nichtinvasiver Anteile und von der Lymphangiosis carcinomatosa abhängig (Abb. 1).

Als *relative Kontraindikation* müssen deshalb ein ausgedehntes intraduktales Karzinom in und um den Primärtumor (EIC >25%), eine ausgedehnte intra- und peritumorale Lymphangiosis carcinomatosa und Frauen der Altersgruppe jünger als 35–39 Jahre genannt werden.

Falls eine brusterhaltende Operation nicht möglich ist, ist nach wie vor die Mastektomie angezeigt. Die Mastektomie stellt auch das sicherste Salvage-Verfahren für die meisten Patientinnen bei einem Lokalrezidiv (intramammär) nach brusterhaltendem Vorgehen dar. Allerdings ist noch unklar, unter welchen Voraussetzungen erneut ein brusterhaltendes Operieren sinnvoll ist.

Mögliche Indikationen für eine prophylaktische Mastektomie sind heute:

- enorme familiäre Mammakarzinombelastung, vor allem mit Nachweis von Brustkrebsgenen (BRCA 1, 2),
- ausgedehnte duktale In-situ-Karzinome (DCIS),
- kontralaterales Mammakarzinom,
- Notwendigkeit multipler Gewebsentnahmen in unterschiedlichen Quadranten.

Während zunächst eine brusterhaltende Operation nur bei Primärtumorgrößen <2 oder 3 cm Tumordurchmesser, selbst bei zentralem Tumorsitz durchgeführt wurden, konnte ab den 80er Jahren auch bei größeren Tumoren brusterhaltend vorgegangen werden, nachdem die Patientinnen primär (neoadjuvant/präoperativ) eine Chemothe3rapie für 3–4 Zyklen erhielten. Große Tumoren wurden so kleiner und erfüllten dann die Voraussetzungen, daß der Tumor makroskopisch und mikroskopisch im Gesunden entfernt werden konnte mit einem gleichzeitig guten kosmetischen Ergebnis. Tabelle 5 zeigt diese neue Entwicklung, mit der nicht nur bessere kosmetische Ergebnisse, sondern vor allem günstigere Überlebensdaten erzielt werden sollen.

Zukünftige Untersuchungen werden sich vor allem mit dem Problem des minimal ausreichenden chirurgischen Absetzungsrandes sowie des optimalen Operationszeitpunktes beschäftigen. Dies gilt insbesondere für die definitive Operation nach einer primären Chemotherapie. Eine weitere offene Frage stellt auch der Einfluß des Operationszeitpunktes auf die Prognose in Abhängigkeit von der Zyklusphase bei prämenopausalen Frauen dar.

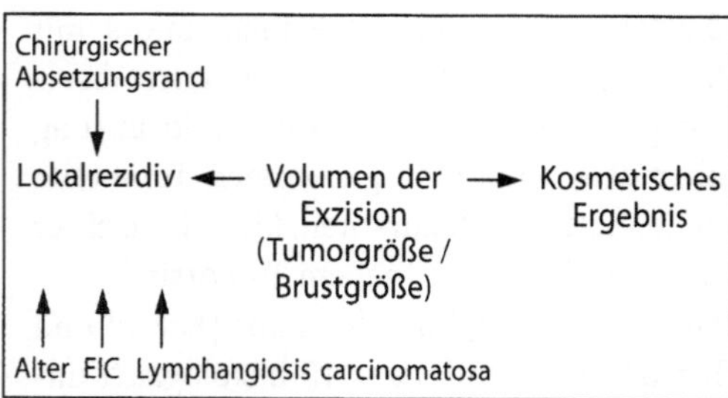


**Abb. 1.** Bekannte Faktoren, die das kosmetische Ergebnis und die Lokalrezidivrate bei brusterhaltenden Operationen bestimmen

**Tabelle 5.** Entwicklung von Therapiestrategien: primäre Chemotherapie beim primären Mammakarzinom

| 1970 | 1980 | 1990 |
| --- | --- | --- |
| Lokal fortgeschrittene Tumore werden operabel (Mastektomie) | Große Tumore werden kleiner und können brusterhaltend operiert werden | Selektion von chemosensiblen Tumoren, um bessere Therapieergebnisse zu erzielen |

Auch zur Senkung der operationsbedingten Früh- und Spätmorbidität bei einer axillären Lymphknotenentfernung müssen prospektive Studien durchgeführt werden, die sich mit der Frage beschäftigen, wann auf eine axilläre Lymphknotenentfernung verzichtet werden kann.

Das entscheidende Qualitätskriterium bei Brustkrebsoperationen wird auch zukünftig neben einer lokalen und regionalen Tumorkontrolle das metastasenfreie und Gesamtüberleben sowie die Erhaltung der körperlichen Unversehrtheit bleiben.

**Literatur beim Verfasser**

# Nachsorge beim Mammakarzinom

R. Kreienberg

> **MERKE:**
>
> 1. Nachsorge richtet sich ausschließlich nach dem Nutzen für den Krebskranken und ist ein unverzichtbarer Beitrag zur weiteren Gesundung und Rehabilitation.
>
> 2. Nach den bisherigen Erfahrungen bringt die Früherkennung von Metastasen und deren frühzeitige Behandlung keinen Überlebensvorteil für die betroffene Patientin.
>
> 3. Durch sorgfältige und ausführliche Anamnese und die eingehende körperliche Untersuchung lassen sich bei mehr als 90 % aller Frauen das Rezidiv und die Fernmetastasierung entdecken.
>
> 4. Solange eine frühzeitige Erkennung von Metastasen das Schicksal der Mehrzahl der Patientinnen nicht entscheidend beeinflussen kann, ist Zurückhaltung in der apparativen und laboranalytischen Diagnostik und in der Nachsorge geboten.
>
> 5. Von den bildgebenden Verfahren ist die Mammographie zur Früherkennung des intramammären Rezidivs nach brusterhaltender Therapie unverzichtbar. Ebenso unverzichtbar ist die regelmäßige mammographische Untersuchung der kontralateralen Brust hinsichtlich doppelseitiger Erkrankung oder Zweitkarzinomen.

Unter Nachsorge verstehen wir die kontinuierliche ärztliche Betreuung der tumorkranken Patientin nach Abschluß der unter kurativer Zielsetzung durchgeführten Primärtherapie. Im Mittelpunkt steht die Fürsorge für die Patientin, die nicht nur durch Rezidiv und Metastasen bedroht ist, sondern auch durch die Folgen der Primärtherapie. Die Nachsorgeinhalte basieren auf den aktuellen Kenntnissen der Tumorbiologie. Daneben steht die psychische und soziale Rehabilitation der Patientin im Vordergrund aller Bemühungen. Zur Primärbehandlung gehören neben der Operation, evtl. der Nachbestrahlung, auch die adjuvante Hormon- und Chemotherapie. Im Zuge dieser adjuvanten Therapiemaßnahmen sind besondere Kontrolluntersuchungen erforderlich, um die jeweilige adjuvante Therapie richtig zu steuern und Nebenwirkungen frühzeitig zu erkennen. Die eigentliche Nachsorge, um die es im folgenden geht, beginnt mit dem Abschluß der Primärbehandlung.

Erneute Tumormanifestationen nach Abschluß der Primärbehandlung einer Mammakarzinomerkrankung treten im Zeitraum von bis zu 10 Jahren auf. In Einzelfällen können auch Rezidive und Metastasen bis zu einem Zeitraum von 20 Jahren nachgewiesen werden. Da man bis zum 10. Jahr nach einer Primärtherapie annähernd konstant unter den zur Nachsorge erscheinenden Patientinnen eine jährliche Rezidiv- bzw. Metastasenrate zwischen 5–8 % findet, sollte die Nachsorge bis mindestens 10 Jahre nach Abschluß der Primärbehandlung durchgeführt werden.

Während der ersten 5 Jahre sollte der Schwerpunkt der Nachsorge auf dem Nachweis der Folgen der Mammakarzinomerkrankung liegen, sollten die zweiten 5 Jahre eher engmaschigen Früherkennungsuntersuchungen zur Aufdeckung evtl. anderer maligner bzw. nichtmaligner Erkrankungen dienen.

## Daten zur Nachsorge

Etwa 55 % aller Patientinnen mit Mammakarzinomen aller Stadien und mehr als 95 % aller Patientinnen im Stadium T1 N0 M0 sind bereits durch die Primärtherapie geheilt und somit eigentlich keine Erkrankte, sondern eher Betroffene.

Ein Teil der Frauen erleidet jedoch nach Abschluß der Primärbehandlung eine erneute Manifestation ihres Brustkrebses. Dies können sein:

- ein intramammäres Rezidiv nach brusterhaltender Operation,
- ein lokoregionäres Rezidiv,
- Fernmetastasen,
- ein Zweitkarzinom in der gleichseitigen oder gegenseitigen Brust,
- ein Zweitmalignom in anderen Organen.

Leider existieren bis heute keinerlei Parameter, die uns eine Unterscheidung zwischen den Frauen ermöglichen, die durch die Primärbehandlung geheilt sind und denen, die eine erneute Malignommanifestation erleiden.

Frauen mit einem intramammären oder einem lokoregionären Rezidiv haben nach Auftreten dieser Rezidive eine kurative Therapiechance, d.h. sie können definitiv auch nach dem Auftreten dieser Rezidive durch eine erneute operative Therapie oder Strahlentherapie geheilt werden. Patientinnen mit Metastasen haben diese kurative Therapiechance nicht. Bei

allen heute zur Verfügung stehenden therapeutischen Möglichkeiten läßt sich zwar nach dem Auftreten von Metastasen die Überlebenszeit verlängern, eine Heilung ist jedoch beim Auftreten von Metastasen nicht mehr möglich.

Für die Inhalte der Nachsorge besonders wichtig ist, daß nach allen bisherigen Erfahrungen durch die Früherkennung von Metastasen und deren frühzeitige Behandlung kein Überlebensvorteil für die Patientin zu erreichen ist. Die Überlebenszeit dieser Patientinnen, deren Metastasen früher entdeckt werden, ist identisch mit der Überlebenszeit von Frauen, bei denen Fernmetastasen erst nach dem Auftreten von Symptomen diagnostiziert werden konnten.

Somit ist man heute außerordentlich zurückhaltend gegenüber dem routinemäßigen Einsatz einer bildgebenden und einer laboranalytischen Diagnostik geworden. Bei der Formulierung von Nachsorgeempfehlungen muß immer wieder geprüft werden, ob die eingesetzten diagnostischen Methoden nicht nur eine Rezidivfrüherkennung erlauben, sondern ob diese Früherkennung tatsächlich auch mit einem therapeutischen Nutzen für die betroffene Frau verbunden ist.

Wichtig zu wissen ist, daß durch eine sorgfältige und ausführliche Anamnese sowie durch die eingehende körperliche Untersuchung bei mehr als 90 % aller Frauen das Rezidiv und die Fernmetastasierung zu entdecken sind. Darüber hinaus ist die Entdeckungsrate für Rezidive bzw. Metastasen durch den routinemäßigen Einsatz von bildgebenden Verfahren oder klinisch-chemischen Untersuchungen nur sehr gering. Zum Beispiel beträgt die Erkennungsrate für Skelettmetastasen mittels Skelettszintigraphie beim Tumorstadium T1 N1 M0 nur 0,34 % und beim Tumorstadium T2 N1 M0 2,3 %. Da eine routinemäßig durchgeführte technische Untersuchung aber nur für die Entdeckung von 30 % aller Progressionen im Skelettsystem erforderlich wäre, beträgt die Sensitivität zur Aufdeckung einer anamnestisch und klinisch stummen Metastase noch 0,7 %. Auch bei Primärerkrankungen mit höherem Metastasierungsrisiko liegt die Sensitivität immer noch unter 1 %. Ähnliches gilt für die routinemäßig durchgeführten röntgendiagnostischen, sonographischen sowie die laborchemischen Kontrollen.

Bei einer derart geringen Sensitivität muß man bei einer regelmäßigen Anwendung bildgebender Verfahren und klinisch-chemischer Untersuchungen in der Nachsorge mit erheblich mehr falsch-positiven als mit richtig-positiven Ergebnissen rechnen. Die positiven Ergebnisse führen jedoch zu einer erheblichen Beunruhigung der Patientin. Die Tatsache, daß zum einen durch systematisch durchgeführte radiologische, diagnostische, sonographische oder laborchemische Kontrollen viele Patientinnen ohne Grund beunruhigt werden, und die Erkenntnis, daß trotz einer frühen Diagnostik dieser Rezidive und Metastasen das Überleben der Patientinnen in keiner Weise verlängert werden kann, haben zu einer deutlichen Veränderung der Inhalte der Nachsorge geführt.

Von den bildgebenden Verfahren ist nur die Mammographiekontrolle der primär erkrankten Brust nach organerhaltender Therapie unverzichtbar.

Ebenfalls unverzichtbar ist die regelmäßige mammographische Untersuchung der kontralateralen Brust wegen doppelseitiger Erkrankung oder wegen eines Zweitkarzinoms. Hingegen sind Thoraxröntgenaufnahmen, die Skelettszintigraphie und die Sonographie der Oberbauchorgane für beschwerdefreie Betroffene nicht erforderlich. Die gleiche Feststellung gilt auch für die Labordiagnostik und die Tumormarker.

Die vielfach diskutierte „Immundiagnostik" kann ebenfalls nicht empfohlen werden, zumal sog. immunstimulierende Behandlungen in ihrer Wirksamkeit nicht gesichert sind.

Zweitmalignome kommen bei Mammakarzinompatientinnen zwar etwas häufiger vor; das Risiko ist jedoch nicht so gravierend, daß hier spezielle diagnostische Maßnahmen routinemäßig erforderlich wären.

Eine Sonderstellung nimmt allenfalls das erhöhte Endometriumkarzinom-Risiko unter einer Antiöstrogentherapie mit Tamoxifen ein.

Unter einer Tamoxifentherapie muß in halbjährlichen Abständen eine Vaginalsonographie zur Beurteilung des Endometriums erfolgen.

## Nachsorgeempfehlungen

Die Empfehlungen zur Nachsorge beginnen mit der Forderung nach einer außerordentlich sorgfältigen Anamnese, bei der Befinden, Leistungsfähigkeit, Besonderheiten, Beschwerden und somatische Veränderungen gezielt erfragt werden. Dieser folgt eine eingehende, über das übliche Maß hinausgehende körperliche Untersuchung, die insbesondere nach Symptomen des Tumorrezidivs fahndet. Bei pathologischen Befunden ist selbstverständlich eine weitergehende Diagnostik erforderlich.

Wesentlicher Inhalt der Nachsorge ist außerdem die psychosoziale und psychoonkologische Beratung. Hier muß den Wünschen und Zielerwartungen der Patientin entsprochen werden. Unabdingbar im Rahmen der Nachsorge sind auch Angebote zur Rehabilitation. Die Patientin muß über die verschiedenen Möglichkeiten der psychischen, sozialen, familiären, körperlichen und beruflichen Rehabilitation ausführlich beraten werden.

Weiterer fester Bestandteil der Nachsorge ist eine Beratung über rekonstruktive Möglichkeiten nach Verlust oder narbiger Deformation der Brust. Zu den unverzichtbaren Beratungsaufgaben gehört auch die Berücksichtigung hormoneller Probleme. Der Patientin müssen Vorschläge zur Hormonsubstitution entsprechend den Richtlinien der Deutschen Gesellschaft für Senologie (Konsensusempfehlungen 1997) angeboten werden.

## Abstände der Nachsorgeuntersuchungen

Die Nachsorgeuntersuchungen sollten in den ersten 3 Jahren vierteljährlich, dann im 4. und 5. Jahr halbjährlich und ab dem 6. Jahr jährlich erfolgen. Es ist anzustreben, daß aus den Nachsorgeuntersuchungen der Brust allmählich individuell modifizierte Krebsfrüherkennungsuntersuchungen werden. Selbstverständlich gehört in ein derartiges Konzept die regelmäßige Früherkennungsuntersuchung im Genitalbereich, die unter laufender oder vorausgegangener adjuvanter Antiöstrogentherapie mit Tamoxifen eine Vorsorge mit einer Vaginalsonographie in halbjährlichen Abständen einschließt.

## Bildgebende Verfahren der Nachsorge

Von den Untersuchungen mit bildgebenden Verfahren bei symptomfreien Patientinnen nach abgeschlossener Primärtherapie des Mammakarzinoms ist nur die apparative Diagnostik der Mamma unverzichtbar.

Auf Thoraxröntgenaufnahmen, Skelettszintigraphie und Sonographie der Oberbauchorgane kann bei beschwerdefreien Patientinnen bzw. Betroffenen verzichtet werden. Gleiches gilt für die Labordiagnostik und insbesondere die Tumormarkeruntersuchungen.

Im Bereich der Mamma müssen folgende Untersuchungen durchgeführt werden:

- bei Ablatio mammae die jährliche Mammographiekontrolle der gegenseitigen Brust,
- nach brusterhaltender Operation in den ersten 3 Jahren halbjährlich eine Mammographiekontrolle der primär erkrankten Brust, dann jährlich. Ebenfalls jährlich Kontrolluntersuchungen der kontralateralen Mamma.

Patientinnen mit Implantateinlage oder Eigengewebsaufbau sind in gleicher Weise apparativ zu kontrollieren wie Patientinnen nach Mastektomie. Die Kernspintomographie und die Mammasonographie gehören nicht zu den aktuellen Routinenachsorgescreeningmethoden und sind speziellen Fragestellungen vorbehalten.

## Ziele der Nachsorge

Ziel des Nachsorgekonzeptes ist es, statt einer technisierten und vielfach psychisch belastenden Früherkennung von Fernmetastasen, die für Frauen nach vorausgegangener Brustkrebsoperation ohne Vorteil ist, eine längerfristige individuelle ärztliche Begleitung zu erreichen, die die organischen und psychischen Eigenheiten des Einzelfalles in besonderem Maße berücksichtigt. Es gilt, den Übergang von einer zwar lebensbedrohlichen, aber vielfach heilbaren Erkrankung in ein Stadium der zunehmenden Gesundung ärztlich zu fördern.

Intramammäre, lokale und kontralaterale Rezidive bzw. Neuerkrankungen müssen durch die körperliche Untersuchung in Verbindung mit der apparativen Diagnostik (Mammographie) weiterhin so früh wie möglich entdeckt werden, da in diesen Fällen eindeutig Heilungschancen bestehen.

Bei Nachweis von Fernmetastasen ist eine Heilung der Krankheit zwar nicht möglich. Je nach Befund werden jedoch hormonelle oder chemotherapeutische Interventionen zur Stabilisierung des chronischen Stadiums der Erkrankung eingesetzt mit dem Ziel, die Beschwerden zu lindern bzw. ein Weiterwachsen der Metastasen so lange wie möglich hinauszuschieben, um der Patientin eine möglichst hohe Lebensqualität zu gewährleisten.

Insgesamt führt das geänderte Nachsorgekonzept für Mammakarzinompatientinnen nicht zu einem diagnostischen und therapeutischen Nihilismus, sondern eher zu einer Entfrachtung des Konzeptes von überflüssigen, mehr schädlichen als nützlichen Maßnahmen und damit zu einer stärkeren Hinwendung zu einer individuelleren ärztlichen Betreuung und Begleitung der Betroffenen.

**Literatur beim Verfasser**

# Impfen in der gynäkologischen Praxis

B. STÜCK

> **MERKE:**
>
> 1. Für junge Frauen ist der Gynäkologe oft der einzige ärztliche Ansprechpartner. Seine Aufgabe muß es auch sein, sie über Infektionsrisiken aufzuklären, regelmäßig ihren Impfschutz zu kontrollieren und notfalls zu ergänzen.
>
> 2. Impfungen gegen Diphtherie und Tetanus müssen nach der Grundimmunisierung im Kindesalter regelmäßig in 10jährigem Abstand aufgefrischt werden. Das geschieht insbesondere bei Frauen selten. Im 4. Lebensjahrzehnt haben nur noch ca. 50 % einen ausreichenden Schutz gegen Tetanus und weniger als 40% gegen Diphtherie.
>
> 3. Impflücken bei Frauen im gebärfähigen Alter bedeuten auf Grund des fehlenden „Nestschutzes" auch ein hohes Risiko für deren Neugeborene.
>
> 4. „Kinderkrankheiten" (Masern, Mumps, Röteln, Varizellen u. a.) treten heute wegen veränderter sozioökonomischer und hygienischer Verhältnisse immer häufiger erst bei Jugendlichen und jungen Erwachsenen auf. Hier sind Nachholimpfungen erforderlich. Bei offener Varizellenanamnese sollte bei Kinderwunsch eine serologische Kontrolluntersuchung und bei fehlendem Schutz eine Varizellenimpfung vorgenommen werden.
>
> 5. Alle ungeimpften Jugendlichen sollten nach den Empfehlungen der „Ständigen Impfkommission am Robert Koch-Institut" gegen Hepatitis B geimpft werden.

## Einleitung

Für junge Mädchen und Frauen ist der Frauenarzt, auch im Rahmen der Vorsorgeuntersuchungen, oft der einzige ärztliche Ansprechpartner. Seine Aufgabe muß es deshalb sein, sie auch über Ansteckungs- und Infektionsrisiken aufzuklären, regelmäßig ihren Impfstatus zu kontrollieren und im Bedarfsfall den Impfschutz aufzufrischen und zu ergänzen. Während Kinder noch relativ gut gegen Infektionskrankheiten geschützt sind, bestehen bei Jugendlichen und Erwachsenen – insbesondere bei Frauen – oft erhebliche Impflücken. Ursachen sind vor allem die Unterschätzung der von Infektionskrankheiten ausgehenden Gefahren, Unwissenheit und Vergeßlichkeit. Die oft zitierte „zunehmende Impfmüdigkeit" und die „wachsende Zahl von Impfgegnern" sind nur eine Variante bei der Suche nach einfachen Erklärungen für zu geringe Durchimpfungsraten. Es ist daher eine besondere Herausforderung an uns Ärzte, immer wieder auf die Notwendigkeit von Schutzimpfungen hinzuweisen und die Bedeutung dieser prophylaktischen Maßnahme überzeugend zu vermitteln.

Deshalb ist es nur zu begrüßen, daß 1995 die Frauenärzte u. a. durch ihre Berufsverbände und ihre Gesellschaften aufgefordert wurden, sich verstärkt an Impfungen zu beteiligen. Grundlage sind die „Empfehlungen der Ständigen Impfkommission am Robert Koch-Institut" (STIKO). Diese werden heute in der Regel von den obersten Gesundheitsbehörden der Bundesländer als „öffentliche Empfehlung" übernommen, so daß bei evtl. auftretenden Impfschäden eine Versorgung durch die Bundesländer geleistet wird. Voraussetzung ist die Verwendung eines in Deutschland zugelassenen Impfstoffes.

Bei den in der frauenärztlichen Praxis durchzuführenden Impfungen können wir unterscheiden zwischen Standardimpfungen (Tabelle 1), die im Bedarfsfall jede Frau erhalten sollte, und Indikationsimpfungen (Tabelle 2), die bei einer erhöhten Gefährdung von Personen und Angehörigen von Risikogruppen angeboten werden müssen.

**Tabelle 1.** Standardimpfungen in der frauenärztlichen Praxis

| Impfung gegen | Schutzdauer | Impfvorgehen |
| --- | --- | --- |
| *Totimpfstoffe* | | |
| Diphtherie | Mindestens 10 Jahre | Grundimmunisierung: 3mal<br>Auffrischung alle 10 Jahre |
| Tetanus | Mindestens 10 Jahre | Grundimmunisierung: 3mal<br>Auffrischung alle 10 Jahre |
| Poliomyelitis<br>(SALK) | Mehr als 10 Jahre | Grundimmunisierung: 3mal<br>Auffrischung bei Indikation |
| *Lebendimpfstoffe* | | |
| Poliomyelitis<br>(SABIN) | Länger als 10 Jahre | Grundimmunisierung: 3mal<br>Wiederimpfung bei Indikation |
| Masern | Wahrscheinlich lebenslang | Im Erwachsenenalter: einmal<br>Wiederimpfung bei Indikation |
| Mumps | Wahrscheinlich lebenslang | Im Erwachsenenalter: einmal<br>Wiederimpfung bei Indikation |
| Röteln | Wahrscheinlich lebenslang | Im Erwachsenenalter: einmal<br>Wiederimpfung bei Indikation |

**Tabelle 2.** Indikationsimpfungen in der frauenärztlichen Praxis

| Impfung gegen | Schutzdauer | Impfvorgehen, Impfindikation |
| --- | --- | --- |
| *Totimpfstoffe* | | |
| Hepatitis B | Mindestens 10 Jahre | Grundimmunisierung: 3mal<br>Generelle Impfung bis zum 18. Lj. und Risikogruppen (s. Übersicht S. 220) |
| Influenza | Jährliche Impfung wegen wechselnder Antigenität | U. a. Personen über 60 Jahre |
| *Lebendimpfstoff* | | |
| Varizellen | Wahrscheinlich lebenslang | Einmalige Impfung u. a. bei seronegativen Frauen mit Kinderwunsch |

## Impfstoffe

Dabei stehen uns für die Impfung grundsätzlich 2 Arten von Impfstoffen zur Verfügung (Bundesärztekammer 1995; Quast u. Ley 1996):

- *Lebendimpfstoffe*, die durch viele Passagen auf Spezialnährböden attenuierte, d.h. abgeschwächte, aber noch vermehrungsfähige Erreger enthalten. Sie haben ihre pathogenen Eigenschaften weitgehend verloren, verbleiben längere Zeit im Körper und ahmen die Infektion in abgeschwächter Form nach. Es sind daher in der Regel nur eine oder 2 Impfstoffgaben notwendig, um einen langanhaltenden Schutz zu induzieren. Auf Grund einer möglichen Virämie oder Bakteriämie sind bei bestehenden Störungen der Immunabwehr für bestimmte Impfstoffe Kontraindikationen zu beachten. Das gilt u. U. auch für die Schwangerschaft.
- *Totimpfstoffe* enthalten abgetötete, Teile oder „entgiftete" Stoffwechselprodukte (Toxoide) eines Erregers. Da keine Vermehrung im Körper stattfindet, sind zum Aufbau eines Impfschutzes höhere Antigenmengen und mehrfache Applikationen erforderlich. Um den Impfschutz aufrechtzuerhalten, sind Auffrischimpfungen notwendig. Dabei sollten die vom Hersteller angegebenen Impfabstände nicht unterschritten werden. Dagegen gibt es keine unzulässig großen Abstände zwischen Impfungen: Jede Impfung zählt! Auch eine für viele Jahre unterbrochene Grundimmunisierung muß nicht neu begonnen werden (Robert Koch-Institut 1997). Eine erfolgreiche Auffrischimpfung setzt jedoch eine vollständige Grundimmunisierung voraus. Impfungen mit Totimpfstoffen sind keine Kontraindikation bei Störungen der Immunabwehr. Hier muß jedoch ggf. der Impferfolg kontrolliert werden.

## Impfstatus und Nachholimpfungen

Bei der *Überprüfung des aktuellen Impfstatus* sollten grundsätzlich nur dokumentierte Impfungen herangezogen werden. Fehlende Impfdokumente sind aber kein Grund, notwendige Impfungen zu verschieben. Zusätzliche Impfungen mit Totimpfstoffen bei bereits bestehendem Impfschutz sind ohne Risiko. Durch den Booster-Effekt stabilisieren sie die Immunität. Dagegen kommt es bei Mehrfachimpfungen mit Lebendvirusimpfstoffen bei bereits bestehender Immunität zu einer schnellen Eliminierung der Impfviren (Robert Koch-Institut 1997).

## Impfungen und Schwangerschaft

Impfungen sind besonders wichtig für Frauen mit Kinderwunsch. Hier sollten notwendige Impfungen vor *Eintritt einer Schwangerschaft* durchgeführt werden. Dadurch wird nicht nur die Frau, sondern bei einer Schwangerschaft auch das Kind in seiner prä- und postnatalen Lebensphase geschützt. Bis auf die orale Polioimpfung (OPV) sind *Lebendimpfstoffe in der Schwangerschaft kontraindiziert.* Jedoch ist eine akzidentelle MMR-Impfung keine Indikation zur Interruptio (Enders 1991). Dagegen ist bisher zu wenig über die Auswirkungen einer Varizellenimpfung auf die Frucht bekannt. Hier sollte eine Schwangerschaft bis zu einem Monat nach der Impfung vermieden werden (Centers for Disease Control and Prevention 1996). Totimpfstoffe sind in der Schwangerschaft nicht kontraindiziert. Eine Ausnahme bildet der auch in seiner Schutzwirkung umstrittene Choleraimpfstoff.

## Welche Impfungen sind besonders zu beachten?

*Tetanus und Diphterie*
Gegen Tetanus und Diphtherie sind unsere Kinder und Jugendlichen zu mehr als 90 % durch Impfungen geschützt. Um einen solchen Schutz

zu erhalten, müssen aber nach einer Grundimmunisierung regelmäßig alle 10 Jahre Auffrischimpfungen durchgeführt werden. Das geschieht im Erwachsenenalter leider nur selten. Beim Tetanus fehlt vor allem bei Frauen eine protektive Immunität. Bereits im 4. Lebensjahrzehnt sind fast 40 % von ihnen nicht mehr geschützt, bei den älteren Frauen sogar bis zu 70 %. Dagegen finden wir bei Männern erst im 7. Lebensjahrzehnt Durchimpfungsraten von weniger als 50 %, da die sie betreuenden Ärzte – vor allem auch Arbeitsmediziner – sich der Tetanusgefahr bei Bagatellverletzungen eher bewußt sind (Klouche et al. 1994; Thilo 1994). Der fehlende Schutz bei Frauen spiegelt sich auch statistisch in der Morbiditätsstatistik wider: Jährlich erkranken in Deutschland ca. 10–15 Menschen an Tetanus. Dabei handelt es sich überwiegend um ältere Frauen. Auch heute noch sterben etwa 50% der Erkrankten. Vergessen wird auch, daß die Erkrankung keine dauerhafte Immunität hinterläßt. Der einzige Schutz ist die Impfung.

Der *Diphtherieschutz* ist dagegen bei Männern und Frauen gleich schlecht. Bereits nach dem 3. Lebensjahrzehnt sind mehr als die Hälfte nicht mehr geschützt (Thilo 1994; Klouche et al. 1995). Das gilt auch für das medizinische Personal, das durch den möglichen Kontakt mit an Diphtherie Erkrankten besonders gefährdet ist. Wegen der schweren toxischen Schädigungen durch das Diphtherietoxin muß bereits bei klinischem Verdacht eine Antitoxingabe erfolgen. Auf keinen Fall dürfen mikrobiologische Befunde abgewartet werden. Entscheidend ist die schnelle Eliminierung des freien Diphtherietoxins. Hierzu steht aber nur Pferdeserumantitoxin zur Verfügung, das die Gefahr allergischer Reaktionen in sich birgt. Schließlich hinterläßt auch die Diphtherie keine dauerhafte Immunität.

Um auch einen besseren Schutz gegen Diphtherie zu erreichen, sollten Auffrischimpfungen grundsätzlich mit einem Diphtherie-Tetanus-Kombinationsimpfstoff (Td) durchgeführt werden. Nur in Ausnahmefällen sollten monovalente Impfstoffe angewendet werden.

*Poliomyelitis*
Für die Poliomyelitis-Schutzimpfung in Form der „Schluckimpfung" (SABIN-Lebendvakzine) empfiehlt die STIKO Wiederimpfungen nach 10 Jahren nur bei einem möglichen Kontakt mit Wild- oder Impfviren. Frauenärzte müssen jedoch daran denken, daß die Pflege eines Säuglings nach einer Impfung mit einer Lebendvakzine für die Dauer von 6–8 Wochen wegen der Gefahr einer Kontaktpoliomyelitis auf poliogeimpfte Personen beschränkt werden sollte (Robert Koch-Institut 1997). Vakzine-assoziierte paralytische Poliomyelitiden sind zwar mit einer Häufigkeit von einem Fall auf ca. 4 Mio. Impfungen (Impfpolio) bis zu einem Fall auf 10 Mio. Impfungen (Kontaktpolio) ein seltenes Ereignis (Maass 1993; Stück 1996), für den Betroffenen jedoch ein schwerer Schicksalsschlag. Unabhängig von der Häufigkeit des Auftretens muß darüber aufgeklärt werden, da es eine impfspezifische Komplikation ist (Stück 1996).

In der Regel wird die Wiederimpfung bei der Mutter mit der Impfung ihres Säuglings durchgeführt. Voraussetzung für einen sicheren Impfschutz ist jedoch eine 3malige Immunisierung. Bestehen Bedenken gegen eine Immunisierung mit einer Lebendvakzine, so kann auch eine Impfung mit dem Totimpfstoff nach SALK vorgenommen werden. Gewarnt werden muß vor *Impflücken*. Polioausbrüche können auch in Deutschland jederzeit auftreten, wie es das Beispiel Holland zeigt. Dort erkrankten 1992/93 68 Menschen einer religiösen Gruppe, die jede Impfung ablehnt, an einer Poliomyelitis. Auf Grund der hohen Durchimpfungsrate in der holländischen Bevölkerung blieb der Ausbruch auf die ungeimpfte Population begrenzt (van Wijngaarden u. van Loon 1993/94). Um auch in Deutschland weiterhin hohe Durchimpfungsraten zu erhalten, werden zur Zeit neue Impfstrategien unter Einbeziehung der Impfung mit der SALK-Vakzine diskutiert.

*Masern, Mumps, Röteln, Varizellen*
Von besonderer Bedeutung ist die Kontrolle des Impfschutzes bei Frauen im gebärfähigen Alter gegen die sog. Kinderkrankheiten Masern,

Mumps, Röteln und Varizellen. Aufgrund der veränderten sozioökonomischen Verhältnisse (Einkindfamilie, bessere Wohnverhältnisse, kleine Kindergruppen usw.) treten diese immer häufiger erst bei Jugendlichen und jungen Erwachsenen auf (Scheier 1989).

Grundsätzlich sollte der *Röteln*-Antikörpertiter noch vor Eintritt einer Schwangerschaft kontrolliert werden, z. B. bei der ersten Vorstellung zur Verschreibung von Kontrazeptiva. In Deutschland werden jährlich noch fast 100 Kinder mit einer Rötelnembryopathie geboren oder Schwangerschaften wegen der Gefahr einer solchen unterbrochen (Enders 1991; s. auch Beitrag König, S. 222 ff.).

*Masern-* und auch *Mumpserkrankungen* sind im Erwachsenenalter häufiger mit zentralnervösen Komplikationen verbunden. Während bei jüngeren an Masern erkrankten Kindern ca. eines von 15 000 mit einer akuten Enzephalitis erkrankt, sind es bei älteren Schulkindern und Jugendlichen etwa eines von 1000. Davon werden 60 % geheilt, 25 % erleiden Dauerschäden und 15 % sterben (Schaad 1997). Auch die virale Pneumonie ist eine gefürchtete Komplikation im Jugend- und Erwachsenenalter. Masern treten in Deutschland immer wieder in größeren Zeitabständen epidemisch auf, sobald sich eine größere Zahl von Ungeschützten angesammelt hat. Ausgehend von infizierten Kindern kommt es dann auch zu Erkrankungen von Erwachsenen. So erkrankten im ersten Halbjahr 1996 u. a. in Sachsen-Anhalt 69 Patienten im Alter zwischen 16 und 57 Jahren (Robert Koch-Institut 1996b). In einer Wiesbadener Klinik mußten 8 junge Erwachsene im Alter von 19–30 Jahre stationär behandelt werden (Robert Koch-Institut 1996a). Alle waren ungeimpft. Ich selbst habe in dieser Zeit bei 2 Frauen im Kreissaal Masern diagnostizieren müssen. Besteht bei Erwachsenen kein nachgewiesener Impfschutz, so sollte dieser nachgeholt werden. Alter ist keine Kontraindikation für eine Masern-Mumps-Röteln-Impfung!

Wichtig ist die Frage nach durchgemachten *Varizellen*. Wird diese verneint oder bestehen Zweifel, so sollte eine serologische Unter-suchung durchgeführt werden. Etwa 5 % der Frauen im gebärfähigen Alter sind seronegativ. Bei einer Varizelleninfektion der Schwangeren im 1.–5. Gestationsmonat besteht die Gefahr des Auftretens eines kongenitalen Varizellensyndroms (Enders 1991; Enders et al. 1994). Erkrankt eine Mutter 4 Tage vor bis 2 Tage nach der Geburt an Varizellen, besteht bei ihrem Neugeborenen ein hohes Risiko eines schweren Krankheitsverlaufs mit einer Letalität von bis zu 30 % (Scholz u. Schwarz 1991). Eine Impfung ist deshalb bei seronegativen Frauen im gebärfähigen Alter indiziert (Centers for Disease Control and Prevention 1996). Dafür steht eine Lebendvakzine zur Verfügung.

*Hepatitis B*
Seit Oktober 1995 hat die STIKO die generelle Hepatitis-B-Schutzimpfung im Kindes- und Jugendalter empfohlen (Robert Koch-Institut 1997). Die Gründe für diese Empfehlung sind die hohe Rate an Hepatitis-B-Infektionen in Deutschland (Jilg 1996) und die hohe Chronifizierungsrate im Kindesalter (Stück u. Jilg 1996). Auch hatte die Einführung der Hepatitis-B-Impfung 1982 für besonders gefährdete Menschen (s. Übersicht) keinen Einfluß auf die Morbiditätsrate (Jilg 1996). Sorgfältige Schätzungen gehen von jährlich bis zu 50 000 Hepatitis-B-Infektionen aus. Die Gesamtzahl der chronischen Virusträger beträgt in Deutschland gegenwärtig etwa 500 000, das sind ca. 0,7 % der Gesamtbevölkerung. Fast ein Drittel aller chronischen Virusträger sind Kinder oder haben ihre Infektion im Kindesalter erworben.

Einen ersten Schritt zur Reduzierung der chronischen Hepatitis-B-Erkrankungen brachte die Einführung der Testung aller Schwangeren auf eine HBs-Antigenämie im Rahmen der Schwangerenvorsorge. Jährlich werden in Deutschland ca. 800 000 Kinder geboren. Ungefähr 0,8 % ihrer Mütter sind HBsAg-positiv. Je nach Stärke der Virusreplikation können sie ihr Kind kurz vor oder während der Geburt infizieren. Vor der Aufnahme der Untersuchung in die Mutterschaftsrichtlinien wurden in Deutschland jährlich bis zu 1 000 Neugeborene infiziert,

---

**Hepatitis-B-gefährdeter Personenkreis**

- Medizinisches u. zahnmedizinisches Personal
- – Personal in psychiatrischen Einrichtungen
- – Personal mit Infektionsrisiko durch Blutkontakte mit möglicherweise infizierten Personen (Ersthelfer, Polizisten u. a.)
- Dialysepatienten
- – Patienten mit häufiger Übertragung von Blut oder Blutbestandteilen
- – Vor ausgedehnten chirurgischen Eingriffen (Herz-Lungen-Maschine)
- Patienten in psychiatrischen Einrichtungen
- Kontaktpersonen zu HBsAg-Trägern in Familie und Gemeinschaft
- Besondere Risikogruppen wie z. B. Drogenabhängige, Prostituierte, länger einsitzende Strafgefangene, homosexuell aktive Männer u. a.
- Reisende in Hepatitis-B-Endemiegebiete bei engem oder Intimkontakt zur einheimischen Bevölkerung

---

die zu ca. 90 % eine chronische Hepatitis B entwickelten. Heute kann durch die aktive und passive Immunisierung innerhalb der ersten 12 Lebensstunden in der Regel eine solche Infektion vermieden werden. In weniger als 3 % der Fälle kommt es trotzdem zur Infektion, da die Virusübertragung wahrscheinlich zu früh intrauterin stattgefunden hat. Grundsätzlich sollten auch die Neugeborenen von nicht getesteten Müttern aktiv-passiv immunisiert werden, da bei diesen häufiger chronische Hepatitiden zu erwarten sind (Stück u. Jilg 1996).

Für den Frauenarzt ist es wichtig, beim Nachweis einer HBs-Antigenämie bei einer Schwangeren auch die Kontaktpersonen zu testen bzw. testen zu lassen. Nichtimmune müssen dann geimpft werden. Eine Bekämpfung der Hepatitis B ist aber nur dann erfolgreich, wenn neben der generellen Impfung aller Säuglinge und Ju-

gendlichen auch die Angehörigen von gefährdeten Gruppen (s. Übersicht) geimpft werden. Die STIKO hat als zeitlichen Schwerpunkte der generellen Impfung das Säuglingsalter und für bisher ungeschützte Jugendliche das 13. Lebensjahr gesetzt. In der Regel werden die Kosten der Impfungen bis zum vollendeten 18. Lebensjahr von den Krankenkassen übernommen. Hohe Durchimpfungsraten sind jedoch in dieser Altersgruppe nur schwer zu erreichen. Hier sollten die Frauenärzte mithelfen, auch bei unseren Jugendlichen eine bessere Akzeptanz zu erreichen.

*Influenza*

Eine weitere Indikationsimpfung ist die Influenza-Impfung. Sie wird von der STIKO generell für alle Menschen ab dem 60. Lebensjahr empfohlen, muß aber wegen der Erregervariabilität jährlich wiederholt werden. Auch wenn diese Impfung allgemein vom Hausarzt durchgeführt wird, so sollte der Frauenarzt bei den Vorsorgeuntersuchungen seine Patientinnen auf die Wichtigkeit des Impfschutzes hinweisen.

Durch Impfung zu verhütende Infektionskrankheiten spielen in Deutschland noch eine große Rolle. Hier müssen alle Ärzte ihren Beitrag zur Verbesserung der Schutzraten in der Bevölkerung leisten. Frauenärzte sollten die speziellen Belange ihrer Patienten vertreten.

### *Literatur*

Bundesärztekammer (1995) Vor Infektionen schützen. Repetitorium zum Impfen. Bundesärztekammer, Köln

Centers for Disease Control and Prevention (1996) Prevention of varicella. Recommendation of the advisory committee on immunization practices. MMWR 45, No RR–11

Enders G (1991) Infektionen und Impfungen in der Schwangerschaft. Urban & Schwarzenberg, München

Enders G, Miller E, Cradock-Watson J, Bolley I, Ridelhagh M (1994) Consequence of varicella and herpes zoster in pregnancy: prospective study of 1.739 cases. Lancet 343:1548–1551

Jilg, W (1996) Warum brauchen wir eine generelle Impfung gegen Hepatitis B? Dt Ärztebl 93:A 3122–3126

Klouche M, Görg S, Wilhelm D, Kirchner H (1994) Geschlechts- und altersabhängige Lücken im Tetanusschutz. Dtsch Med Wochenschr 119:827–832

Klouche M, Lühmann D, Kirchner H (1995) Low prevalence of diphtheria antitoxin in children and adults in northern germany. Eur J Clin Microbiol Infect Dis 14:682–685

Maass G (1993) Erfahrungen bei der Schutzimpfung gegen Poliomyelitis. In: Stück B, Schneeweiß B (Hrsg) Impfroutine – Impfprobleme. Universitätsverlag, Jena, S 42–48

Quast U, Ley S (1996) Schutzimpfungen im Dialog. Kilian, Marburg

Robert Koch-Institut (1996a) Masern nicht nur bei Kindern zu erwarten. Epidemiol Bull 33/96:230

Robert Koch-Institut (1996b) Masernausbruch in einer Einrichtung für Behinderte. Epidemiol Bull 38/96:261

Robert Koch-Institut (1997) Impfempfehlungen der Ständigen Impfkommission am Robert Koch-Institut. Stand: März 1997. Dt. Ärztebl 94:Supplement Heft 26

Schaad UB (1997) Pädiatrische Infektiologie. Marseille, München

Scheier R (19989) Über die Notwendigkeit von Schutzimpfungen im Kindes- und Jugendalter in hochzivilisierten Industriestaaten. Öffentl Gesundheitswesen 51:483–487

Scholz H, Schwarz R (1991) Prä- und perinatale Infektionen. G. Fischer, Jena

Stück B (1996) Risiken einer Impf- bzw Kontaktpolio. TW Pädiatrie 9:411

Stück B, Jilg W (1996) Allgemeine Hepatitis-B-Impfung im Kindesalter. Gelbe Hefte 36:106–113

Thilo W (1994) Die novellierten STIKO-Empfehlungen. Jede Impfung gegen Diphtherie und Tetanus zählt. Allgemeinarzt 16:380–383

van Wijngaarden JK, van Loon AM (1993/94) The polio epidemic in the Netherlands 1992/93. Public Health Rev 21:107–116

# Der Frauenarzt als kompetenter Impfarzt

K. König



Zur Zeit beschäftigen sich auch die Medien mit dem Impfen. So rief Frau Schreinemakers in ihrer Show wegen angeblicher Schäden durch Impfen zum Impfboykott auf (Aktiv vom 27.04. 1996). In der 2. Jahreshälfte 1996 stellte sie in einer 2. Sendung die Notwendigkeit des Impfens positiver dar.

Im November 1995 fand in München eine Konsensuskonferenz zum Thema: „Impfschutz der Frau aktualisieren" statt mit Impfexperten wie Frau Prof. Enders, Vertretern der STIKO, der WHO und Vertretern des Berufsverbandes der Frauenärzte e. V. unter Leitung von Prof. Weissenbacher. Dabei wurde eine erschreckend große Lücke im Impfschutz von Jugendlichen und Erwachsenen festgestellt.

Während der Kindheit und in der Schulzeit werden fast alle notwendigen Impfungen durch den Kinderarzt oder Hausarzt im Rahmen der U-Untersuchungen durchgeführt. Empfohlene Auffrischimpfungen oder Nachholimpfungen unterbleiben dann aber oft. Das Problem betrifft vor allem junge Frauen, denn durch frühzeitiges und konsequentes Impfen lassen sich nicht nur unnötige Infektionen, z. B. in der Schwangerschaft und unter der Geburt, vermeiden, sondern auch Infektionskrankheiten gefährdeter Säuglinge.

Als Beispiel kann man die Rötelnproblematik anführen. In den alten Bundesländern sind rund 5 %, in den neuen Bundesländern 10 % aller Frauen im gebärfähigen Alter nicht gegen Röteln geschützt. Auch die Kinder sind laut Impfbuch nur zu 70 % gegen Mumps, Masern und Röteln (MMR) geimpft. Da keine regelmäßigen Kontrollen bzw. Auffrischimpfungen erfolgen, werden jedes Jahr 40–50 Rötelnembryopathien gemeldet. Man vermutet, daß die tatsächliche Zahl doppelt so hoch ist. Empfehlenswert wäre es, dieses Problem im Rahmen der kontrazeptiven Beratung anzusprechen, evtl. eine Titerbestimmung und bei fehlender Immunität eine Impfung vorzunehmen. Etwa 30 % der Frauen haben keinen ausreichenden Schutz gegen Polio und Tetanus, bei Diphtherie sind es sogar bis zu 50 %, die keinen Schutz haben.

Die Bestimmung der Hepatitis-B-Serologie ist aufgenommen in die neuen Mutterschaftsrichtlinien (seit 1.4.1995) und sieht vor, daß ab der 32. SSW ein Test auf Hepatitis-B-Antigen durchgeführt wird, so daß Neugeborene positiver Mütter innerhalb von 12 Stunden nach der Geburt passiv und aktiv geimpft werden können. Dadurch können Spätfolgen, die bei ca. 90 % der ungeimpften Säuglinge auftreten können, verhindert werden. Seit 1996 werden alle notwendigen Impfungen von den Kassen übernommen; letztes Bundesland war im Sommer 1996 Hessen.

Man kann jede Patientin auf ihren Impfschutz ansprechen, z.B. im Rahmen der normalen Sprechstunde, idealerweise bei der Vorsorgeuntersuchung. Die Akzeptanz ist sehr groß, wie eine Umfrage bei 1708 Erwachsenen zwischen 20 und 89 Jahren ergab. 41 % hatten ihren Impfschutz noch nie oder nicht regelmäßig kontrollieren lassen, was den dringenden Handlungsbedarf zeigt. Es gab nur 1 % Impfgegner, 10 % hatten Angst vor Nebenwirkungen.

Auf Empfehlung der STIKO sollten alle jungen Frauen gegen Diphtherie, Tetanus, Polio, Masern, Mumps und Röteln routinemäßig geimpft sein. Der Frauenarzt sollte die fehlenden Routineimpfungen nachholen. So sollte bei anstehender Tetanusimpfung gleich die Kombination mit Diphtherieimpfstoff in Form von TD-Impfstoff gewählt werden. Neu ist die Empfehlung der Hepatitis-B-Impfung bei jungen Frauen ab 13 Jahren.

In der Schwangerschaft sind Impfungen mit Todimpfstoffen möglich, ein einziger Lebendimpfstoff kann bei Impfung gegen Poliomyelitis eingesetzt werden. Die Organisation von Impfungen ist kein Buch mit sieben Siegeln. Ziel ist es, Infektionskrankheiten weltweit durch Impfungen auszurotten. Daß es noch lange nicht so weit ist, kann nicht an den Kosten liegen, denn diese lagen 1994 – von Bundesland zu Bundesland unterschiedlich – zwischen 5 und 7 DM pro Einwohner in der Bundesrepublik. Hieraus wird ersichtlich, daß noch eine Steigerung in der Durchimpfung der Bevölkerung möglich ist.

Jeder Vertragsarzt ist Impfarzt. Im *Deutschen Ärzteblatt* 93, Heft 17, vom 26.4.1996 stand ein Artikel unter „Spektrum Akut": *„Impfschutz bei Frauen unzureichend – Gynäkologen können Lücken schließen".*

Mit Datum vom 14.8.1996 schreibt Frau Dr. Hutzler von der Vertragsabteilung der Kassenärztlichen Bundesvereinigung in bezug auf einen Impfaufruf im *Frauenarzt*, dem Frauenarzt sei es auf Grund der Musterweiterbildungsordnung nach Prüfung durch die Kassenärztliche Bundesvereinigung und die Bundesärztekammer nur gestattet, gegen Röteln zu impfen; alle anderen Impfungen seien gebietsfremd. Auch eine private Liquidation sei nicht zulässig. Im *Deutschen Ärzteblatt* 93, Heft 40, vom 4.10. 1996 wurde in der Spalte „Aus Bund und Ländern" der Artikel *„Gynäkologen dürfen nur gegen Röteln impfen"* veröffentlicht. Darin wird in Kurzform das wiederholt und veröffentlicht, was Frau Dr. Hutzler dem Berufsverband schon mitgeteilt hatte.

In einem Anschreiben vom 21.10.1996 teilte Dr. Malter der Kassenärztlichen Bundesvereinigung mit, daß aus rein fachlichen Gründen die Impftätigkeit für Frauenärzte zum Schutz junger Frauen vom Berufsverband der Frauenärzte und der Deutschen Gesellschaft für Gynäkologie und Geburtshilfe gefordert wird. Dies sei auch als Folge der Veröffentlichungen und Impfappelle im Deutschen Ärzteblatt anzusehen.

Durch Impfseminare sollen die gynäkologischen Impfärzte ihre Qualifikation erhalten, was durch ein einheitliches Zertifikat erreicht werden soll. Inzwischen wird von den Frauenärzten weiter geimpft, die KV Hessen hat keine Konsequenzen aus dem Artikel im *Deutschen Ärzteblatt* gezogen, die KV-Vorsitzenden von Frankfurt und Wiesbaden können der Argumentation der Bundes-KV nicht folgen. Die Bundes-KV wird von der Stellungnahme wohl abrücken müssen. Wir haben den Kollegen in der Praxis empfohlen, weiter als Impfarzt tätig zu sein.

Zur Impfleistung gehören Information, Untersuchung und die Durchführung der Impfung. Wichtig sind Hinweise auf Nebenwirkungen und Komplikationen. Bei der Anamnese sollte nach Allergien gefragt werden, vor allem gegen Hühnereiweiß, generell ist auch nach Komplikationen bei vorherigen Impfungen zu fragen.

Vorsicht: bei Schwangerschaft keine Lebendimpfstoffe (außer bei Polio)! Keine Impfung bei Immundefizit, z. B. HIV.

Die Impfungen sollten mit Chargennummer im Impfpaß dokumentiert werden. Die Kostenübernahme hat der Gesetzgeber geregelt. Für Impfungen gibt es keine Wirtschaftlichkeitsprüfung, die Kosten des Impfstoffes belasten nicht das Arzneimittelbudget. Zu Lasten der gesetzlichen Krankenversicherung gehen sog. Inlandsimpfungen. Auslandsimpfungen müssen privat von den Patienten bezahlt werden.

**Literatur beim Verfasser**

# Sexuelle Gewalt gegen Kinder –
# der Mythos vom fremden Sittenstrolch

I. HASLER

**MERKE:**

1. Durch die Frauenbewegung der 70er und 80er Jahre und die Gründung von Frauenhäusern wurde das Ausmaß von sexueller Gewalt in der Familie enttabuisiert und Gegenstand öffentlicher Diskussion.

2. Nur etwa 2 % der innerfamiliären sexuellen Übergriffe auf Kinder werden der Polizei gemeldet.

3. Die polizeiliche Kriminalstatistik gibt daher kein repräsentatives Bild über das tatsächliche Ausmaß sexueller Gewalt gegen Kinder (16013 angezeigte Fälle 1995 gem. § 176 StGB, 49 % Fremdtäter).

4. Dunkelfeldstudien zeigen, daß die Prävalenz von sexueller Gewalt gegen Kinder bei mindestens 25 % liegt und daß nur 10–20 % der Übergriffe durch Fremde begangen werden, etwa 30 % durch Verwandte (Onkel, Brüder und Großväter sind öfter Täter als die Väter), 50–60 % durch Bekannte der Kinder.

5. In etwa 75 % der Fälle erfolgt innerfamiliäre sexuelle Gewalt mehrmalig.

6. Sexueller Mißbrauch ist nicht gewalttätige Sexualität, sondern sexualisierte Gewalt! Die Motivation ist meist nichtsexuell.

„Ich wünschte, ich könnte meine Empfindungen in diesem Augenblick beschreiben ... Ich kann mich an das Gefühl erinnern, als seine Hand sich unter meine Kleidung schob und energisch und immer tiefer vordrang. Ich erinnere mich, wie sehr ich hoffte, er würde aufhören, wie ich mich steif machte und wand, als seine Hand näher an meine Geschlechtsteile kam. Aber sie hielt nicht inne. Seine Hand tastete meine Geschlechtsteile ab. Einmal betrachtete ich im Spiegel meine Augen und sie waren erfüllt von Angst.“

Dies sind Worte einer Frau, die sich an die sexuelle Gewalt ihrer Kindheit erinnert, Worte, formuliert und aufgeschrieben von der bedeutenden Schriftstellerin Virginia Woolf. Sie ist ein prominentes Opfer sexueller innerfamiliärer Gewalt. Ab ihrem 6. Lebensjahr wurde Virginia von ihren 14 und 18 Jahre älteren Stiefbrüdern über einen Zeitraum von etwa 12 Jahren sexuell ausgebeutet. Ebenso wie andere Opfer von sexueller Gewalt und Inzest litt sie lebenslang unter den Folgen dieser frühen, chronischen Traumatisierung. Bereits als Kind krankte sie an Depressionen und paranoiden Angstzuständen. Von eigenen Familienmitgliedern und Medizinern als „wahnsinnig und geisteskrank“ abgestempelt, nahm sie sich 1941 schließlich das Leben.

Virginia Woolf leistete Pionierarbeit, denn sie erkannte und artikulierte den kausalen Zusammenhang zwischen ihrem seelischen Leid und den Inzestgewalterfahrungen ihrer Kindheit und beschrieb diese 1939 in ihrer Autobiographie *Eine Skizze der Vergangenheit.*

Von Pionierarbeit kann man deshalb sprechen, weil zu Beginn unseres Jahrhunderts diese Zusammenhänge keineswegs bekannt waren. Kinderschicksale waren ohnehin nicht von besonderen Interesse, und Inzest war sowieso tabu – zumindest, öffentlich darüber zu sprechen und zu schreiben.

Dies bekam auch ein bedeutender Zeitgenosse Virginias vehement und für die Nachwelt folgenreich zu spüren, nämlich Sigmund Freud. Er war der erste Mediziner, der die Existenz sexueller Ausbeutung von Kindern innerhalb der Familie erkannte, ernst nahm und zuerst beschrieb, und zwar in seiner 1896 publizierten Arbeit *Zur Ätiologie der Hysterie.* Er entdeckte und formulierte die Schuld der Väter am psychischen Leid seiner Patientinnen und Patienten (12 weibliche und 8 männliche Patienten) und begründete die Verführungstheorie: die verführende und verantwortliche Person war der Vater.

Freuds Theorie stieß auf größte gesellschaftliche, wissenschaftliche und universitäre Ablehnung – was nicht verwunderlich war, denn seine psychisch kranken Patientinnen und Patienten stammten alle durchwegs aus Wiener Oberschichtfamilien und Freuds Entdeckung bedeutete im Klartext, daß er die Crème de la Crème der Wiener Väter des Inzests bezichtigen müßte.

Was nicht sein darf, das ist auch nicht! Und so widerrief Freud bereits ein Jahr später, 1897, unter gesellschaftlichem Druck und wider besseres Wissen, seine Verführungstheorie und verdrehte sie zur sog. Triebtheorie: von nun an entsprangen die real erlebten sexuellen Gewaltszenen seiner Patientinnen und Patienten deren Wunschphantasien. Der Ödipuskomplex war geboren!

Freuds Kehrtwende warf die Entdeckung der sexuellen Gewalt innerhalb der Familie um über ein halbes Jahrhundert zurück.

Erst vor 25 Jahren, in den 70er und 80er Jahren, kam es im Zuge der Frauenbewegung schließlich zur zunehmenden Aufdeckung dieses Tabuthemas. Erst durch die Gründung von Frauen- und Mädchenhäusern und -zufluchtsstätten kam das Unglaubliche ans Licht: Sexuelle Gewalt innerhalb der Familie ist keineswegs ein bedauerlicher Einzelfall, sondern eine verdeckte Massenerscheinung.

Die Presse, allen voran die Boulevardpresse, stürzte sich bereitwillig auf dieses „neue" soziale und gesellschaftliche Problem. Kein Tag vergeht, an dem uns nicht in Großbuchstaben eingehämmert wird, daß sexuelle Gewalt gegen Kinder allgegenwärtig ist. Gerade die bestürzenden Vorfälle der jüngsten Zeit – die Fälle Mark Dutroux und Natalie – lenken die Aufmerksamkeit der Öffentlichkeit auf den Fremdtäter.

Die offene Thematisierung der sexuellen Gewalt ist sicherlich wichtig, dennoch wird ein stereotypes, klischeehaftes Bild des „typischen" Sexualtäters kreiert: Der Sexualtäter oder, verharmlosend, der Sittenstrolch scheint ein fremder Mann zu sein, der an einsamen Orten seinem Opfer auflauert, es heimtückisch lockt oder gewaltsam entführt. Er ist ein Krimineller, ein geisteskrankes Monster, ein Perverser. Sein Tatmotiv sind überschießende sexuelle Lust und Triebhaftigkeit, die er nicht zu kontrollieren vermag. Er ist wie ein Dampfkessel, und bei sexuellem Triebstau explodiert er blind. Er ist scheinbar asozial, arbeitslos, alkoholabhängig, vorbestraft, verwahrlost.

Eltern stehen in Anbetracht dieser Berichterstattung vor einem Rätsel: Wie nur können sie ihre Kinder vor dieser bedrohlichen, allgegenwärtigen, fremden Gefahr schützen? Welche Verhaltensmaßregeln sollen Eltern ihren Kindern auf den Schulweg mitgeben? Welche Warnungen sollen Eltern aussprechen?

Verständlich und nachvollziehbar sind diese Sorgen durchaus. Aber es ist absurd und sinnlos, zur Prävention sexueller Gewalt bei der Reglementierung des kindlichen Verhaltens anzusetzen. Denn so wird dem kindlichen Opfer suggeriert, daß es durch sein Verhalten und seine

Reaktionen den Tathergang beeinflussen oder gar abwenden könne. Die Täterforschung zeigt aber, daß es „das richtige Präventivverhalten" des potentiellen Opfers gar nicht gibt, denn Sexualtäter handeln unkalkulierbar.

Außerdem ist die überbetonende Warnung vor dem fremden Bösen ein Trugschluß, eine Projektion auf einen fremden Sündenbock. Die Angst vor dem „fremden Sittenstrolch" lenkt nämlich ab von der dramatischen Tatsache, daß sexuelle Gewalt gegen Kinder und Frauen weniger von den fremden Perversen als vielmehr von ganz „normalen" Vätern, Onkeln, Bekannten, Nachbarn etc. ausgeht, kurz gesagt, vor allem im sozialen, eigentlich schutzbietenden Nahraum der Kinder stattfindet.

Verbindliche Zahlen über die reale Häufigkeit von innerfamiliärer sexueller Gewalt gegen Kinder zu erhalten ist nicht möglich, denn sie entzieht sich einer statistischen, kriminologischen Erhebung. Die polizeiliche Kriminalstatistik, PKS, (Abb. 1 und 2) erfaßt nämlich nur solche Fälle, bei denen eine Strafanzeige bei der Polizei erstattet wurde.

Aus dem Tätigkeitsbericht des Frauennotrufs München geht aber hervor, daß bei sexueller Gewalt in der Kindheit in 92 % der Fälle keine Strafanzeige gestellt wurde. 40 % der Opfer innerfamiliärer sexueller Gewalt sprechen erst nach 1–5 Jahren erstmals über ihr Erlebnis und

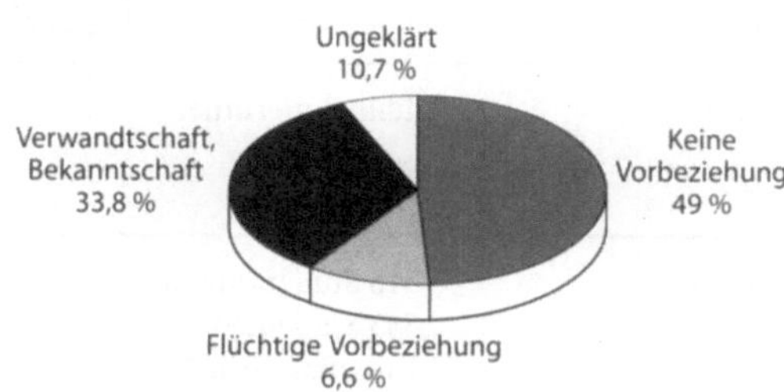


**Abb. 2.** Opfer-Tatverdächtige-Beziehung (Bundesgebiet insgesamt 1995)

15 % sogar erst nach über 10 Jahren. Außerdem zeigen Studien, daß selbst dann, wenn Betroffene mit jemandem über ihre Erlebnisse reden, sie das so gut wie nie mit der Polizei tun.

Bei der Opfer-Täter-Beziehung (Abb. 2) sehen wir, daß fast 50 % der Fälle Fremdtäter waren. Angehörige von Außenseitergruppen und sozial schlechter Gestellte sind in der PKS überrepräsentiert. Rund 34 % waren Verwandte oder Bekannte der kindlichen Opfer. Die Anzeigebereitschaft gegen bekannte Personen hat sich in den letzten Jahren verdoppelt.

Die polizeiliche Kriminalstatistik liefert mit Sicherheit kein repräsentatives Bild des tatsächlichen Ausmaßes sexueller Gewalt gegen Kinder. Es muß von einer hohen Dunkelziffer ausgegangen werden und es ist eine Tatsache, daß die Dunkelziffer um so größer ist, je enger bekannt oder verwandt der Täter mit dem Kind ist.

Vor allem in Amerika wurden in den letzten Jahren zahlreiche Dunkelfeldstudien durchgeführt mit dem Ziel, reale Zahlen über die Prävalenz von sexueller Gewalt gegen Kinder und Inzest zu erhalten (s. Tabelle 1). Dies ist ein schwieriges Unterfangen, denn aufgrund von uneinheitlicher Definitionen (z. B. ist Körperkontakt zwischen Opfer und Täter in einigen Studien ein Definitionskriterium für sexuellen Mißbrauch, in anderen jedoch nicht) und von Unterschieden in der Methodik (z. B. Fragebogenbefragung oder Tiefeninterviews) kommen diese Studien zu teilweise unterschiedlichen Ergebnissen. Die methodische Vorgehensweise kann aber die Aufdeckungsquote beeinflussen.

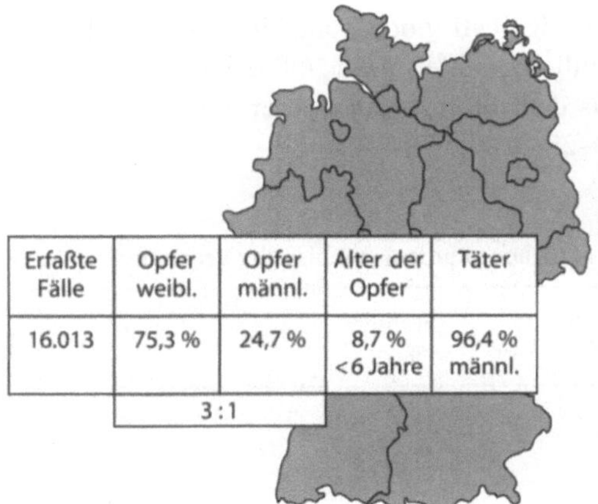

| Erfaßte Fälle | Opfer weibl. | Opfer männl. | Alter der Opfer | Täter |
|---|---|---|---|---|
| 16.013 | 75,3 % | 24,7 % | 8,7 % <6 Jahre | 96,4 % männl. |
| | | 3 : 1 | | |

**Abb. 1.** Sexueller Mißbrauch von Kindern bis 14 Jahre (§ 176 StGB). (Polizeiliche Kriminalstatistik 1995)

**Tabelle1.** Prävalenzstudien über sexuelle Gewalt gegenüber Kindern im Vergleich

| Studien | Teilnehmerinnen | Ausmaß [%] | | Definitionskriterien |
| --- | --- | --- | --- | --- |
| | | w | m | |
| Bange (1992) | 518 Studentinnen<br>343 Studenten<br>Dortmund/BRD | 25 | 8 | Mit/ohne Körperkontakt<br>Gegen den Willen |
| Russell (1983) | 930 Frauen<br>SanFrancisco, USA | 47 | – | Mit/ohne Körperkontakt<br>Altersgrenze 18 Jahre |
| Finkelhor (1979) | 530 Studentinnen<br>266 Studenten<br>New England, USA | 19 | 9 | 5 Jahre Altersunterschied |
| Bagley (1986) | 377 Frauen<br>Kanada | 22 | – | Zwang und Gewalt |
| L. A. Times (1985) | 1481 Frauen<br>1145 Männer<br>USA | 27 | 16 | Vom Opfer als Mißbrauch<br>bewertet |
| Draijer (1 988) | 1054 Frauen<br>Niederlande | 33 | – | Körperkontakt |

So führten beispielsweise Russell (1983) und Draijer (1988) Tiefeninterviews und kommen daher zu hohen Prävalenzzahlen.

Tabelle 1 zeigt eine Zusammenstellung einiger Untersuchungen im Vergleich: Eine Prävalenz von durchschnittlich 25 % bei Mädchen ist sicherlich nicht zu hoch gegriffen. Im Klartext: Jede 3. bis 5. Frau und jeder 7. bis 12. Mann erlebt in der Kindheit sexuellen Mißbrauch mit Körperkontakt.

Tabelle 2 versucht die Frage nach den Tätern zu beleuchten: Durchschnittlich 25–30 % der Täter sind Familienmitglieder. Aber es ist zu bedenken, daß das Redeverbot bei innerfamiliären Übergriffen besonders stark und nachhaltig auf das Opfer wirkt, so daß selbst bei gezieltem Nachfragen, z. B. im Rahmen einer Studie, das Geschehene nicht preisgegeben wird.

Die Erfahrungen des Frauennotrufs München sind deshalb anders gelagert, weil sich die Frauen aus eigenem Antrieb und aufgrund eines Leidensdrucks an diese Institution wenden und daher sicherlich offener gerade über innerfamiliären Mißbrauch sprechen als unter Studienbedingungen. So ist die Annahme berechtigt, daß die Prävalenz von Mißbrauch durch Angehörige evtl. noch höher liegt als durch die Studien ermittelt. Etwa 50 % der Täter stammen aus dem Bekanntenkreis der Kinder, lediglich 15–25 % sind Fremde!

**Tabelle 2.** Inner- und außerfamiliäre sexuelle Gewalt gegen Mädchen. Studienergebnisse im Vergleich

| Studien | Angehörige [%] | Bekannte [%] | Fremde [%] |
| --- | --- | --- | --- |
| Bange (1992) | 25 | 56 | 19 |
| Russell (1983) | 29 | 60 | 11 |
| Finkelhor (1979) | 43 | 33 | 24 |
| Bagley (1986) | 25 | 60 | 15 |
| L. A.Times (1985) | 29 | 50 | 21 |
| Frauennotruf M (1994) | 53 | 9 | 1,2 |

**Tabelle 3.** Täter innerhalb der Familie bei sexueller Gewalt gegen Mädchen

| Studien | | Väter [%] | Stiefväter [%] | Großväter [%] | Onkel [%] | Brüder [%] | Mütter [%] |
|---|---|---|---|---|---|---|---|
| Bange (1992) | n = 36 | 28 | 3 | 8 | 33 | 14 | |
| Russell (1983) | n = 190 | 14 | 9 | 6 | 25 | 13 | 1 |
| Draijer (1988) | n = 164 | | 21 | 10 | 28 | 28 | 1 |
| L.A.Times (1985) | n = 121 | 10 | 10 | 7 | 49 | 7 | ? |
| Frauennotruf M (1994) | | 39,7 | 3,8 | 11,5 | | 10,3 | 3,1 |

Wer mißbraucht die Kinder innerhalb der Familie? Dieser Frage geht Tabelle 3 nach. Mindestens ebenso wie Väter sind Onkel die Täter. Einen erheblichen Anteil haben Brüder (ein Drittel der Täter sind Jugendliche). Der Mißbrauch durch Mütter dürfte in den Studien unterrepräsentiert sein, da dieser einem noch stärkeren Tabu unterliegt. Insbesondere sexuelle Übergriffe von Frauen auf Jungen sind eine Realität, die nicht in unser Geschlechtsrollenkonzept paßt.

Innerhalb der Familie werden 75 % der Opfer wiederholt sexuell mißbraucht. Etwa ein Fünftel erlebt einen intensiven Mißbrauch (versuchte oder vollendete vaginale, anale oder orale Vergewaltigung).

Sexuelle Gewalt ist also in der überwiegenden Zahl der Fälle, und darin stimmen alle Studien überein, nicht die Tat eines geisteskranken Psychopathen, sondern die von völlig normalen, gesellschaftlich angepaßten und unauffälligen Männern, aber auch von nicht wenigen Frauen. Sexuell abartig veranlagte Triebtäter hingegen bilden unter den Sexualtätern eine nur kleine Gruppe.

Gewaltforscher betonen in diesem Zusammenhang, daß sexuelle Ausbeutung in erster Linie ein Gewaltverbrechen ist. Entscheidend seien nichtsexuelle Motive wie z. B. familiäre oder persönliche Lebenskrisen des Delinquenten, die in Form einer sexuellen Handlung ausagiert werden. Sexuelle Gewalt geschieht also nicht primär aus einem „sexuellen Notstand" oder einem überstarken Sexualtrieb heraus, sondern ist vielmehr sexualisierter Ausdruck von Aggression und Gewalttätigkeit.

Diese Differenzierung ist wichtig, denn die Ursächlichkeit von sexueller Gewalt erscheint damit in einem völlig anderen Licht. Präventivarbeit bekommt einen anderen Ansatz. Suffiziente Präventivarbeit setzt nämlich am potentiellen Täter, nicht am potentiellen Opfer an.

Sexuelle Gewalt gegen Kinder findet zwar überwiegend im sozialen Nahraum statt. Dennoch darf sie nicht individualisiert und auf ein reines Problem der einzelnen Familie reduziert werden. Vor allem Feministinnen zeigten auf, daß patriarchalische Familien- und Gesellschaftsstrukturen sexuelle Ausbeutung mitbedingen und daß sexuelle Gewalt in der Hierarchie zwischen den Geschlechtern begründet ist.

Dieses bedeutet aber auch, daß sexuelle Gewalt keineswegs ein gesellschaftliches „Urphänomen" ist, etwas, was es schon immer gab und immer geben wird, also quasi eine „Naturgewalt" ist. Sexuelle Ausbeutung ist vielmehr ein gesellschaftshistorisch entstandenes Instrument zur Machtausübung, Degradierung und Entwertung von Menschen; wohlgemerkt: entstanden, nicht (biologisch) gegeben.

In diesem Sinne möchte ich mit Worten der Dichterin Ingeborg Bachmann schließen: „Ein Tag wird kommen, an dem die Frauen rotgoldene Augen haben, rotgoldenes Haar, und die Poesie ihres Geschlechts wird wieder erschaffen werden ...".

**Literatur bei der Verfasserin**

# Ätiologie sexuell übertragbarer Krankheiten im Kindesalter

P. K. KOHL

> **MERKE:**
>
> 1. Grundsätzlich können alle sexuell übertragbaren Krankheiten, die bei Erwachsenen auftreten, auf Kinder übertragen werden.
>
> 2. Folgende Übertragungsmöglichkeiten bestehen: intrauterin, perinatal, durch sexuellen Mißbrauch, durch freiwilligen sexuellen Kontakt, durch akzidentelle Auto- oder Heteroinokulation oder durch indirekte Übertragung.
>
> 3. Für Kinder bis ungefähr zum 2. Lebensjahr kommen in erster Linie die intrauterine und die perinatale Infektionsübertragung in Frage.
>
> 4. Für Kinder zwischen 2 und 10 Jahren muß der sexuelle Mißbrauch an erster Stelle der Übertragungsmöglichkeiten angenommen werden.
>
> 5. Die Berücksichtigung des Alters des Kindes, des sexuell übertragbaren Erregers und der Lokalisation der Infektion kann zur Abschätzung des Verdachtes auf sexuellen Mißbrauch eines Kindes beitragen.

## Einleitung

Die Frage nach einer nichtsexuellen Übertragung von sexuell übertragbaren Erkrankungen wird bei Erwachsenen kaum jemals gestellt. Wenn jedoch die gleichen Erkrankungen bei Kindern festgestellt werden, besteht seit Jahrzehnten die Tendenz, die Übertragung auf nichtsexuellem Weg zu erklären. Heutzutage muß bei Auftreten einer sexuell übertragbaren Erkrankung im Kindesalter eine differenzierende ätiologische Einordnung vorgenommen werden.

## Infektionsquelle

Die Bestimmung der Infektionsquelle ist bei Kindern besonders schwierig. Folgende Übertragungsmöglichkeiten bestehen: intrauterin, perinatal, durch sexuellen Mißbrauch, durch freiwilligen sexuellen Kontakt, eher zufällig durch akzidentelle Auto- oder Heteroinokulation oder durch mittelbare Übertragung.

Insbesondere in der älteren Literatur wurden sexuell übertragbare Erkrankungen bei einem Kind durch eine eher zufällige Übertragung erklärt, z. B. einen engen körperlichen Kontakt mit einem Erwachsenen oder einem anderen Kind. Auch die mittelbare Übertragung durch Objekte wurde früher häufig favorisiert. Dazu gehörten Haushaltsobjekte wie Handtücher,

Bettlaken, verschmutzte Wäsche, Schwämme, Toilettenbrille usw. Solche Übertragungswege sind allerdings nie einwandfrei bewiesen worden [2, 6, 7].

In einer Reihe von Studien wurde gezeigt, daß unter kontrollierten Temperatur- und Feuchtigkeitsbedingungen 10 % der getesteten Gonokokkenstämme auf Toilettensitzen bzw. Bettüchern bis zu 24 h überleben können [11]. Das Herpes-simplex-Virus Typ 2 kann bis zu 72 h auf trockener Gaze [5], Trichomonas vaginalis bis zu 3 h in feuchten Tüchern und bis zu 3 Tage in warmem Mineralwasser überleben [10]. HPV 6/11 wurden mit Hilfe der Filterhybridisierung in der Unterwäsche von Patientinnen mit größeren Kondylombeeten an der Vulva nachgewiesen [1].

Diese Daten können aber die Möglichkeit einer asexuellen Übertragung nicht beweisen; denn eine Infektion erfordert mehr als lediglich die Gegenwart eines Erregers auf einer inerten Oberfläche. Andere Faktoren wie z. B. ein ausreichender körperlicher Kontakt mit einer empfänglichen Schleimhaut und die Präsenz einer minimalen infektiösen Dosis sind für die Infektionsübertragung ebenfalls erforderlich. In der Tat wurden Gonokokken nie von Toilettensitzen in öffentlichen Toiletten isoliert. Auch auf Kinderstationen, wo Kinder mit und ohne Gonorrhö gemeinsame Toiletten benutzten, ist es nie zu einer Übertragung der Infektion gekommen [4]. Also stellen sowohl eine zufällige Infektionsübertragung auf Kinder, die unter beengten Verhältnissen bei ihren infizierten Eltern leben, als auch eine mittelbare Übertragung eher eine Ausnahme dar und bedürfen sicherlich außergewöhnlicher Umstände.

Nach dem heutigen Wissensstand ist es sinnvoll, nach dem Alter des Kindes zu differenzieren und je nach Alter eine unterschiedliche Gewichtung aufzustellen. Für Kinder bis zum 2. Lebensjahr kommt in erster Linie eine intrauterine oder perinatale Infektionsübertragung in Frage. Erst an 3. Stelle, insbesondere außerhalb des Säuglingsalters, muß in dieser Altersgruppe an einen möglichen sexuellen Mißbrauch gedacht werden.

Für Kinder zwischen 2 und 10 Jahren allerdings muß der sexuelle Mißbrauch eindeutig an die erste Stelle der zu bedenkenden Übertragungsmöglichkeiten rücken. Erst danach folgen die intrauterine und die perinatale Infektionsübertragung. So können intrapartal übertragene Chlamydien bis zu 3 Jahre nach der Geburt im Nasen-Rachen-Raum nachgewiesen werden und eine völlig asymptomatische Infektion hervorrufen [9]. Auch Larynxpapillome, die manchmal erst im 5. Lebensjahr klinisch manifest werden, können während der Geburt von einer infizierten Mutter übertragen werden [3].

Für Kinder in der Pubertät rangieren freiwilliger sexueller Kontakt und sexueller Mißbrauch gemeinsam an erster Stelle. Beide können einzeln oder miteinander vergesellschaftet auftreten. Eine Lues connata tarda kann allerdings auch erst in diesem Alter klinisch manifest werden.

Sexuell übertragbare Erkrankungen in der Neugeborenenperiode sind in der Regel intrauterin oder perinatal erworben. Eine derartige vertikale Übertragung ist für Treponema pallidum, Neisseria gonorrhoeae, Chlamydia trachomatis, Herpes-simplex-Virus, HPV und auch für Trichomonas vaginalis dokumentiert. Das Vorkommen dieser Infektionen in der Neugeborenenperiode reflektiert die Prävalenz der Infektion in der entsprechenden weiblichen Bevölkerung.

Sexueller Mißbrauch von Kindern kommt häufig vor. Schätzungen aus den USA, woher die besten statistischen Daten stammen, besagen, daß wenigstens jedes 4. Mädchen und jeder 10. Junge vor dem 16. Lebensjahr sexuell belästigt wird. Schätzungen aus der Bundesrepublik zufolge werden in den alten Bundesländern jährlich ca. 15 000–300 000 Kinder sexuell mißbraucht.

Zahlen des Statistischen Bundesamtes zeigen, daß die vier meldepflichtigen Geschlechtskrankheiten in den letzten 20 Jahren von rund 90 000 Fällen pro Jahr zu Beginn der 70er Jahre auf 10 000 Fälle pro Jahr zu Beginn der 90er Jahre stark abgenommen haben. Sieht man den Prozentsatz der Fälle mit meldepflichtigen Geschlechtskrankheiten von Patienten unter 10 Jahren an, stellt man fest, daß der Prozentsatz im Verlauf der letzten 15 Jahre, trotz der starken Abnahme der Erkrankungsfälle in der Gesamtbevölkerung, im wesentlichen zwischen 0,1 und 0,3 % geblieben ist.

## Sexueller Mißbrauch

Es gibt eine Reihe von Studien, die die Prävalenz von sexuell übertragbaren Erkrankungen bei sexuell mißbrauchten Kindern untersuchten, wobei hier nur Zahlen von größeren Untersuchungen mit über 100 mißbrauchten Kindern berücksichtigt wurden (Tabelle 1).

Für die größte Gruppe, nämlich die Altersgruppe der Kinder zwischen 2 und 10 Jahren, könnte man eine Skala zwischen 1+ und 3+ für die Stärke des Verdachtes auf sexuellen Mißbrauch entwerfen. Der Verdacht ist sicherlich am stärksten bei Nachweis einer Infektion mit Treponema pallidum und Neisseria gonorrhoeae. Zweifach positiv dürfte der Verdacht beim Nachweis einer Infektion mit Chlamydia trachomatis, Herpes-simplex-Virus 2, Trichomonas vaginalis und den häufigsten genitalen HPV-Typen 6, 11, 16 und 18 sein, obwohl hier wegen der langen Latenzphase, dem Vorkommen von subklinischen Infektionen und von Spontanremissionen die Beurteilung schwierig ist. Nur einfach positiv dürfte der Verdacht auf sexuellen Mißbrauch beim Nachweis einer Infektion mit Herpes-simplex-Virus 1, der bakte-

**Tabelle 1.** Prävalenz sexuell übertragbarer Erkrankungen bei sexuell mißbrauchten Kindern im Vergleich mit einer Kontrollgruppe

| Sexuell übertragbarer Erreger oder Erkrankung | Mißbrauchte Kinder [%] | Nicht mißbrauchte Kinder [%] |
| --- | --- | --- |
| Chlamydia trachomatis | 8,9 | 1,1 |
| Ureaplasma urealyticum | 30 | 8 |
| Mycoplasma hominis | 34 | 17 |
| Bakterielle Vaginose | 29 | 4 |

riellen Vaginose und noch geringer bei der Kandidose sein.

Neben der Art der Infektion ist auch ihre Lokalisation wichtig für die Beurteilung des Verdachtes auf sexuellen Mißbrauch. Besonders stark muß der Verdacht bei genitalen und analen, aber auch bei oralen und pharyngealen Infektionen sein. Bei einer laryngealen Infektion und einer Konjunktivitis durch sexuell übertragbare Erreger denkt man eher an eine perinatale Übertragung, bei einer dermalen Infektion z. B. mit HPV eher an eine nichtsexuelle Übertragung.

Bei der Aufarbeitung einer kindlichen sexuell übertragbaren Erkrankung trifft den Arzt eine besondere Verantwortung. Hat man früher die sexuelle Übertragung erst gar nicht in Betracht gezogen, so muß sie heute explizit ausgeschlossen werden. Welche Maßnahmen müssen also bei Verdacht auf sexuellen Mißbrauch eines Kindes getroffen werden?

Diagnostisch müssen alle möglichen Infektionsorte, also genital, anal und pharyngeal untersucht werden, wobei aus forensischen Gründen das Anlegen von Kulturen deutlich wertvoller ist als der Antigennachweis. Um dem zu untersuchenden Kind traumatisierende Erlebnisse zu ersparen, werden uns in der Zukunft moderne DNA-Amplifikationsmethoden zur Verfügung stehen. Außer der Indexerkrankung müssen auch alle anderen sexuell übertragbaren Erkrankungen serologisch oder kulturell untersucht werden. Bei einer HPV-Infektion ist es sinnvoll, eine Histologie und eine Typisierung durchzuführen.

Das Kind ist einer allgemeinen körperlichen Untersuchung auch auf andere Zeichen einer Kindesmißhandlung wie z. B. Verletzungen, Hämatome, Schürfwunden usw. zu unterziehen. Wichtig ist die Anfertigung von Photos. Die Behandlung des Kindes sollte unter stationären Bedingungen erfolgen. Unter stationären Bedingungen kann die Anamnese in Ruhe komplettiert werden, die Durchführung und der Erfolg der Therapie sind besser beurteilbar, und schließlich ist das Kind vor evtl. fortgesetztem Mißbrauch geschützt. Weiterhin sind alle Erwachsenen und kindlichen Kontaktpersonen der kleinen Patienten ebenfalls auf das Vorkommen von sexuell übertragbaren Erkrankungen zu untersuchen. Hierzu gehören neben den Eltern, Stiefeltern, Pflegeeltern auch Geschwister und Spielkameraden sowie Gelegenheitskontaktpersonen des Kindes.

Dies alles kann nur im Rahmen einer interdisziplinären Zusammenarbeit zwischen Dermatovenerologen, Kindergynäkologen und Kinderpsychologen erfolgen. Ansprechstellen sind hier psychologische Beratungsstellen, soziale Dienste der Jugendämter, die von Trägern der freien Wohlfahrtspflege eingerichteten Beratungsstellen und der Deutsche Kinderschutzbund. In einigen Zentren sind sog. „Kinderschutzambulanzen" eingerichtet worden. In diesem Zusammenhang stellt sich die Frage, inwieweit eine Benachrichtigung dieser Stellen eine Verletzung der ärztlichen Schweigepflicht darstellt. Diese ist nicht gegeben, da bei Verdacht auf sexuellen Mißbrauch eines Kindes eine Rechtsgüterabwägung zu erfolgen hat. Dabei wiegt das Wohl des Kindes, das Recht auf die Integrität seiner Persönlichkeit, deutlich höher als die an sich wichtige Schweigepflicht.

Insgesamt ist bei der Abklärung natürlich ein vorsichtiges, diplomatisches Vorgehen erforderlich, ohne aber das Risiko einer fortdauernden Gefahr für das Kind zu vernachlässigen. Besonders wichtig ist deshalb die Bereitschaft des Arztes, bei Vorliegen einer kindlichen sexuell übertragbaren Erkrankung die Möglichkeit einer sexuellen Übertragung in Betracht zu ziehen und dementsprechend zu handeln. Der sexuelle Mißbrauch ist also eine wichtige Ausschlußdiaganose [8].

## Literatur


1. Bergeron C, Ferenczy A, Richart R (1990) Underwear: contamination by human papillomviruses. Am J Obstet Gynecol 162:25–29
2. Blackwell AL, Eykyn SJ (1986) Paediatric gonorrhoea: nonvenereal epidemic in a household. Genitourin Med 62:228–229
3. Cohen BA, Honig P, Androphy E (1990) Anogenital warts in children. Arch Dermatol 126:1575–1580
4. Cohn A, Steer A, Adler EL (1940) Gonococcal vaginitis: a preliminary report on one year's work. Vener Dis Inform 21:208–220
5. Duenes A, Adam E, Melnick JR (1972) Herpes virus type 2 in a prostitute population. Am J Epidemiol 95:483–489
6. Elmros T (1977) Survival of Neisseria gonorrhoeae on surfaces. Acta Dermatovener (Stockholm) 57:177–180
7. Frewen TC, Bannatyne RM (1979) Gonococcal vulvovaginitis in prepubertal girls. Clin Pediatr 18:491–493
8. Kohl PK, Petzoldt D (1996) Sexuell übertragbare Krankheiten im Kindesalter und sexueller Mißbrauch. Dt Ärzteblatt 93A, Heft 7:391–394
9. Schachter J, Grossmann M, Sweet RL et al. (1986) Prospective study of perinatal transmison of Chlamydia trachomatis. JAMA 255:3374–3377
10. Soendrdjojo A, Pindha S (1981) Trichomonas vaginalis infection of the median raphe of the penis. Sex Transm Dis 8:225–257
11. Srivastava AC (1980) Survival of gonococci in urethral secretions with reference to the nonsexual transmission of gonococcal infektion. J Med Microbiol 13:593–596

# Sexuelle Ausbeutung von Mädchen: Probleme und Schwierigkeiten der klinischen Diagnose

F. Navratil

MERKE:

1. Die sexuelle Ausbeutung von Kindern und Jugendlichen, Mädchen und Knaben, ist ein häufiges Ereignis.

2. Da immer häufiger in der gynäkologischen und pädiatrischen Praxis medizinische Untersuchungen und Beurteilungen von Kindern und Jugendlichen wegen des Verdachts auf sexuelle Ausbeutung verlangt werden, müssen sich Ärzte mit diesem Problem befassen.

3. Die genaue Beurteilung der Genitoanalstrukturen erfordert die Kenntnisse der anatomischen Verhältnisse jeder Altersgruppe, der entsprechenden Normvarianten und der differentialdiagnostischen Möglichkeiten der von der Norm abweichenden Befunde.

4. Nach einem akuten Übergriff kann es zu sichtbaren Verletzungen kommen, welche in der Regel schnell ausheilen und oft keine Spuren hinterlassen. Eine chronische Ausbeutungssituation kann zu Veränderungen führen wie Verschmälerung des Hymens, Einbuchtungen, Narben, Randunregelmäßigkeiten, Dilatation des Introitus vaginae, des Anus usw.

5. In mehr als 50 % der Fälle sind aber nur unspezifische Zeichen vorhanden, und in weniger als 10 % der Fälle finden sich eindeutige oder stark verdächtige Hinweise.

6. Bei Verdacht auf sexuelle Ausbeutung wird die somatische Untersuchung alleine selten zur Sicherung oder Widerlegung der Diagnose beitragen. Die Anamnese und die Aussagen des Opfers sind primär von zentraler Bedeutung.

7. Eine normale somatische Untersuchung schließt eine sexuelle Ausbeutung nicht aus. Ein pathologischer Befund allein vermag in den meisten Fällen eine sexuelle Ausbeutung nicht zu beweisen.

8. Wegen der Komplexität der Problematik ist sowohl bei der Diagnosestellung als auch bei der weiteren Betreuung ein multidisziplinäres Vorgehen notwendig.

## Einleitung

Die kindergynäkologisch versierten Ärztinnen und Ärzte werden sowohl in der pädiatrischen als auch in der kinder- und jugendgynäkologischen Sprechstunde zunehmend mit dem Problem der sexuellen Ausbeutung von Kindern konfrontiert. Auch werden immer häufiger medizinische Untersuchungen und Beurteilungen bei Verdacht auf sexuelle Ausbeutung verlangt. Viele der Ärztinnen und Ärzte aber verspüren bei diesem Problem – ja bereits bei dem Gedanken an diese Problematik – ein Unbehagen, das so weit gehen kann, daß sie unbewußt die ganze Problematik verdrängen und gar nicht erst an die Möglichkeit einer sexuellen Ausbeutungssituation denken wollen. Hinzu kommt, daß viele Ärztinnen und Ärzte unsicher sind, wie sie einen anamnestischen Hinweis, eine Verhaltensauffälligkeit bzw. einen somatischen Befund diagnostisch werten und die weiteren Schritte zur Diagnose in die Wege leiten sollen. Es scheint unumgänglich, daß Pädiater, Kindergynäkologen und andere Ärzte, die Kinder und Jugendliche betreuen, nicht nur die gezielte, schonende Genitoanaluntersuchung beherrschen, sondern auch Kenntnisse der anatomischen Verhältnisse bei den verschiedenen Altersgruppen, der entsprechenden Normvarianten und deren differentialdiagnostischer Bedeutung haben.

## Was ist sexuelle Ausbeutung?

Der Begriff der sexuellen Ausbeutung (nach Kempe 1978 und nach Finkelhor 1986) beinhaltet den Einbezug von Kindern oder abhängigen Jugendlichen in sexuelle Handlungen zu einem Zeitpunkt ihrer Entwicklung, zu dem sie Inhalt und Bedeutung dieser Handlungen noch nicht vollumfänglich begreifen können – oder deren Einbezug in sexuelle Handlungen, die soziale Tabus der Rollendefinitionen in der Familie verletzen.

Sexuelle Ausbeutung umfaßt Exhibitionismus und Voyeurismus, Berührungen, das Verlangen, masturbiert oder gestreichelt zu werden, sowie anale, orale und vaginale Penetration. Sie kann aber auch die Konfrontation mit Pornographie oder die Einführung in die weibliche bzw. männliche Prostitution bedeuten.

Sehr oft sind die erwachsenen oder jugendlichen Täter selbst Opfer sexueller Ausbeutung. Etwa 80 % der sexuellen Ausbeutungen werden von einem Mitglied der Familie des Kindes begangen, 90 % von einer Person, die dem Kind bekannt ist, und nur 10 % von Unbekannten. Die Opfer sexueller Ausbeutung sind Kinder aller Altersstufen, und zwar von den ersten Lebensmonaten an.

Sexuelle Ausbeutungen durch Nahestehende wiederholen und verschlimmern sich.

## Pathogene Auswirkungen und Folgen

Die pathogenen Auswirkungen sexueller Ausbeutung von Kindern, die immer auch von seelischer Mißhandlung und in einer nicht zu vernachlässigenden Häufigkeit von physischer Gewalt begleitet ist, sind äußerst schwerwiegend. Die sexuelle Ausbeutung zerrüttet die Kindheit und das Leben sehr vieler Opfer im Erwachsenenalter und kann zu Gewalttätigkeit und Selbstmord führen. Die Folgen sexueller Ausbeutung von Kindern sind psychischer, psychosomatischer und physischer Art.

Sexuell ausgebeutete Kinder werden von einem Arzt im Rahmen seiner praktischen Tätigkeit unter den verschiedensten Umständen gesehen:

- Das Kind wird von den Eltern oder der betreuenden Person wegen einer Erkrankung oder Symptomatik gebracht, bei welcher differentialdiagnostisch auch an die Möglichkeit einer sexuellen Ausbeutung gedacht werden muß.
- Das Kind wird in die Sprechstunde gebracht, weil es Opfer sexueller Übergriffe geworden ist und entsprechende Aussagen gemacht hat oder weil ein diesbezüglicher Verdacht besteht und eine somatische Untersuchung verlangt wird.

## Vorgehen bei der Untersuchung des Genitale

Die Untersuchung des kindlichen Genitale zielt im wesentlichen darauf ab:

- Genitalverletzungen und (sexuell übertragbare) Infektionen zu erkennen und zu behandeln;
- eine Schwangerschaft festzustellen bzw. zu verhüten („morning after pill");

---

**Inspektion des Genital-/Perigenital- und des Anal-/Perianalbereichs bei Verdacht auf sexuelle Ausbeutung von Kindern**

- Große/kleine Labien, Klitoris/Klitorisvorhaut, Vestibulum
  - Urethra, periurethraler Bereich
  - Hymen, Introitus vaginae (distale Vagina)
  - Fossa navicularis
- Commissura posterior, Perineum, Anus

---

**Gynäkologische Untersuchung von Kindern (Spekulum, Vaginoskop) nur bei**

- Verletzungen
- Genitalblutungen
- Fremdkörperverdacht
- Rezidivierender Genitoanalinfektion

---

- einen geäußerten Verdacht zu erhärten oder evtl. sogar erstmalig den Verdacht auf sexuelle Ausbeutung zu erheben;
- die Indikation zur vollständigen gynäkologischen Untersuchung (Vaginoskopie, Spekulumuntersuchung) zu stellen.

Die Untersuchung der Vulva ist eigentlich eine Genitalinspektion (s. Übersichten). Sie er folgt mit Hilfe der Traktions- (Abb. 1) bzw. Separationsmethode (Abb. 2), bei der sich die Patientin jeweils mit angezogenen Beinen in Rückenlage befindet. Die Beurteilung der Vulva in der Knie-Ellenbogen-Position (Abb. 3) sollte zudem immer dann erfolgen, wenn der Befund bei Rükkenlage des Kindes unklar bleibt, vor allem aber zur Beurteilung des dorsalen Hymenalrandes (Abb. 4 und 5) und der Analgegend.

Zur präzisen Beurteilung des jeweiligen Genitalbefundes sind folgende Kenntnisse von großer Wichtigkeit:

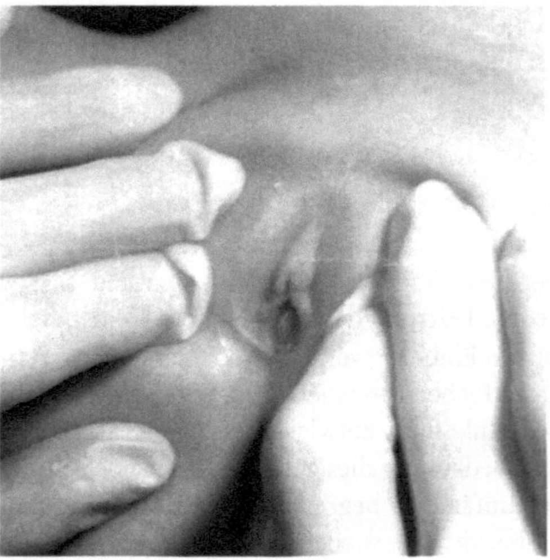

**Abb. 2.** Untersuchung mit Hilfe der Separationsmethode

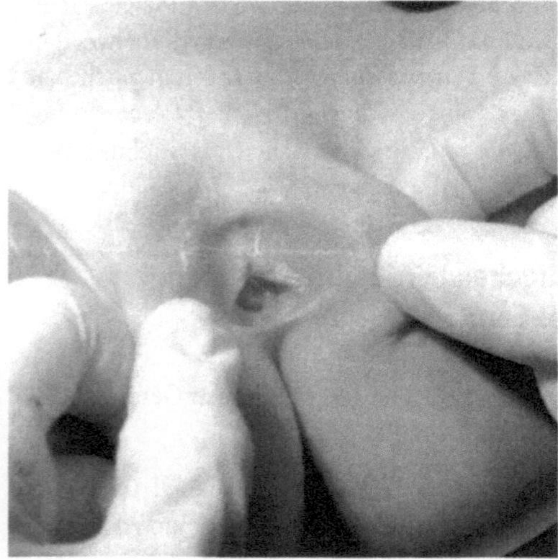

**Abb. 1.** Untersuchung mit Hilfe der Traktionsmethode

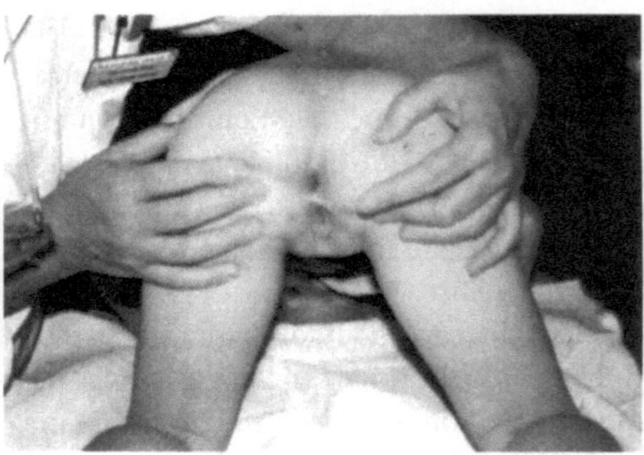

**Abb. 3.** Untersuchung in Knie-Ellenbogen-Position

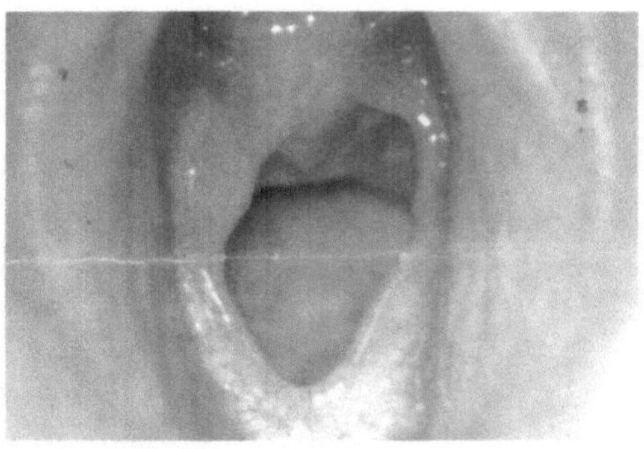

**Abb. 4.** Fraglich normaler, eingerollter dorsaler Hymenalsaum in Rückenlage (9jähriges Mädchen)

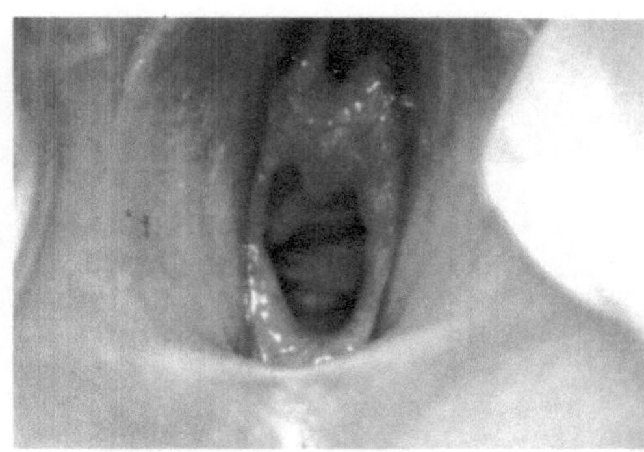

**Abb. 6.** Erythem der Vulva

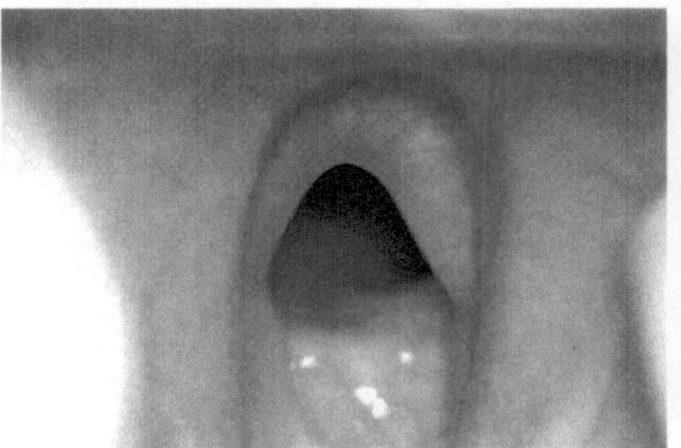

**Abb. 5.** Normaler dorsaler Hymenalsaum bei Knie-Ellenbogen-Position

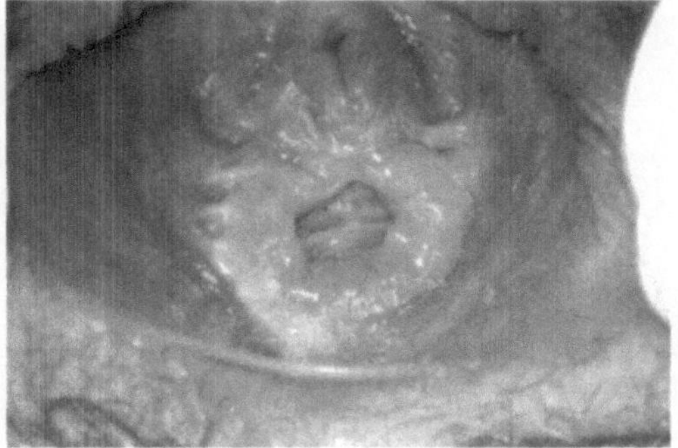

**Abb. 7.** Perihymenale Bänder

- Die Strukturen des Genitale sind abhängig vom jeweiligen Entwicklungsalter des Kindes unterschiedlich ausgeprägt (von der Geburt bis zur Pubertät).
- Die Weite des Introitus vaginae und die Konfiguration des Hymens, des Hymenalrandes und der Strukturen der distalen Vagina sind nicht nur altersabhängig unterschiedlich ausgeprägt, sondern können sich auch in Abhängigkeit von der jeweiligen Untersuchungstechnik unterschiedlich darstellen.

Zudem müssen unspezifische Auffälligkeiten und Normvarianten bekannt sein und abgegrenzt werden, denn diese kommen auch in großer Häufigkeit bei nicht sexuell ausgebeuteten Kindern vor. Insbesondere sind dies:

- Vulvaerythem in 56 % (Abb. 6),
- periurethrale Bänder in 50 %,
- perihymenale Bänder in 16 % (Abb. 7),
- Synechien in 38 % (Abb. 8),
- Konvexitäten des Hymenalrandes („bump") in 33 % (Abb. 9),
- ausgeprägte Follikel in der Fossa navicularis in 33 % (Abb. 10),
- Urethradilatation in 14 % (Abb. 11).

Abzugrenzen sind aber auch Besonderheiten und auffällige Genitalbefunde, die nicht durch sexuelle Ausbeutung hervorgerufen werden, die aber mit Befunden bei sexueller Ausbeutung verwechselt werden könnten. Unter anderem kann man feststellen:

- Verletzungen infolge Unfalls (Anamnese!) (Abb. 12),
- Hauterkrankungen (Abb. 13),
- Genitalinfektionen (nicht sexuell übertragen) (Abb. 14),
- Prolaps der Urethra (Abb. 15).

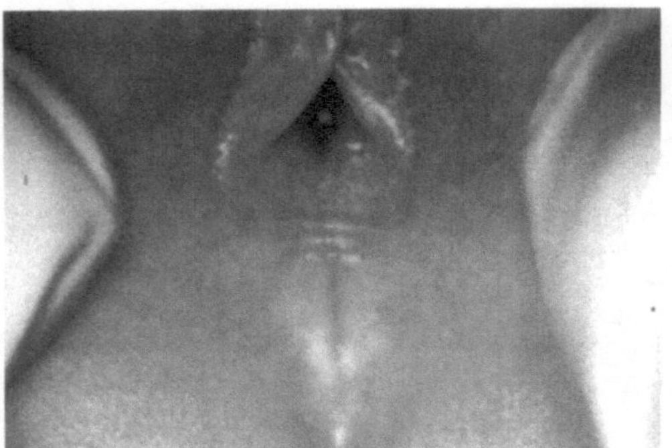

**Abb. 8.** Synechien im Bereich des Introitus vaginae

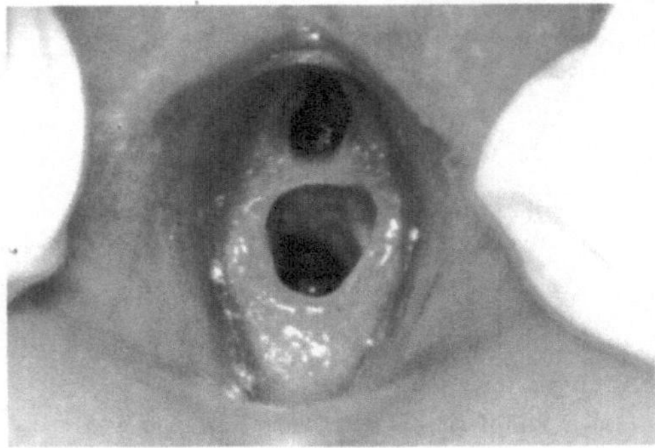

**Abb. 11.** Dilatation der Urethra

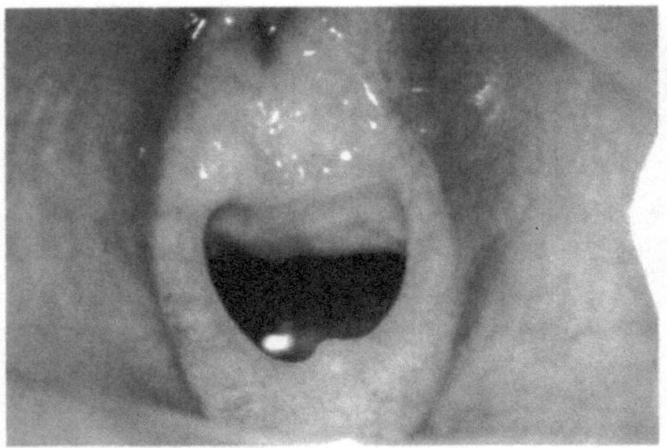

**Abb. 9.** Konvexität des Hymenalrandes („bump") bei 5–6 Uhr

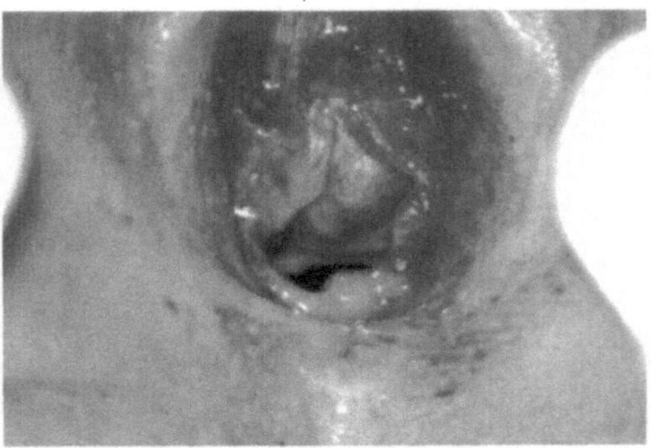

**Abb. 12.** Verletzung im Bereich des Introitus vaginae

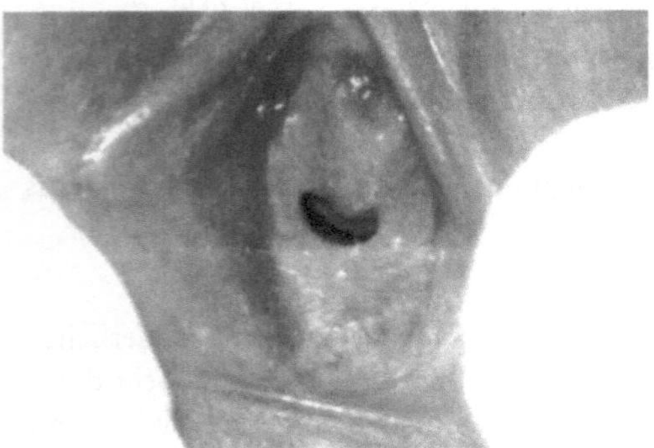

**Abb. 10.** Ausgeprägte Follikel in der Fossa navicularis am Übergang zum Damm (Normalbefund zu Beginn der Pubertät)

Zu berücksichtigen ist ferner, daß es nach Übergriffen zu akuten Verletzungen mit Hämatomen, Einrissen und Schleimhautdefekten kommen kann, diese jedoch in der Regel schnell ausheilen und oft keine Spuren hinterlassen.

## Folgen „chronischer" sexueller Ausbeutung

Eine langdauernde, „chronische" Ausbeutung kann unter anderem zu einer Dilatation des Introitus vaginae (Abb. 16 und 17) führen, ferner zu Veränderungen des Hymens:

- Konkavitäten, Verschmälerung (Abb. 18 und 19),
- Narben (Abb. 20),
- Randunregelmäßigkeiten und Synechien (Abb. 21).

Bei intravaginalen Fremdkörpern muß man auch an die Möglichkeit von sexueller Ausbeutung denken.

Auf der anderen Seite ist aus der Literatur bekannt, daß selbst eine anamnestisch (Opfer- und Täteraussagen) gesicherte sexuelle Ausbeu-

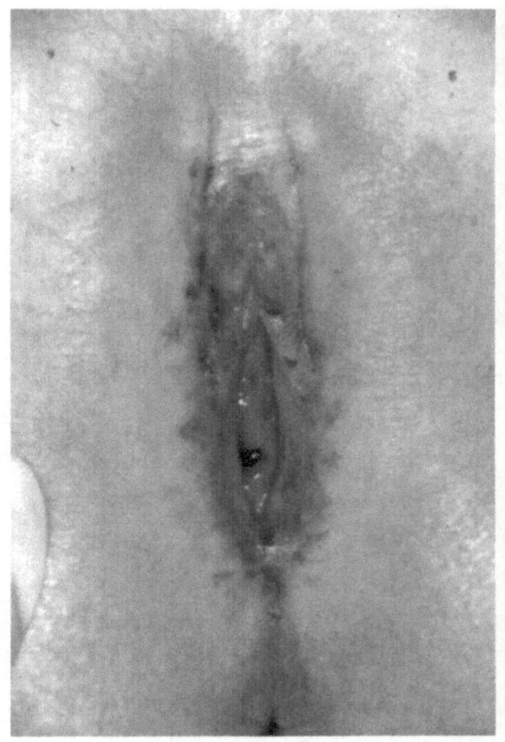

Abb. 13. Lichen sclerosus et atrophicus vulvae (10jähriges Mädchen)

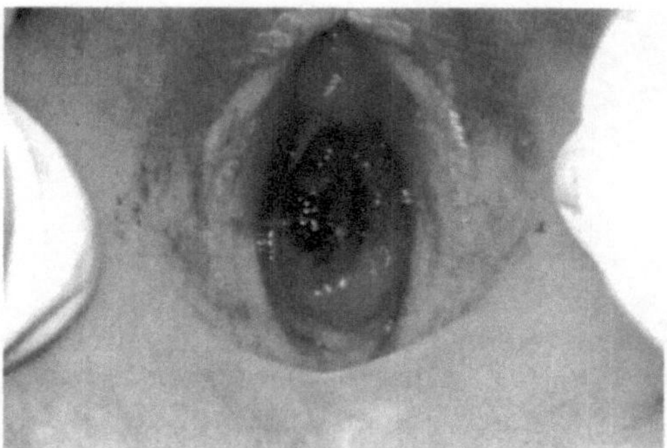

Abb. 15. Urethralprolaps (3jähriges Mädchen)

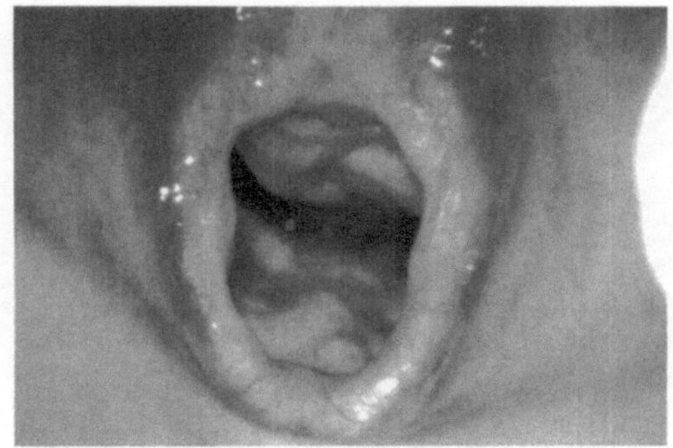

Abb. 16. Dilatation des Introitus vaginae (Fluor, Enuresis)

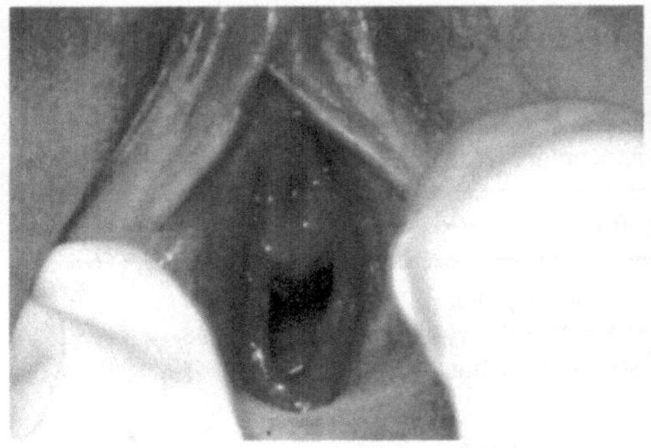

Abb. 14. Rezidivierende Vulvovaginitis infolge Infektion mit Escherichia coli

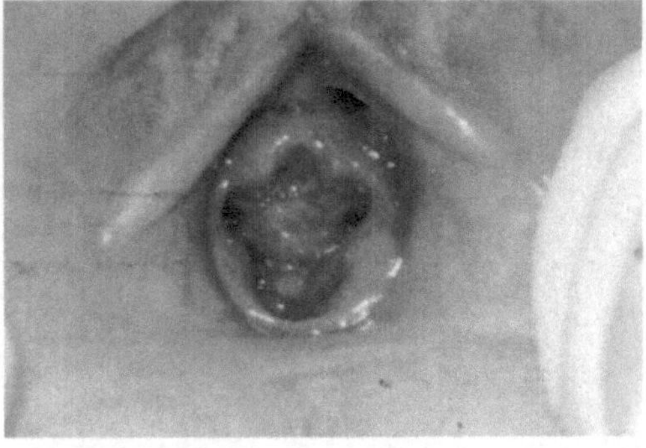

Abb. 17. Dilatation des Introitus vaginae (Schlüssellochkonfiguration)

tung nicht unbedingt zu spezifischen Veränderungen am äußeren Genitale des Mädchens führen muß (Tabelle 1). Dies erklärt sich unter anderem mit der Tatsache, daß die häufigsten Formen der sexuellen Ausbeutung Berührungen und Reiben mit Fingern oder Penis und Masturbation sind, d.h. daß es nicht zu einer echten Penetration kommt.

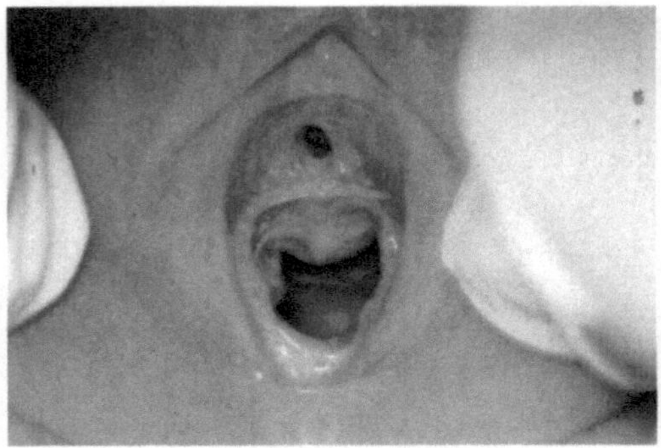

**Abb. 18.** Hymen mit unregelmäßigem Rand, Einrollung, Verschmälerung und fraglicher Konkavität bei 5 Uhr (10jähriges Mädchen)

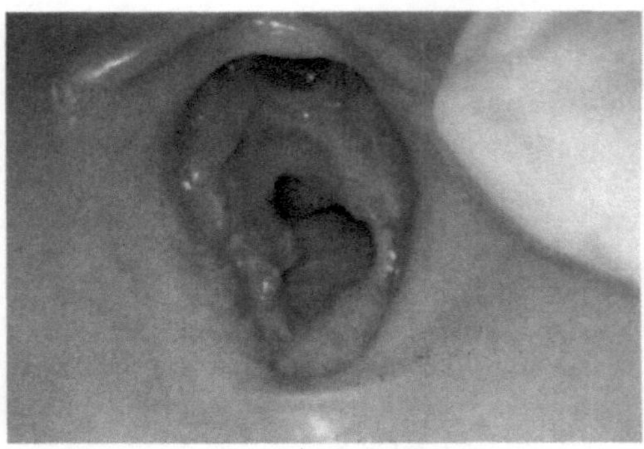

**Abb. 20.** Vernarbung des Hymens

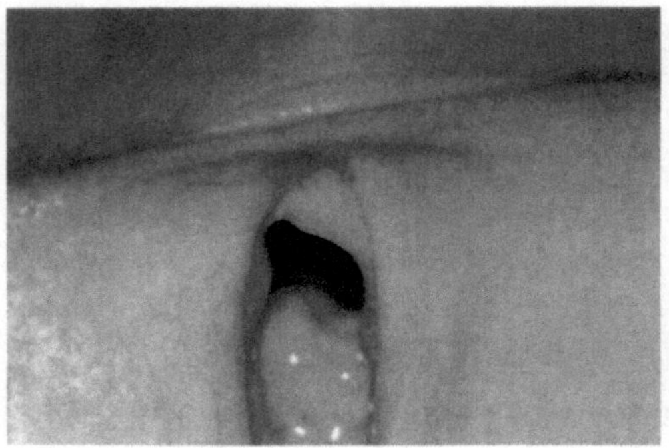

**Abb. 19.** Hymen mit deutlicher Konkavität und Verschmälerung des Randes (gleiches Mädchen wie auf Abb. 18 in Knie-Ellenbogen-Position)

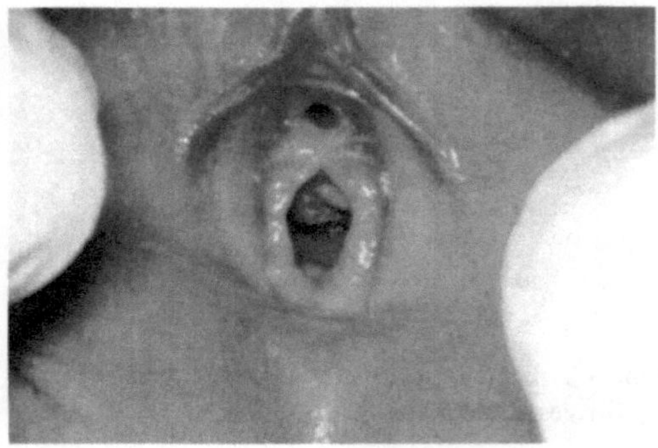

**Abb. 22.** Intravaginaler Fremdkörper

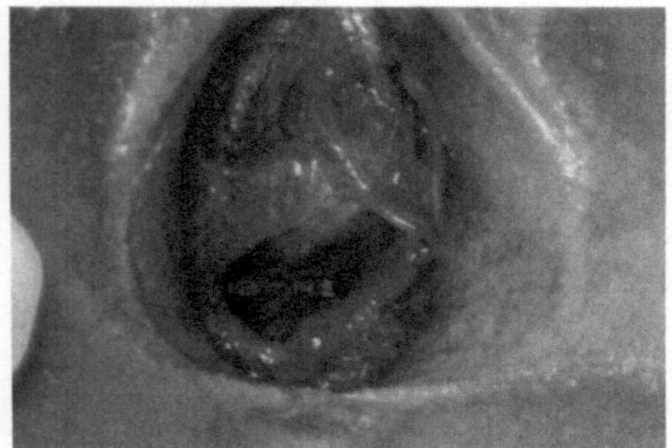

**Abb. 21.** Randunregelmäßigkeiten des Hymens mit Synechie im Bereich des Hymenalvestibulums bei 2 Uhr (6jähriges Mädchen)

**Tabelle 1.** Genitalbefunde bei sexueller Ausbeutung von Kindern. (Nach J. A. Adams 1994)

| Befund | Häufigkeit [%] |
| --- | --- |
| Normaler Hymen | 50 |
| Weiter dorsaler Hymenalrand | 48 |
| Östrogenisierung | 43 |
| Erythem | 32 |
| Verstärkte Gefäßzeichnung | 25 |
| Synechie der Vulvaränder | 17 |
| Dorsaler Hymenalrand < 1 mm | 6 |
| akute Vestibulumverletzung (nicht das Hymen betreffend) | 2 |
| Konkavität (Knie-Ellenbogen-Position) | 4 |
| Hymeneinriß | 5 |

## Schlußfolgerungen

Bei einem Verdacht auf sexuelle Ausbeutung trägt die somatische Untersuchung allein nur sehr bedingt zur Sicherung oder Widerlegung der Diagnose bei.

Die Anamnese und die Aussagen des Kindes bzw. der Jugendlichen sind primär von zentraler Bedeutung.

Wichtig ist eine genaue Dokumentation aller durchgeführten Untersuchungen, der Untersuchungsmethoden und der erhobenen Befunde.

Bei der Beurteilung der Befunde muß klar zum Ausdruck kommen, daß ein normaler somatischer Befund eine sexuelle Ausbeutung nicht ausschließt, aber auch, daß ein pathologischer Befund allein eine solche in den meisten Fällen nicht beweist.

Wegen der Komplexität der Problematik ist sowohl bei der Diagnosestellung als auch bei der weiteren Betreuung des Kindes ein multidisziplinäres Vorgehen notwendig.

# Gesamtverzeichnis der Beitragstitel aus Gießener Gynäkologische Fortbildung 1981 bis 1995

**Endoskopisches Operieren**



**Karzinome und präkanzeröse Erkrankungen**

## Diagnostische Verfahren in der Senologie



## Ektope Schwangerschaft

**Störungen der plazentaren Perfusion**



**Geburt**

### Juristische Aspekte

# Stichwortverzeichnis GGF 1981–1995

# Sachverzeichnis